FL SPA 616.0472 E319s

APR - - 2018

Egoscue, Pete
Sin dolor: un metodo
 revolucionario para
 detener el dolor cronico
MAIN
33090016219547   04/18

YO-BZZ-220

3 3090 01621 9547

LONG BEACH PUBLIC LIBRARY
101 PACIFIC AVENUE
LONG BEACH, CA 90822

LÓRÁ MÓ LÓ...

SIN DOLOR

SIN DOLOR

Un método revolucionario para detener el dolor crónico

Pete Egoscue

con Roger Gittines

OCEANO

Diseño de portada: Jorge Matías Garnica / La Geometría Secreta
Fotografías de interiores: © The Egoscue Method
Ilustraciones: Wendy Wray

SIN DOLOR
El método revolucionario para combatir el dolor crónico

Título original: PAIN FREE. A Revolutionary Method for Stopping Chronic Pain

© 1998, Pete Egoscue

Traducción: Enrique Mercado

D.R. © 2017, Editorial Océano de México, S.A. de C.V.
Eugenio Sue 55, Col. Polanco Chapultepec
C.P. 11560, Miguel Hidalgo, Ciudad de México
Tel. (55) 9178 5100 • info@oceano.com.mx

Primera edición: 2017

ISBN: 978-607-527-048-7

*Todos los derechos reservados. Quedan rigurosamente prohibidas,
sin la autorización escrita del editor, bajo las sanciones establecidas
en las leyes, la reproducción parcial o total de esta obra por cualquier
medio o procedimiento, comprendidos la reprografía y el tratamiento
informático, y la distribución de ejemplares de ella mediante
alquiler o préstamo público. ¿Necesitas reproducir una parte
de esta obra? Solicita el permiso en info@cempro.org.mx*

Impreso en México / Printed in México

Este libro está dedicado a mi padre, Harold Joseph Egoscue, quien ha vivido con integridad, determinación y realización.

ÍNDICE

Se ha vuelto costumbre que los libros de salud incluyan un aviso de responsabilidad legal: "El siguiente material no pretende sustituir el consejo de un médico…", después, se recomienda consultar a un doctor antes de iniciar cualquier programa propuesto. El autor y la editorial se deslindan de toda responsabilidad legal por consecuencias adversas del contenido. Tal como lo hice en mi primer libro, nuevamente exhorto a los lectores que crean necesitar de la protección y orientación de ese aviso a que cierren este libro y dejen de leer sus páginas. Mi principio básico como autor y terapeuta del ejercicio físico es que la consulta más importante de todas es la que una persona hace consigo misma. El cuidado de la salud comienza con la responsabilidad personal. Cualquier advertencia que sugiera otra cosa no nos hace ningún favor.

LISTA DE ILUSTRACIONES

Capítulo 11

Capítulo 12

AGRADECIMIENTOS

Dar una terapia eficaz para tratar el dolor músculo-esquelético crónico y escribir un libro sobre ese tema son cosas similares en al menos un sentido: ambas son un trabajo en equipo. Señalaré brevemente a algunos individuos para darles reconocimiento especial, pero consumiría muchas páginas expresar adecuadamente mi gratitud. Roger Gittines, cuyo nombre aparece en la portada como mi coautor, debe ser reconocido también como un buen amigo; se empeñó en que escribiéramos justo lo que yo quería decir. Nuestro editor en Bantam Books, Brian Tart, nos mantuvo hábilmente en el curso indicado. Brian Bradley, director de The Egoscue Method Clinic, y Erica Lusk, directora de Video Therapy, rebasaron su deber haciendo gran parte de la labor de modelaje. El resto del personal de la clínica también brindó enorme apoyo. Linda y John Lynch, Nevins McBride, Charlie y Vera Richardson y Alex Quintero hicieron importantes contribuciones. La ilustradora Wendy Wray demostró que si algunas imágenes valen mil palabras, las suyas son de mucho mayor valor. Margret McBride, mi amiga y agente literaria, creyó en el libro y el método y nunca se desesperó. Por último —dejando lo más importante para el final—, agradezco a todos los hombres y mujeres, tanto jóvenes como maduros, que han tenido el valor de confiar en su intuición y su cuerpo. Ellos son los verdaderos titulares del equipo que hizo posible este libro y el método Egoscue.

INTRODUCCIÓN

Éste es un libro sobre nuestro cuerpo, el tuyo y el mío. Tú y yo somos diferentes en estatura, peso y posiblemente género. Pero nuestra posesión común es la fuerza interior de nuestro cuerpo para curarse y vivir sin dolor. Al elegir estas dos últimas palabras como título de mi libro, celebro nuestra mutua buena suerte. Y asimismo hago una promesa que sé que *tú* puedes cumplir.

Vivir sin dolor implica esfuerzo y compromiso personal. No es producto de un frasco de medicinas, el bisturí de un cirujano, un aparato ortopédico o colchones, sillones o instrumentos de diseño especial. Los miles de hombres y mujeres que en el curso de un año normal visitan Egoscue Method Clinic en San Diego, California, lo saben, o lo descubrirán pronto, y los veo transformar su vida cuando redescubren la felicidad y la salud que creyeron haber perdido para siempre. Cada paciente se consagra a eliminar el dolor crónico de una forma u otra, pero todos siguen la salida fácil. En realidad, la más fácil que existe.

Las páginas siguientes te enseñarán cómo. Esto no implica medicina de alta tecnología ni elaboradas rutinas de terapia física. No tendrás que comprar equipo especial ni consultar a grupos de expertos. En los tres primeros capítulos haré un repaso de cómo está diseñado el cuerpo humano para mantener la salud durante una vida prolongada. Los episodios de dolor son aberraciones que pueden tratarse con facilidad si se permite que el cuerpo haga su trabajo. Lamentablemente, muchos de nosotros ni siquiera conocemos las características básicas de esta espléndida "máquina".

Después de esa visión panorámica vendrán ocho capítulos, cada uno aborda una condición específica de dolor crónico. Es probable que hayas examinado el índice de este libro. En él verás que invertí el orden usual y voy de abajo hacia arriba: pies, tobillos, rodillas, caderas, espalda, hombros, codos, muñecas, manos, cuello y cabeza. Estos capítulos sobre el dolor crónico fueron pensados para darte una breve y completa información sobre lo que sucede en determinada parte del cuerpo cuando duele. Luego de cada introducción informativa, ofreceré una serie de ejercicios ideados para aliviar las causas del dolor en esa parte del cuerpo. En mi clínica, mis amigos los llaman e-jercicios "e por Egoscue", para burlarse de mi obsesión con esas prácticas como herramientas terapéuticas. Lo que comenzó como una broma privada ha echado raíces, y así es como los llamo en este libro. Los e-jercicios están organizados en menús, son fáciles de hacer y muy efectivos. Para guiarte te proporcionaré instrucciones detalladas y numerosas fotografías.

Posteriormente, vendrá un capítulo sobre problemas comunes de dolor crónico relacionados con los deportes y las actividades recreativas más populares y, por último, un capítulo conclusivo que, entre otras cosas, te ofrecerá un menú general de e-jercicios de acondicionamiento físico para que los hagas una vez que tus síntomas de dolor crónico hayan desaparecido.

GUÍA RÁPIDA PARA USAR SIN DOLOR

Quizás un autor no debería atreverse a decirle al lector cómo leer su libro, pero me arriesgaré de todos modos, con el afán de volver esta información lo más accesible posible. Supongo que tú sientes dolor en este momento, o lo has sentido recientemente. Date tiempo para leer los tres primeros capítulos, que te proporcionarán valiosos conocimientos básicos. En ellos explicaré cómo una carencia de "movimientos planeados" causa tus síntomas de dolor crónico, y lo fácil que es remediar esa situación. Después hojea rápidamente el resto de los capítulos, para que eches un vistazo a los recuadros y sumarios que presentan conceptos clave de manera abreviada. Por último, regresa al capítulo dedicado a tu afección específica. Espero que al final leas el libro completo, pero sé que detener el dolor es primordial en tu mente. Si yo tuviera que elegir un capítulo adicional de lectura obligada sería el 7, que trata de las caderas. La condición de nuestras caderas desempeña un papel central en el combate del dolor crónico en todo el cuerpo.

Como autor, me tomaré una libertad aún más inusual y haré esta afirmación: *Sin dolor* no te hará mucho bien si te limitas a leerlo. La información es buena, pero la acción es mucho mejor. Cuando se practican tanto en la clínica como en casa, los e-jercicios de este libro tienen un índice de éxito de noventa y cinco por ciento. Sin embargo, el método Egoscue vence el dolor crónico únicamente porque quienes reciben la información necesaria para curarse solos hacen uso de ese poder. El cinco por ciento restante, que no encuentra alivio empleando este método, suele no tener tiempo o voluntad para actuar; hace los e-jercicios esporádicamente o nunca.

Te invito a realizar los e-jercicios. Parecen simples, pero están hechos para mejorar las funciones músculo-esqueléticas específicas que se han visto comprometidas por varios factores. Los menús de e-jercicios están ordenados para atacar cada componente de un síntoma particular de dolor crónico. Por lo tanto, practica el menú en el orden en que se presenta; si eliges e-jercicios al azar, puedes interrumpir la secuencia. De igual forma, si tienes un dolor repentino, no busques en todo el libro un ejercicio que crees que podría beneficiarte. Apégate al menú de la parte del cuerpo en la que ocurre el dolor crónico. Si se especifica que un e-jercicio es para un lado del cuerpo, repítelo siempre en el otro lado, aunque pueda ser más difícil o —como suele suceder— no parezca relevante para el síntoma de dolor.

Soy un creyente del establecimiento de metas y la planeación. Cuando se trata de supervisar la salud personal, la antigua máxima "Más vale prevenir que lamentar" es particularmente cierta. Aun así, personas que suelen tener una serie de objetivos claros y una estrategia antes de hacer negocios o formar a su familia, toman importantes decisiones de salud sin saber lo que quieren, cómo lograrlo y cuáles serán los verdaderos costos.

En el marco del método Egoscue, pregunto a los nuevos pacientes qué esperan obtener a cambio de su dinero. ¿Alivio del dolor, un mejor desempeño deportivo o dormir bien? Hay muchas respuestas legítimas. Luego les digo qué podemos hacer por ellos, cuánto costará, cuánto tiempo tardará y qué se esperará de ellos como pacientes. Si yo no cumplo mi parte del trato, al paciente se le devolverá su dinero. Esta garantía está en juego desde la primera visita; si al paciente le duele algo y no se siente mejor al retirarse, la consulta es gratis.

¿Esto tiene alguna semejanza con la compra de un electrodoméstico en una tienda de prestigio o con las condiciones de un importante acuerdo de negocios? Comparaciones como éstas no podrían complacerme más. Todo prestador de servicios de salud, convencionales o alternativos, que no esté dispuesto a defender su producto debe ser visto con reservas. Esas personas no deberían vincularse con la ciencia, la experiencia o la complejidad. Si no haces buenas preguntas, la culpa es tuya como consumidor; si esas preguntas no son contestadas, la culpa es nuestra como proveedores. Palabras como «agacharse» o «esquivar» tienen un significado universal, accesible. Tanto para un auto que llegue con cuatro llantas desgastadas y un kilometraje sospechosamente bajo, o para algo que rebose de terminología que ningún mortal pueda entender. Como consumidor, entre menos sepas, más debería preocuparte que el producto funcione según lo anunciado. Muchos tratamientos músculo-esqueléticos comunes no funcionan según lo anunciado; por eso a los pacientes les resulta tan difícil obtener respuestas directas a sus preguntas, comenzando por la siguiente: "¿Por qué me duele?". A menudo obtienen por respuesta meras conjeturas. Incluso una respuesta directa a una interrogante sobre la causa de dolor en las articulaciones —pérdida de cartílago— se envuelve en un manto de vaguedad cuando los pacientes hacen una interrogante complementaria: "¿Por qué hay pérdida de cartílago en el lado derecho y no en el izquierdo?". Cuando se trata de la atención a la salud, es imperativo hacer las mismas preguntas básicas que tú harías en cualquier transacción de consumo.

Además de fundarse sólidamente en esta filosofía de "El cliente siempre tiene la razón", los e-jercicios del método Egoscue, al suprimir los síntomas de dolor, eliminan la necesidad de comprar productos que es probable que los pacientes no necesiten. Si una operación quirúrgica o un régimen medicinal está diseñado para eliminar el dolor, pero la terapia de ejercicios ya lo ha hecho, ¿para qué molestarse con la cirugía o las medicinas? "Porque", quizá se te dirá: "el dolor va a volver." Y en efecto, volverá. Pero la pregunta esencial es: ¿por qué? La respuesta reside en el núcleo del método Egoscue. A menos que un tratamiento ataque disfunciones músculo-esqueléticas de fondo, el alivio del dolor podría ser sólo temporal. A nadie le gusta sufrir ni debe hacerlo. Pero eliminar el síntoma del dolor es apenas el primer paso. Sin dar el siguiente, los músculos continuarán diciéndoles a los huesos que se muevan en formas que infringen el diseño del cuerpo. Por eso el dolor crónico regresa.

El único producto en el que vale la pena invertir es un sistema músculo-esquelético completamente funcional. Esto no es un lujo; es una necesidad básica al alcance de todos.

Sin dolor, a la manera de cada quien

Hace varios años, fui a ver a un nuevo paciente en un condominio de lujo como los que ahora son tan comunes en los fraccionamientos con campo de golf. Se había programado un torneo ahí y él se contaba entre los participantes. Cuando llegué, bajaba por las escaleras del condominio. Iba apoyado del brazo de un joven, su hijo mayor, y era obvio que sufría dolor extremo. Mientras yo subía las escaleras, reparó en mí y me dijo: "Perdón por haberlo hecho venir hasta acá, señor Egoscue, pero justo voy a renunciar al torneo. ¡La espalda me está matando!". Le dije que no creía que tal cosa fuera necesaria y lo convencí de esperar hasta que hubiera probado mi método. Se mostró escéptico pero, pese al dolor, fue un modelo de paciencia y cortesía. Regresó a su departamento, ayudado por su hijo.

Hoy, justo el fin de semana en que escribo estas palabras, ese señor, mi amigo Jack Nicklaus, está jugando su abierto estadunidense de golf número cuarenta y dos. Es el jugador de edad más avanzada en haber calificado en ese torneo. Nicklaus actuó y lo sigue haciendo cada día, como espero que lo hagas tú también.

Poco después de nuestro primer encuentro, Nicklaus notó que un aficionado lo seguía en varios torneos importantes. Era fácil de reconocer, porque padecía una cojera grave; casi arrastraba las piernas de un hoyo a otro para ver los partidos. Nicklaus se acercó a él y le dio mi número telefónico. Este aficionado, Gary, había sufrido un derrame cerebral tres años antes. Llegó a mi clínica luego de someterse al protocolo estándar de terapia física para víctimas de derrame cerebral. Este protocolo suele constar de un número fijo de sesiones —por lo general de seis semanas de duración—; una vez cumplido el plazo, el fisioterapeuta evalúa las facultades físicas y mentales del paciente para determinar el grado de daño permanente en él. En ese momento, el supuesto es que el paciente ha hecho todo el progreso que podrá alcanzar. Sin embargo, al hacer esta suposición los terapeutas no son crueles; alientan a la persona a trabajar sola, pero a la larga la dan de alta y el tratamiento termina.

Ésta había sido la experiencia de Gary. No obstante, su forma de andar y su equilibrio seguían siendo muy deficientes, y tenía aún dificultades para mover sus extremidades superiores. Tres años después, estas funciones empezaban a deteriorarse también. Gary sufría una muerte lenta. Cuando lo conocí, le pregunté si creía que su derrame le había causado daño cerebral. Él vaciló, pues sabía que éste es el diagnóstico común para una persona de su condición. Pero lo animé a contestar y dijo enfáticamente que no había sufrido ese tipo de daño.

—¿Entonces por qué no te puedes mover? —inquirí.

Todo lo que pudo hacer fue encogerse de hombros. Le dije que olvidara el derrame y se concentrara en la tarea inmediata: restaurar las funciones músculo-esqueléticas que, por la razón que fuera, había perdido. En la clínica le pedimos que hiciera una serie de e-jercicios: presiones de espalda estática, apretar un cojín con las rodillas y levantamientos aislados de los flexores de las caderas (todos ellos incluidos en este libro). Su forma de andar mejoró rápidamente. Al día siguiente, mientras hablábamos, noté que tenía encogida la mano a la manera clásica de las víctimas de derrame.

—Abre la mano —le dije.

—No puedo. No he podido hacerlo en tres años.

Lo tomé con cuidado del brazo y se lo moví hasta arriba.

—Ábrela ahora.

Y lo hizo.

Gary tenía aún mucho trabajo por delante, pero lo llevó a cabo, gracias a lo cual revirtió el daño "permanente" del derrame cerebral.

El mensaje de esta anécdota —y de este libro— es que todos podemos resolver muchos problemas "permanentes" si nos negamos a aceptar la opinión de que la edad, los accidentes o las enfermedades suelen triunfar sobre la capacidad natural del cuerpo humano a vivir sin dolor.

1

DOLOR CRÓNICO:
EL RIESGO MODERNO DE IGNORAR
UN MENSAJE ANTIGUO

Los médicos pensaron que yo estaba inconsciente, mientras me hallaba en una unidad de terapia intensiva, dentro de un barco hospital estadunidense lleno de excombatientes recién llegados de Vietnam. Se detuvieron en el catre junto al mío, donde un capitán del ejército se quejaba amargamente. Días antes había recibido un disparo en el estómago. Estaba tan gravemente herido que no dormía; no hablaba con nadie; y no cayó nunca en un silencio compasivo. Sólo quedaba el ruido escueto e incesante de un ser humano que sufría, interrumpido por los pitidos de los monitores cardiacos.

Los médicos examinaron el cuadro de ese paciente e hicieron una breve inspección de su enorme herida. Uno de ellos preguntó: "¿Crees que se salve?". Oí que el portapapeles con el expediente del paciente le era devuelto a su lugar. Quise voltear para ver si hablaban de mí, pero no pude hacerlo; había demasiados tubos, y yo también sufría mucho dolor.

El otro médico contestó con un tono tan frío que hoy lo imagino alzándose de hombros mientras decía: "Si no mejoras, te mueres".

Aquel joven capitán falleció un par de días después. He pensado en él y en las palabras de ese médico durante cerca de treinta años. El comentario de este último me impresionó desde entonces y hasta ahora, con la fuerza de una verdad profunda. Tal vez sin saberlo, el médico reconocía que llega un momento en el que las técnicas médicas modernas deben dar paso a la lógica, mecanismos e intenciones internos del cuerpo humano. Pese a todo el equipo tecnológico, talento quirúrgico, antibióticos y analgésicos disponibles en la actualidad, si no mejoras, te mueres.

Esto no es fatalismo, fe ciega o pasividad. Es una confirmación y celebración de la capacidad del cuerpo humano para mantener la salud y la vida, independientemente de intervenciones externas que pretendan sustituir ese poder indescriptible por la tecnología y el saber técnico. En aquel soldado en agonía el médico enfrentaba sus propias limitaciones. Sin darse cuenta de ello, él me permitió ver que si quería sobrevivir y recuperarme de mis heridas, tenía que comprender por qué mejoramos o por qué no. Como terapeuta del ejercicio físico, profesión que elegí como consecuencia directa del largo programa de rehabilitación por el que pasé para regresar al deber activo como oficial de la marina, mi experiencia me ha enseñado que el cuerpo humano no sólo controla la transición última de la vida a la muerte, sino que también supervisa el proceso que llamamos salud y curación.

Gran parte de lo que hoy se considera tratamiento de punta del dolor crónico ignora esta lección. En el presente se ha desarrollado toda una industria que remplaza caderas y rodillas; fusiona espaldas; prescribe aparatos ortopédicos y les dice a los pacientes que tomen medicamentos y se tomen las cosas con calma. El comentario de ese médico se ha convertido en "Si no te mejoramos, te mueres". La tecnología y las técnicas se han vuelto tan intrusivas que han usurpado el papel del cuerpo en la salud y la curación. Y eso es trágico. No puede haber salud ni curación si se le niega al cuerpo su papel de mando en el acto de hacernos sentir bien.

Un proceso de redescubrimiento

Este papel de mando comienza con la extrema fortaleza y sencillez del diseño del cuerpo.[1] Su fundamento y armazón es el sistema músculo-esquelético: músculos, articulaciones, huesos y nervios. Incluyo los nervios porque el sistema nervioso se enlaza funcionalmente con el sistema músculo-esquelético. La interacción de todos estos componentes es tan ingeniosa, tan infinitamente compleja y tan perfectamente adecuada a su propósito que cualquier imposición a su configuración —por bienintencionada que sea— debería ser recibida con bastante escepticismo. Pese a ello, en la actualidad muchos tratamientos drásticos y altamente invasivos contra afecciones de dolor crónico se han vuelto comunes. Estos tratamientos conciben el diseño del cuerpo como un reto de reingeniería. En consecuencia, nos hemos convencido de que la salud y la vida no se relacionan con la forma en que el corazón late y los pulmones se llenan de aire, con la manera en que nos paramos en dos pies y mantenemos erguida la cabeza ni con la forma en que tendemos una mano y flexionamos los pulgares, caminamos y corremos, giramos y damos la vuelta. Éstas son consideraciones incidentales. Siempre hay otra manera, una manera mejor. Eso es lo que nos decimos a nosotros mismos.

¿Entonces por qué esos métodos no suelen eliminar el dolor crónico? Creo que vivir verdaderamente sin dolor depende del redescubrimiento, no de la reingeniería. Al redescubrir el diseño del cuerpo y permitir que éste funcione como debe hacerlo, muchas de las afecciones incapacitantes, que imponen un alto costo financiero y personal a los pacientes, pueden ser revertidas o evitadas por completo. Y aunque para eso es necesario que tengamos ciertos conocimientos de anatomía básica, nuestro punto de partida es el sentido común, fundado en la experiencia práctica. Prometo no ponerme demasiado técnico; no obstante, primero tendremos que dedicar unas páginas a analizar por qué en ocasiones —y en algunos casos— el cuerpo se sirve del dolor para sus propósitos.

El dolor músculo-esquelético crónico es una forma de comunicación de alta prioridad. Advierte de un peligro inminente. Parece anunciar: "En este momento ocurre algo que no debería suceder". A nosotros nos toca identificar ese "algo", y es ahí donde está el problema. Para poner un alto al dolor, buscamos lo que está mal con objeto de corregirlo. Pero no tenemos muchas opciones obvias. La principal de ellas son los músculos, que mueven a los huesos por medio de las articulaciones. Estos elementos se convierten en el punto focal del tratamiento. La cura se reduce a eliminar o controlar lo más posible el movimiento de los músculos y huesos. Después de todo, el dolor desaparece, ¿no es cierto? Pues no. El dolor crónico se llama así, pre-

29

cisamente, porque es incurable: viene y se va, y luego regresa. En realidad el mensaje que el dolor nos transmite es muy diferente al que creemos recibir.

> **El dolor también nos dice que algo que debería ocurrir no está sucediendo.**

Lo que no está sucediendo es el movimiento adecuado. La gran pregunta cósmica de por qué estamos aquí desconcertará para siempre a la humanidad. Pero, desde el punto de vista músculo-esquelético, nos basta con echar un vistazo al cuerpo humano para obtener a gritos esta respuesta: ¡estamos aquí para movernos! El cuerpo es una máquina de movimientos. Los huesos-palancas y los músculos-poleas dejan esto perfectamente claro. Representan sesenta por ciento del peso del cuerpo. Los seres humanos podríamos tener un propósito especial en la vida, pero el movimiento físico —mano sobre mano, un pie frente al otro— es el medio por el que lo cumplimos. Entonces ¿parece lógico que el cuerpo nos envíe el mensaje de que debemos limitar o eliminar nuestros movimientos? Esto es muy improbable; si nos movemos demasiado, la mera fatiga es una elocuente advertencia de que debemos descansar. ¿Por qué, después de tres millones de años, de pronto tendríamos que limitar o controlar el movimiento de los músculos y huesos?

Lo cierto es que no tenemos que hacerlo. Pero nuestra extrema aversión al dolor y nuestra renuencia a considerar los mensajes del cuerpo nos han inducido a contrarrestar totalmente los mecanismos que protegen nuestra salud y nos mantienen sin dolor. Si las articulaciones, los huesos y los músculos dañados parecen ser la fuente del dolor, se les juzga enfermos, cuando en realidad estas estructuras podrían mostrar signos de desgaste y abuso, pero las afecciones que causan el dolor no pueden resolverse con cirugía de articulaciones, terapia u otros tratamientos de zonas específicas. El movimiento es irremplazable. Es absolutamente crucial para las funciones y el bienestar general del cuerpo.

El movimiento como reacción y como decisión

En ocasiones, los seres humanos nos contamos entre la minoría de los seres vivos que no somos movidos por fuerzas naturales externas. No somos empujados por las mareas ni por corrientes de aire, ni viajamos encima de otros organismos. Si no nos movemos, perecemos. En consecuencia, los mecanismos que nos permiten movernos son casi indestructibles, tanto como la naturaleza fue capaz de hacerlos. La tortuga tiene un caparazón duro para poder encogerse y sobrevivir; nosotros tenemos músculos fibrosos, huesos fuertes y articulaciones flexibles para poder crecer, caminar, correr y movernos, y así sobrevivir. Sin embargo, los huesos sólo hacen lo que los músculos les indican, y éstos, a su vez, reciben órdenes del cerebro, por medio de los nervios. Esta cadena de mando nos permite dar el primer paso hacia el cumplimiento del propósito que mencioné párrafos atrás. Lo que nos hace humanos no es meramente el hecho de que podamos movernos sólo por voluntad propia. No es ni siquiera el hecho de que nuestro cerebro responda a lo que ocurre a nuestro alrededor. En los seres humanos no está involucrado sólo el instinto. Evaluamos, deliberamos y decidimos. Nuestras reacciones a los estímulos externos mantienen a nuestro cuerpo activo y con capacidad de movimiento. Entre más nos movemos, más con capacidad somos de seguir haciéndolo.

Desde el momento en que el feto humano lanza su primera patada o cambia por primera vez de posición en el útero, se mueve en reacción a su entorno, y continuará haciéndolo así por el resto de su vida, mientras su medio le proporcione un ingrediente clave: estímulos. El cerebro debe ser externamente estimulado para poder mover un músculo esquelético. No obstante, hoy el feto emerge en un entorno moderno que demanda de él cada vez menos movimiento. Esta falta de estímulo nos afecta a todos, jóvenes y viejos. Hoy, a diferencia de nuestros antepasados, podemos decidir no movernos. En la vida moderna, moverse parece opcional. Así, lo que hacemos para trabajar y divertirnos ya no involucra a nuestras principales funciones músculo-esqueléticas. El paradigma biomecánico se ha invertido: entre menos nos movemos, menos capaces somos de seguir haciéndolo.

APRENDE A RECONOCER LOS SÍNTOMAS DEL DOLOR

El dolor tiene sólo una función: alertarnos del peligro. El dolor crónico no nos dice que seamos débiles, o que nuestro cuerpo haya perdido la aptitud para hacer frente a las exigencias físicas de la vida en la Tierra. Nos advierte del peligro, y éste es la falta extrema de movimiento. Ya no caminamos ni corremos lo suficiente, ni reaccionamos de otra manera a lo que antes era un entorno de movimiento intenso. Nuestros sistemas están en un estado disfuncional: ya no son revitalizados por el movimiento. Lo sé porque en el trabajo con los pacientes de mi clínica, he comprendido que el cuerpo usa otras formas de comunicación para alertarnos de la presencia de una disfunción. Además del dolor, el cuerpo también nos hace saber por otros medios que sufrimos una escasez de movimientos: nos hacemos lentos, rígidos y nuestra salud comienza a resentirse; las rodillas y los pies se vuelven hacia fuera, los hombros se encorvan o la cadera pierde su alineación correcta.

Helen, por ejemplo, llegó a mi clínica desde Canadá preguntándose por qué a últimas fechas perdía el equilibrio tan a menudo. Se caía de las escaleras en casa o al subirse a una silla; el más leve tropiezo o cambio de dirección al caminar resultaba en una vergonzosa y aparatosa caída. No había sufrido lesiones graves, sólo chichones y moretones, pero para estar segura quería saber qué pasaba. ¿Era un problema del oído interno? ¿Una deficiencia visual? ¿Se estaba debilitando? Mientras hablábamos, me contó que, desde su retiro, sus actividades preferidas eran leer e ir al teatro, ambos pasatiempos caracterizados por la inactividad.

DISFUNCIÓN: UNA DEFINICIÓN

Definiré la disfunción dando un ejemplo: una de las funciones del cuello es permitir que la cabeza gire de derecha a izquierda (o viceversa) en un arco de ciento ochenta grados. La imposibilidad de hacer ese movimiento, y cualquier otro, es una disfunción.

Una vez acumuladas miles de horas sentada en compañía de sus autores y actores favoritos, la vida de Helen resentía tal falta de movimiento que los músculos de los que dependía su equilibrio ya no eran lo bastante fuertes para cumplir su tarea. Ella ya no podía caminar en línea recta, así que se había acostumbrado, inconscientemente, a recargarse en las paredes o los muebles al desplazarse. Además, le dolía la espalda. Sin embargo, después de su primera hora en la clínica, en la que obtuvo una "recarga" de movimiento —una estimulación deliberada de músculos clave de postura y de marcha—, caminaba otra vez en línea recta y ya no le dolía la espalda.

Así como una persona con fiebre puede tener el semblante enrojecido, el cuerpo exhibe síntomas evidentes de mala salud y disfunción. Una vez que reconocemos el problema, podemos resolverlo. El cuidado de uno mismo es la primera forma de atención médica; hace tres millones de años no había doctores.

No obstante, ignoramos esos mensajes con demasiada frecuencia, ya que los borramos con estimulantes, analgésicos, cirugías y paliativos ergonómicos que pretenden obligar al cuerpo a ajustarse a procedimientos y estándares hechos por el hombre.

Enfrenté por primera vez síntomas de dolor cuando tenía veintidós años. Tras haber laborado varios veranos como trabajador agrícola; haber practicado el futbol americano colegial y haber recibido adiestramiento de combate en la marina, pasé de una excelente condición física a un estado de constante dolor y discapacidad en el lapso que tarda un desconocido en apretar un gatillo. No hubo una transición lenta. Después de haber sido herido, me convertí en una persona distinta; podía verlo, podía sentirlo. Me veía en el espejo y recordaba que poco antes me paraba erguido, caminaba y hacía cosas sencillas como amarrarme los cordones de los zapatos. Además de que ya no podía hacer esas cosas de la misma manera; no parecía el mismo al intentarlas. Mi cuerpo se movía de otro modo; los procesos y resultados del movimiento habían cambiado. Ese antiguo patrón determinado por el movimiento, aún vívido en mi mente, fue lo que quise recuperar durante mi rehabilitación. A su debido tiempo, mientras me acercaba cada vez más a ese modelo y mis funciones retornaban, aprendí que el cuerpo tiene un diseño estándar y que apartarse de él es la fuente del dolor y la incapacitación.

LAS TRES R DEL MÉTODO EGOSCUE

Redescubre el diseño de tu cuerpo
Restaura la función
Regresa a la salud

He compartido esta lección desde entonces, primero con otros marines lesionados y luego con personas adoloridas que llegaron a mi clínica cuando descubrieron que los medicamentos y la cirugía no eran la respuesta. Para ellas y para ti, redescubrir ese modelo humano es el primer paso para vivir sin dolor.

La forma de la columna vertebral es lo que nos hace humanos

Los componentes del sistema músculo-esquelético son los músculos, las articulaciones, los huesos y los nervios. Ese ensamblaje incluye tejidos tanto duros como blandos y, además, material duro y suave, esponjoso y resistente, flexible y rígido —como en el caso de los cartílagos, los tendones y los ligamentos. Si me detuviera aquí, podría estar describiendo a un pez o un ave, de hecho cualquier vertebrado. Lo que nos distingue a nosotros de todas las demás criaturas es algo que se relaciona con el acomodo de nuestros músculos, articulaciones, huesos y nervios. Al igual que los demás vertebrados, los seres humanos poseemos una columna vertebral central, pero nos diferenciamos del resto de ellos (salvo los grandes monos) en que nuestra columna tiene la forma de una S alargada; esto nos permite mantenernos erguidos sobre dos pies y desplazar nuestra columna al movernos.[2] Esa magnífica S interviene en movimientos como inclinarnos hacia delante y hacia atrás, rotar a izquierda y derecha, contonearnos, balancearnos, estirarnos y bailar en miles de planos de movimiento.

La curva en forma de S de la columna es la pieza central de una figura geométrica basada en líneas verticales y horizontales y en ángulos de noventa grados. Estas líneas se cruzan en ocho articulaciones —que yo

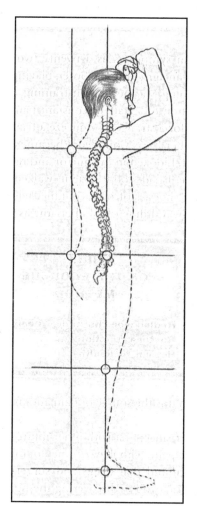

Figura 1-1. *La curva en forma de S de la columna vertebral en una cuadrícula.*

llamo articulaciones de carga—, cuatro de cada lado del cuerpo: los hombros, las caderas, las rodillas y los tobillos. Intenta visualizar una estructura que encierra un esqueleto, que es a lo que equivalen esas líneas horizontales y verticales. Los brazos, el tórax, el anillo pélvico y las piernas están suspendidos en una superestructura perfectamente balanceada que, vista de lado y en un ligero ángulo, con la curva en forma de S al centro, parece una cuadrícula (con cuatro líneas horizontales) (Figura 1-1). Los ángulos de noventa grados se forman en los puntos de intersección.

La estructura estable de nuestro esqueleto es justo lo que haría un competente constructor de andamios. Si tuviera cualquier otra forma, se ladearía y caería al suelo. Sin líneas paralelas, ¡cuidado! Ese constructor se sirve de abrazaderas para mantener en su lugar los tubos estructurales con el fin de sostener los ángulos de noventa grados. El cuerpo hace lo mismo mediante los ligamentos, resistentes bandas de tejido que unen a un hueso con otro por medio de las articulaciones. Pero mantener en pie la estructura es sólo la mitad de la batalla. A diferencia de un andamio, el cuerpo también debe moverse con soltura: adelante y atrás, oblicua y lateralmente, gatear, caminar, correr, trepar y saltar.

PME: Procedimiento muscular estándar

Es aquí donde los músculos entran en juego, para mover los huesos. Pero no cualquier músculo ni cualquier hueso; más bien, músculos específicos desplazan huesos específicos mediante la contracción y el relajamiento. Ejecutan esta tarea siguiendo el diseño esquelético contextual de líneas paralelas y ángulos de noventa grados. Y esta función músculo-esquelética está asociada a estímulos procedentes del entorno. Los estímulos externos son básicamente traducidos por el sistema nervioso en respuestas internas. Si, por ejemplo, veo a lo lejos a un amigo, alzo la mano para saludarlo. Hay un estímulo y una respuesta; sin ver a mi amigo, yo no agitaría la mano. Si estuviera solo en una isla desierta, nunca emplearía ese gesto. Así, tanto mi recuerdo del gesto como el músculo para realizarlo desaparecerían.

> **Las funciones músculo-esqueléticas se conservan gracias a su uso regular.**

Entonces, el uso del sistema músculo-esquelético se vincula con la estimulación externa. Es imposible exagerar la importancia de los estímulos para el sistema músculo-esquelético o, de hecho, para cualquiera de los demás sistemas. Los nervios instruyen a los músculos que muevan los huesos sólo por una razón. Una de las más antiguas —y tan reciente como tu última comida— es un estómago vacío. Cuando los hambrientos humanos prehistóricos buscaban alimentos, tenían que subir y bajar montes, correr para huir de predadores, trepar árboles para arrancar frutas, etcétera. El resultado fue que desarrollaron una serie de prácticas funciones físicas ajustadas a la demanda de alimentos: al persistente estímulo ambiental. Si un predador los perseguía, corrían. Si eran atraídos por árboles frutales, trepaban a ellos.

> **"Somos lo que comemos", dice un antiguo refrán.
> En realidad, somos lo que *hacemos* para comer.**

Si el menú incluía un tigre dientes de sable, los humanos prehistóricos debían poseer funciones que iban de la astucia y el sigilo a la velocidad y la fuerza para poder satisfacer su hambre. Desde tiempos prehistóricos hasta alrededor del siglo XX, el mundo fue físicamente un espacio muy estimulante para la humanidad. La tierra era una pista de obstáculos, desde luego, con animales salvajes, incendios forestales, montañas imponentes, enemigos sanguinarios, desiertos inexplorados y aguas impetuosas. Frente a esos obstáculos, nuestros antepasados desarrollaron miles de respuestas biomecánicas (y también bioquímicas) ajustadas a los estímulos del entorno, y más tarde las legaron a las nuevas generaciones. Nuestro actual sistema músculo-esquelético es producto de la incesante influencia de esta estimulación del entorno. Lucimos como lucimos —somos del todo funcionales— porque nuestro exigente entorno esculpió literalmente nuestros músculos y huesos. Hoy es nuestro destino vivir en un mundo moderno con un cuerpo antiguo. Esto no significa que el sistema músculo-esquelético sea débil u obsoleto. Al contrario, ha resistido una tortuosa prueba de tres millones de años.

Veo muchos casos de signos de disfunción músculo-esquelética en todas direcciones. La estructura del esqueleto presenta desviaciones. El andamio se ha torcido. La cabeza, los hombros, las caderas, las rodillas y los tobillos, pensados para interactuar y operar en los mismos planos, están adelantados, encorvados, rotados (y/o elevados de izquierda a derecha o

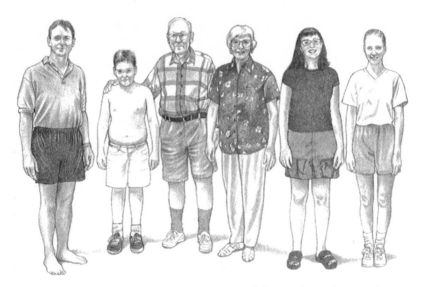

Figura 1-2. *Grupo de personas que muestran efectos disfuncionales en diferentes formas.*

viceversa), lateralmente torcidos y evertidos (rotados hacia fuera) (Figura 1-2). Los músculos y los huesos luchan contra la gravedad y ésta gana la batalla. Entre tanto, la curva en forma de S de la columna vertebral es empujada, jalada y comprimida hasta parecerse más a una I, una J invertida o una C, sin las curvas lumbar, cervical y torácica. Esta distorsión es el problema que nosotros analizamos en la clínica del método Egoscue, y lo encontramos *en todas partes.*

UNA ENFERMEDAD LLAMADA CIVILIZACIÓN

Se estima que treinta y cinco millones de personas en Estados Unidos sufren alguna forma de dolor músculo-esquelético crónico.[3] Dos de cada tres adultos del país experimentan al menos un incidente mayor de dolor de espalda. Y estas cifras no incluyen a Europa, Asia ni al resto del mundo industrializado, donde el problema es quizás igual de grave. El cuerpo humano confirma así cuán hiperadaptable es.

Para sobrevivir como especie, el Homo sapiens se adaptó fisiológicamente al mundo a su alrededor. ¿Qué condiciones imperaban cuando se desarrollaron los seres humanos? Esta pregunta sigue siendo objeto de debate entre los científicos, pero una de mis evidencias no científicas favoritas es un pedazo de mármol blanco. El *David*, la famosa escultura de Miguel Ángel en Florencia, es la *encarnación* artística de miles de años de movimiento. Si la forma de esa piedra esculpida guarda semejanza con los músculos reales que Miguel Ángel veía en torno suyo, revela cuáles fueron las condiciones en el amplio periodo anterior al siglo xv. El violento entorno de David y sus ancestros convirtió su cuerpo en una máquina capaz de matar al gigante Goliat. Esa figura parece casi divina, pero describe a un ser humano. En los hombros, la sinuosa espalda, las fuertes caderas y los potentes muslos, un genio del Renacimiento recogió el secreto de nuestro éxito como especie: somos adaptables. Nos volvemos fuertes, inteligentes y gloriosamente trascendentes por medio del movimiento.

Así como los bíceps del *David* son un reflejo del mecanismo de adaptación a un entorno que exigía a un joven pastor tener la aptitud física de lanzar una piedra con fuerza y precisión letales para que su rebaño no fuera destruido por predadores, las disfunciones músculo-esqueléticas son consecuencia de la adaptabilidad a nuestras circunstancias en la vida. Al no desencadenar respuestas biomecánicas latentes, el entorno literalmente desprograma y reprograma de manera rudimentaria nuestro sistema músculo-esquelético a través de los procesos adaptativos del cuerpo. Como señaló el microbiólogo René Dubos en *So Human an Animal* (1968, ganador del premio Pulitzer), esos procesos no siempre son provechosos: "Evaluados durante una vida entera, los […] mecanismos mediante los cuales se alcanza la adaptación suelen fracasar a la larga, porque resultan en efectos patológicos retardados". Hace treinta años, Dubos percibió este desajuste en la interacción entre la humanidad y las fuerzas naturales que nos han determinado. Concluyó que muchas de las "enfermedades de la civilización" —crimen, violencia y estrés, por citar unas cuantas— son producto de respuestas a factores ambientales. Los seres humanos parecemos habernos ajustado al entorno moderno, pero lo cierto es que experimentamos consecuencias sumamente perjudiciales.[4]

En el caso del sistema músculo-esquelético, se transita en dos etapas de un estado funcional normal a una condición patológica. Primero, el cuerpo inutiliza los órganos que no emplea. ¿Por qué? En situaciones de escasez —justo en las que la humanidad se vio durante millones de años—, un exceso de cualquier tipo era una amenaza a la sobrevivencia, una fuga de valiosos recursos. Por tanto, aun hoy, los músculos que no se estimulan con regularidad son puestos en trance de atrofia hasta que se les vuelve a necesitar. La segunda etapa es puramente adaptativa. De vez en cuando, aun el hombre, mujer o niño más sedentario tiene que correr, subir escaleras, inclinarse o recoger un objeto pesado. Para realizar una tarea así, que implica el movimiento de los huesos por medio de los músculos, el cuerpo, consciente de que el músculo asignado no es capaz de ejecutarla, *toma prestado* otro músculo para que la realice. Empujado por la necesidad de moverse, se apropia de músculos periféricos para que hagan el trabajo que deberían hacer músculos primarios si no estuvieran atrofiados. Es decir, el cuerpo improvisa o se adapta con objeto de sobrevivir.

¿Ves cómo interactúan eficazmente estas tres palabras terminadas en -ción?

1. **Estimulación**
2. **Adaptación**
3. **Improvisación**

El cuerpo se "disloca" y pierde sus estructuras horizontales y verticales cuando músculos prestados e improvisados hacen el trabajo de los músculos primarios.

Los músculos periféricos carecen de fuerza y habilidad de diseño para hacer sus tareas y las de los músculos primarios de postura. Además, se desgastan con el tiempo, y las funciones para las que fueron diseñados se ven comprometidas. La disfunción deriva en más disfunción. El cuerpo sabe que tiene que mover esos huesos de alguna manera, así que llega cada vez más lejos en su búsqueda de músculos sustitutos y combinaciones ingeniosas, lo que llamo *músculos compensatorios*.

Muchas personas que acuden a mi clínica intentan flexionar la cintura usando los músculos de la espalda torácica alta, y caminar con los músculos abdominales. Darla era una de ellas. Cuando en la clínica le pedimos que respirara hondo, el estómago de esta menuda joven apenas si se movió. Sus músculos abdominales estaban contraídos y cuando caminó, había muy poco vaivén en su brazo izquierdo. Éstos son dos importantes síntomas de disfunción en la cadera y la espalda alta. En vez de desempeñar su papel como estabilizadores de la columna, del tronco lateral y de los músculos tanto rotadores como secundarios de postura, los músculos abdominales ayudaban a disponer y balancear las piernas. Entre tanto, los de la espalda alta tendían a contraerse para sustituir con su rigidez a los débiles músculos abdominales y de la cadera. Cuando los cimientos de un edificio se sacuden, los pisos superiores se afirman para aportar estabilidad. Darla tenía el clásico giro limitado del brazo de alguien con una espalda torácica inmóvil. Puedes ver esto en las personas que caminan o corren en la calle; un brazo apenas si se balanceará siquiera. Cuando esas personas tratan de inclinarse, la espalda alta hace la mayor parte del trabajo; su cadera y espalda baja disfuncionales tienen una capacidad limitada para balancearse hacia delante y hacia abajo. Para compensar, Darla parecía tratar de flexionar un tercio de su tronco, mientras que doblaba las rodillas para que contribuyeran a soportar su peso.

¿LOS MÚSCULOS COMPENSATORIOS SON DIFERENTES A OTROS MÚSCULOS?

No existe ninguna diferencia fisiológica entre ellos. Un músculo compensatorio tiene su propia tarea, pero se usa con otros propósitos, pese a no ser apto para ellos. Los músculos secundarios y periféricos son los candidatos usuales para compensar, ya que los primarios han caído en desuso.

Sí, es posible caminar usando los músculos abdominales y flexionarse con la espalda torácica. El cuerpo lo permite, creo yo, en emergencias o situaciones inusuales. Importantes grupos de músculos pueden atrofiarse debido a lesiones, enfermedades, confinamiento u otros factores. Pero se supone que estas condiciones, en un entorno variado y físicamente estimulante, son temporales. En cambio, las disfunciones duran toda la vida, y causan dolor e incapacitación.

COMPRENDE LA NATURALEZA BILATERAL DEL CUERPO

Las disfunciones producidas por los rigores de la vida moderna *no* son reflejo de un mal diseño del cuerpo. El dolor y la disfunción no son tampoco el precio que debemos pagar por envejecer, ser mujeres, correr, balancear un palo de golf u ocupar ciertos puestos. Al contrario, el cuerpo responde en estricto apego a la lógica de su herencia músculo-esquelética. Lo ilógico es que ignoremos el diseño del cuerpo prosiguiendo con nuestra vida diaria y sometiéndonos a tratamientos médicos.

En lo relativo al sistema músculo-esquelético, nosotros no fijamos las reglas. Todos los órganos del cuerpo, sus huesos y sus músculos, están gobernados por un canon de reglas coherente y exhaustivo. Lo único que nosotros podemos hacer es comprenderlas y seguirlas. Por elemental que parezca, ésta es una propuesta radical ante una actitud que presupone que la ciencia médica puede imponer sus nociones de cómo opera el sistema músculo-esquelético. No necesitamos un sistema músculo-esquelético nuevo y mejorado. El antiguo seguiría funcionando muy bien si se lo permitiéramos.

> **Los bípedos son bilaterales**
> **(igual que las bicicletas).**
> **¿Por qué? Para mantener el equilibrio.**

El diseño del sistema músculo-esquelético humano es universal. Raros defectos de nacimiento y anomalías genéticas no explican ni remotamente la epidemia contemporánea de dolor crónico. En el caso de la mayoría, decir "Así nací" o "Así soy" equivale a decir "Nací sin necesidad de oxígeno" o "La gravedad no se aplica a mi situación". Nos exponemos a grandes riesgos si ignoramos la necesidad de nuestro cuerpo de contar con una amplia gama de estímulos y respuestas en la estructura esquelética vertical y horizontal. Nuestra indiferencia es igualmente peligrosa por la naturaleza simétrica y unitaria del cuerpo.

Las ocho articulaciones de carga están dispuestas en cuatro pares, distribuidos en los costados, izquierdo y derecho, del cuerpo. Cada lado fue creado igual en términos de carga vertical; los hombros, las caderas, las rodillas y los tobillos. Cuando esas ocho articulaciones de carga no trabajan en común, la explicación no es "Así nací". Más bien, los músculos compensatorios han sacado esos huesos y articulaciones de su posición apropiada, y aunque quizá no duelan, son sintomáticos de una disfunción que priva al cuerpo de su aptitud para moverse conforme a su diseño básico. Además, una articulación disfuncional afecta la integridad del sistema músculo-esquelético en su conjunto. Lograr que el cuerpo esté en posición erecta y mantenerlo así es una gran proeza que lo involucra en su totalidad, de la cabeza a los pies. El muy desgastado tacón de tu zapato derecho (cuando el izquierdo parece flamante) podría tener que ver con tu cuello rígido así como con tu dolor de pies. La condición del zapato es un síntoma, igual que el dolor.

MALA ALINEACIÓN Y DOLOR CRÓNICO

Un hombro derecho elevado o una cadera izquierda desplazada es disfuncional por la razón más simple de todas: se supone que el hombro derecho debe lucir y actuar igual que el izquierdo. Ejecutan labores idénticas. Lo mismo puede decirse de las caderas, las rodillas y los tobillos. Todos los componentes trabajan *en común*, arriba y abajo, a izquierda y derecha.

Ésa es una buena noticia. Un tacón desgastado es mucho más fácil de reparar que un disco herniado. En vez de esperar a que el dolor nos empuje a buscar tratamiento, podemos actuar antes de que se presente. Los procedimientos convencionales de alivio del dolor no atacan los problemas que continúan socavando nuestra salud. Este libro está repleto de buenas noticias. La mejor de ellas es que el diseño del cuerpo te otorga el derecho —inalienable, porque así debe ser— a vivir sin dolor.

2

EL DISEÑO DEL CUERPO: UN MECANISMO DE PRIMERA ESTROPEADO POR UN TRATO DE SEGUNDA

Estás a punto de leer una historia de horror. Es una de las pocas de este libro; la mayoría son casos de personas que fueron capaces de reclamar su derecho inalienable a vivir sin dolor. Alex no tuvo esta suerte. Pero lo que le pasó es la imagen que vale más que mil palabras. En vez de dedicar páginas enteras a explicar por qué la convergencia de dos acontecimientos históricos pone peligrosamente en riesgo nuestra salud, te contaré de un individuo al que le dolía la muñeca.

UN REMEDIO PEOR QUE LA ENFERMEDAD

Alex tiene poco más de cincuenta años. Luego de una exitosa carrera en el futbol americano profesional, se retiró para pasar más tiempo con su familia y poner un negocio. Aunque seguía jugando futbol, se presentaba ocasionalmente en mi clínica, a causa de lesiones menores y acondicionamiento físico general. Tenía varios años de no verlo, así que el día en que su nombre apareció otra vez en mi agenda de citas supuse que su visita era más de carácter social que otra cosa. Cuando entró a mi consultorio, llevaba bajo el brazo un sobre de gran tamaño.

—Te conozco, amigo; estás aquí para venderme algo —le dije en son de broma, pues sabía que él es tan competitivo en los negocios como lo fue en la cancha.

Alex movió la cabeza.

—No, no vengo a venderte nada —dejó caer el sobre en mi escritorio. Noté que su muñeca derecha estaba cubierta de vendas y artefactos ortopédicos—. ¿Te importaría echarle un vistazo a esto? —se sentó frente a mi escritorio—. Quiero ver cuál es tu opinión.

Eran placas de rayos X. Puse a contraluz la primera. "¿Qué?", exclamé para mí. Cerré los ojos movido por la incredulidad y los volví a abrir de inmediato para obtener una vista mejor y más amplia. Me quedé boquiabierto.

—¿Dónde está el radio? ¡Le faltan cinco centímetros!

Alex asintió y me contó lo sucedido. Tiempo atrás había empezado a sentir cierta rigidez y dolor en la muñeca, aunque no era nada de gravedad. Un día, a principios de diciembre, fue a jugar golf; la partida había marchado bien hasta que una trampa de arena se interpuso en su camino. Mientras él balanceaba el *wedge* para salir de ahí, un insoportable dolor en la muñeca derecha lo derrumbó. Fue de inmediato a ver a su médico. Después de varias pruebas, éste le dijo que el radio, el menor de los dos huesos del antebrazo que van del codo a la muñeca, estaba dañado. Tendrían que operarlo para corregir eso.

—Mi médico me dijo que me abrirían para arreglar las cosas —continuó Alex—. Y que en el peor de los casos, que descartó de antemano, tal vez tuvieran que cortarme una parte del hueso.

Luego refirió el momento después de la operación:

—Supe que algo estaba muy mal —prosiguió—, cuando llegó el doctor, me explicó que el hueso había llegado demasiado lejos y que habían tenido que cortar una parte sustancial.

Eché otro vistazo a los rayos X. El radio terminaba unos cinco centímetros antes del punto donde debía converger con el cúbito. Todos los tendones antes presentes en esa área habían sido simplemente adheridos a otros puntos. El radio trunco, el cual debe moverse en estrecha relación con el cúbito, había sido unido a su compañero con ligamentos prestados para impedir que quedara suelto. Los dos cóndilos del cúbito y el radio (los extremos nudosos de los huesos) forman la mitad de la articulación de la muñeca; la otra mitad está compuesta por ocho huesos carpales independientes en el arco de la mano-muñeca, unidos por un complicado entrelazamiento de ligamentos. La extirpación del cóndilo del radio eliminó alrededor de la tercera parte de la masa de la articulación de la muñeca, lo que dejó su punta exterior en un estado total y permanentemente inestable. Nadie se preguntó cuál podía ser el efecto de ello en los huesos carpales. Pero los tendones tenían que pasar justo por esa pista de obstáculos carpal para dotar de fuerza muscular al pulgar y los demás dedos. ¿Éstos permanecerían en su posición? ¿Los tendones readheridos alterarían la contracción y relajación musculares en esa área?

—¿De qué estabas enfermo? —le pregunté a Alex.

No había ninguna señal maligna en sus placas, ni se había seguido ningún tratamiento complementario en ese sentido.

Él se alzó de hombros.

—De los huesos —respondió, con un evidente desconcierto teñido de sarcasmo.

No se rio, pero sabía que llorando no iba a recuperar el hueso perdido.

Vi entonces la "enfermedad". Se localizaba en el hombro de Alex. Habiéndose encorvado, su hombro derecho había desplazado el codo, lo que interfería con la función de la muñeca. El radio había pagado las consecuencias. Realinear el hombro habría aliviado el dolor y eliminado la tensión en el hueso.

Puse a Alex bajo un régimen de terapia de e-jercicios que eliminó casi de inmediato la inflamación y el dolor provocados por la operación. Creo que, con el paso del tiempo, él recuperará gran parte de la función de su muñeca, aunque esto implicará mucho trabajo; de lo contrario, le servirá principalmente como un mero objeto decorativo para unir la mano con el antebrazo.

Este episodio es un ejemplo de una aniquilación del dolor de alta tecnología en su peor expresión. Los cirujanos aplicaron en Alex una técnica originalmente desarrollada para formas extremas de lesión traumática de articulaciones y huesos, el tipo de accidentes que destruyen estructuras músculo-esqueléticas. Alex había golpeado una pelota de golf, no metido su muñeca bajo una aplanadora. El hecho de que su médico haya tratado un incidente de dolor agudo de muñeca rediseñándola, como si fuera una correa transportadora o una grúa descompuesta, demuestra que las herramientas y técnicas modernas nos han embelesado tanto que somos capaces de sacrificar con toda tranquilidad los mecanismos más indestructibles y vitales de nuestro cuerpo. Antes experimental y muy riesgosa, la tecnología médica invasiva se ha vuelto relativamente común a causa de una demanda de tratamiento máximo, un cúmulo de procedimientos que apenas hace unos años se habrían utilizado con gran renuencia y sólo en situaciones extremas. Como si se tratara de una carrera armamentista fuera de control, armas cada vez más grandes se despliegan ahora para librar escaramuzas cada vez menores.

En asociación con nuestra abundancia de comodidades y una redefinición irresponsable de la salud, que ha establecido el control del dolor como la consideración suprema, ese uso inadecuado de la tecnología ha producido una crisis que amenaza con convertir a una de las más fuertes especies vertebradas en una de las más débiles y con mayor peligro de extinción. El cuerpo humano —el de Alex y el tuyo— está bajo asedio, y pierde poco a poco su vitalidad.

EL DOLOR EN PERSPECTIVA

Piensa en el dolor como la alarma de un automóvil. Si manipulas la rodilla, el hombro, la muñeca o lo que sea, se activará la sirena. Éste es un método eficaz para proteger esas articulaciones y sus músculos y nervios asociados, contra un daño mayor. El dolor no sólo postra, también obliga a parar. Nos dice que debemos dejarlo todo para arreglar de inmediato lo que está mal.

Pero mientras la alarma de un auto hace correr al dueño en defensa de su precioso vehículo, la medicina moderna ha aprendido a silenciar la advertencia que el dolor emite a gritos. No obstante, el ladrón sigue en activo. Lo que roba, en el caso del sistema músculo-esquelético, es fuerza, movilidad, destreza, seguridad y satisfacción.

Mas como el robo hormiga no duele, ¿a quién le importa? Aparte, nadie ha muerto nunca de un dolor de rodilla, ¿no es cierto? Falso. Al final, la muerte llega, aunque sea más despacio. Una rodilla lastimada a la larga inmoviliza al individuo y pone en marcha una secuencia de graves incidentes fisiológicos que más tarde se atribuyen a la edad, el género, los genes o las enfermedades. El clímax no es inmediato ni está obviamente enlazado con una causa instantánea, así que el único objeto del tratamiento es eliminar el dolor de rodilla. La consecuencia inevitable de que el funcionamiento normal de la rodilla se vea obstaculizado —lo que ocurrirá sin la menor duda— o de que la persona sufra discapacidad o muera es un suceso remoto que tardará meses o años en ocurrir, así que no se considera relevante para el tratamiento.

Esta actitud procede en gran medida de una mala interpretación de las articulaciones como más simples o menos complicadas que los grandes órganos internos. Más que bioquímicas, las articulaciones son de naturaleza biomecánica. Muchos de los componentes del sistema músculo-esquelético parecen simples y rutinarias bisagras, esferas y cavidades, palancas y poleas. Por tanto, juguetear con ellas no parece gran cosa. El mecánico de Volvo del vecindario lo hace todo el tiempo. Esto es sumamente lógico, o lo sería si tu cuerpo hubiera sido producido en una línea de montaje en Suecia.

Pero como no lo fue, tenemos que dejar de tratar al sistema músculo-esquelético como un ciudadano de segunda.

La configuración de cada articulación y su musculatura asociada tiene su propia lógica y propósito. La ciencia médica moderna, tan hábil como es, no ha podido imponer con éxito un diseño del siglo XXI mejor que el sistema múculo-esquelético que lleva cerca de 3.2 millones de años. Sin embargo, la apariencia engañosamente simple de los hombros, las caderas, las rodillas y los tobillos tienta a hombres y mujeres inteligentes a tratar de arreglar algo que en realidad no está descompuesto. Si alguna función sufre consecuencias, éste es un bajo precio a pagar por vivir sin dolor. Esta insensata actitud, si se aplicara al corazón o al hígado, no duraría mucho, como tampoco el paciente. Pero en el caso del sistema músculo-esquelético, se da por supuesto que la función —caminar, estirarse, girar, dar la vuelta o flexionarse— es de importancia secundaria en términos de la salud en general, y que es fácil de suplir casi con la misma eficacia que la función original.

LA LÍNEA DE SALIDA

Ante la orden de correr, el cuerpo busca oxígeno extra. Esto es lo que sigue: anclado en la parte inferior de la cavidad pectoral, debajo de los pulmones, el diafragma se contrae y se mueve hacia abajo para reducir la presión del pecho y jalar aire a los pulmones, los fuelles; después, mientras el diafragma —que tiene forma de cúpula— se relaja y vuelve a su posición original, se expulsa bióxido de carbono, de veinte a cuarenta litros en promedio por hora. Entre tanto, y junto con el descenso de presión en la cavidad pectoral y un cambio en la química de la sangre (moléculas extra de ácido carbónico) inducido por la función muscular, el corazón —la bomba— acelera su ritmo para poner rápidamente en circulación sangre recién oxigenada con la que abastecer a los empeñosos músculos.

> Las articulaciones son tan complicadas y tan simples como un riñón.

Pero ese *casi* no basta. Es mucho lo que está en juego. En el nivel más simplista, el sistema músculo-esquelético opera como un fuelle o como una bomba. Esta similitud es particularmente obvia cuando corremos. Para la zancada inicial, el acto casi inconsciente de extender —balancear— la pierna anterior es más que un logro muscular aislado restringido a la cadera, la rodilla y el pie. Docenas o quizá centenas de músculos, tanto estriados como lisos, participan en el desempeño biomecánico y bioquímico.

Haz la prueba: da algunas zancadas rápidas. Tus pulmones empezarán a llenarse de aire inmediatamente. ¿Qué tienen que ver éstos con los muslos? Todo, cuando se trata de la acción de nuestro fuelle y nuestra bomba.

> **Todos los sistemas del cuerpo son energizados por el movimiento.**

Esta secuencia comienza con un estímulo —sea lo que fuere lo que te impulsó a correr— y continúa con una larga serie de respuestas relacionadas entre sí, las cuales van de ajustes en el índice de contracción de grupos de músculos primarios y en el grosor de los cartílagos en las articulaciones a variaciones en la temperatura de la piel y en la actividad glandular. Es decir, el estímulo inicia el movimiento, sin lo cual la secuencia no ocurriría. Por lo tanto, el movimiento está involucrado incluso en la operación de sistemas corporales que no participan directamente en la improvisada actividad de pasar del punto A al punto B. El involucramiento del cuerpo en el acto de dar una sola zancada es absoluto.

ROTACIÓN

La mayoría de las articulaciones operan como palancas o bisagras; abren y cierran, uniendo o separando dos huesos. Entre tanto, también ocurre una rotación. Los componentes de la articulación se mueven internamente —arriba y abajo, de un lado a otro, adelante y atrás— para permitir el crecimiento y la flexibilidad. Pero si la rotación se vuelve la principal fuerza impulsora del movimiento en la articulación, habrá daño.

Al malinterpretar el sistema músculo-esquelético como exclusivamente implicado en la postura y la locomoción, no apreciamos sus indispensables papeles en los sistemas respiratorio, circulatorio y metabólico. Así, cuando un hombre de edad madura dice: "Ya no camino mucho porque me duelen las rodillas", consideramos que esto significa únicamente que él tendrá que reducir su consumo de calorías para no subir de peso. Sin embargo, lo que realmente ocurre es que sus sistemas comienzan a inutilizarse, lo que los obstruye y debilita, junto con sus órganos internos. Sus quejas pasarán poco a poco de "No puedo caminar debido a mis rodillas" a "No tengo apetito"; "Me duele el estómago"; "No puedo dormir"; "Me mareo fácilmente"; "Tengo presión arterial alta", etcétera. Todos éstos son efectos de la falta de movimiento.

La salud interna y la externa están estrechamente relacionadas

Kevin es un abogado de bienes raíces que ha estado sentado la mayor parte de su vida: primero en un aula y luego en un escritorio de oficina, el asiento de un automóvil y en un sillón frente al televisor. Sus músculos primarios asignados a la tarea de caminar ya no son capaces de realizarla con la eficiencia y la efectividad requeridas. En la mayoría de los casos, luego de haberse dejado de usar, una hora tras otra, esos músculos se han inutilizado y el cuerpo ha redirigido sus recursos a otra parte.

¿LOS MÚSCULOS SE ACORTAN AL PERDER LA MEMORIA DE SU DISEÑO?

Los músculos no varían nunca en longitud total. Aunque sus fibras se contraen y relajan, ellos no se estiran ni encogen. Una disfunción supone cada vez menos fibra muscular en el trabajo de un músculo, fenómeno que va de los extremos al centro, lo que causa la impresión de que el músculo se acorta.

Sin embargo, ocasionalmente Kevin debe ir al baño y a comer a la cafetería. En otras palabras, tiene que caminar al menos un poco. Pero estas breves caminatas no bastan para mantener las funciones músculo-esqueléticas necesarias, incluso para llegar a esos destinos tan próximos. Así, Kevin toma prestados algunos músculos periféricos y elude el cuadríceps, el grupo de músculos primarios que ocupan el frente de los muslos. En condiciones normales, el cuadríceps estabiliza la rodilla, garantiza la operación de su ángulo de noventa grados y acomoda la cadera. Pero sin él, la articulación de la rodilla requiere rotación adicional, y la tensión lateral rompe la alineación de la rodilla con la cadera y el tobillo. Dada esta situación, es inevitable que algún día Kevin descubra que le duelen las rodillas. Culpará de eso a su antigua práctica de *jogging*, cuando la verdadera causa es la falta de movimiento. Al seguir durante más tiempo por este largo camino, sus episodios de mareo volverán aún más vívido el vínculo movimiento-salud. La vida que pasó sentado no sólo interfirió con su aptitud para caminar, sino que también socavó su capacidad para respirar. Los músculos primarios de postura no son los únicos que se atrofian por el desuso. Todos los músculos —y en realidad todos los tejidos vivos— comparten esa característica.

Sin suficiente estímulo del entorno que le exija a Kevin moverse, su diafragma —la capa de músculo en forma de cúpula bajo sus pulmones— pierde gradualmente toda su capacidad y gama de movimientos. Mientras él se mueve cada vez menos, reduciendo sus actividades físicas, su diafragma pierde la *memoria de su diseño*. Su poderosa contracción y relajación decrece simplemente porque Kevin no usa gran parte de esa función. Con el tiempo, apenas lo mueve. En cuanto a su cuadríceps, su flacidez aumenta en proporción directa con la debilidad del diafragma. Otros músculos del torso —entre ellos los que mueven los brazos, la cabeza y la columna— asumen la labor del diafragma de llevar oxígeno a los pulmones, sin ser realmente competentes para ello.

Como resultado de la reducción de oxígeno, el cerebro de Kevin, que emplea cuarenta por ciento del oxígeno de su cuerpo, empieza a resentirse. Esto no sucede sin una larga lucha: el cerebro toma oxígeno de funciones menos esenciales, como la locomoción, la postura, la digestión, la producción de glóbulos blancos y otras. Entre tanto, el dolor crónico se empieza a sentir. Las articulaciones y músculos que carecen de oxígeno no pueden funcionar apropiadamente, por medicados, manipulados o quirúrgicamente alterados que estén. Todos los demás sistemas sufren también las consecuencias.

SALUD EN VEINTE MINUTOS

¿Cuánto movimiento es suficiente? La cantidad, medida por el tiempo que se dedica a ejecutar movimientos planeados, varía de una persona a otra, en

53

relación con el grado de funcionalidad anatómica total. Usualmente, esto tiene que ver cómo se gana la vida el individuo y las demás actividades físicas que realiza de manera normal. Sorprendentemente, el tiempo por invertir no es mucho, gracias a la eficiencia del cuerpo. En el caso de una persona funcional cuyo estilo de vida es moderadamente activo, apenas veinte minutos al día de movimiento bastan para mantener la salud músculo-esquelética. Las personas totalmente sedentarias —los teleadictos extremos— necesitarían una hora o más, aunque esto es tan sólo hipotético, ya que alguien en ese estado no tiene ninguna posibilidad de volverse funcional sin un cambio de estilo de vida que incluya niveles moderados de actividad física.

LA RUTA AL MOVIMIENTO APROPIADO

Los e-jercicios de los capítulos siguientes se ocuparán de restaurar el movimiento apropiado de la articulación aquejada por dolor crónico. El programa de acondicionamiento físico general del capítulo 13 se dirigirá al cuerpo entero.

Lo bueno de emprender un programa de ejercicios es que, al recuperar la función músculo-esquelética, el deseo de una persona de ser más activa aumenta gradualmente. En la clínica tenemos que cuidar que nuestros pacientes no intenten llegar muy lejos demasiado rápido, impulsados por la satisfacción, seguridad y energía que experimentan a partir de una modesta reactivación de funciones que han estado tanto tiempo adormecidas. Tres meses de breves sesiones diarias de ejercicios estabilizan lo suficiente la mayoría de las estructuras músculo-esqueléticas disfuncionales para permitir un cambio a un estilo de vida cada vez más activo en el orden físico.

En cuanto al movimiento *apropiado*, lo que ves es lo que obtienes. Está ahí o no está. Si no está, eso es evidencia concluyente de movimiento insuficiente y/o impropio (por lo general ambas cosas). Debo añadir que el movimiento indiscriminado no sustituye al movimiento suficiente y apropiado. No hay movimiento funcionalmente suficiente que no sea apropiado. Para no dejar lugar a dudas, por *movimiento apropiado* entiendo el movimiento planeado acorde con la alineación vertical, horizontal y paralela de las ocho articulaciones músculo-esqueléticas de carga. Además, la cabeza se asienta sobre la curva en forma de S de la columna, en el mismo eje que los hombros, las caderas, las rodillas y los tobillos.

Sin un movimiento planeado apropiado, lo que vemos —sea en nuestro espejo o en las salas de terapia de mi clínica— es la postura de dolor crónico.

LEY Y ORDEN

Una de las misiones educativas que llevamos a cabo en mi clínica es enseñar a la gente que ni el fisicoculturismo ni los ejercicios extenuantes pueden remplazar o activar funciones perdidas. Sería inútil que Kevin subiera escaleras en forma obsesiva, pues su cuadríceps dislocado y sin uso será inaccesible para él hasta que convenza a la mitad inferior de sus poderosos músculos aductores de que ejecuten el proceso de caminar. Una escaladora (así como la caminadora y la bicicleta estacionaria) reforzarían en realidad los músculos aductores y aumentarían las disfunciones de Kevin, por no hablar del severo torcimiento de sus mal alineadas rodillas.

> ### ¿QUÉ ES UN ADUCTOR?
> Los músculos aductores acercan un miembro del cuerpo al eje central de éste. La cadera, por ejemplo, tiene potentes aductores que nos permiten unir nuestros muslos, rodillas y tobillos. Los abductores desempeñan la función contraria.

> Aunque podamos moverlo, podemos perderlo.

Hay movimiento y hay movimiento apropiado. Sólo el movimiento apropiado restaura la salud. El movimiento que se opone al diseño del cuerpo es, en el mejor de los casos, un desperdicio; en el peor, fuente de daño. Es posible restaurar de manera sistemática funciones que resultarán en movimiento apropiado y en el mantenimiento de un sistema músculo-esquelético completamente funcional... y así vivir sin dolor. Kevin y muchas otras personas no entienden que el cuerpo no es misterioso ni demasiado complicado. Tiene necesidades fijas e ineludibles, pero ninguna que no podamos comprender con facilidad. En realidad, sus principios operativos pueden resumirse en ocho puntos.

Las ocho leyes de la salud física constituyen una lista que todos podemos usar mientras recorremos el centro comercial en que se ha convertido el sistema de salud. Podemos comparar los productos que nos venden —sea un medicamento con receta o un procedimiento quirúrgico— con lo que en realidad necesitamos. Cuando una o más de esas ocho leyes no concuerdan con los efectos del producto, algo anda mal. La cirugía de remplazo de cadera es un ejemplo de un producto (muy redituable, por cierto, para hospitales, cirujanos y fisioterapeutas); ¿infringe ese producto la ley de la carga vertical? ¡Por supuesto! No conozco ninguna persona que se haya sometido a esa operación que, antes y después de ésta, no presente una mala alineación vertical extrema. Tal es la razón de la mayoría de los dolores de cadera, y de que la mayoría de sus remplazos fracasen, aunque me ocuparé de esto en detalle en el capítulo 7. Entre tanto, basta decir que gran parte de lo que nos venden no cumple ni por asomo con las ocho leyes.

Por eso vives con dolor. Como autor y como lector, tú y yo estamos participando en este diálogo. Es posible vivir sin dolor; tú ya diste un gran paso para lograrlo leyendo hasta aquí. Sin embargo, el resto del camino se debe recorrer bajo la estricta premisa de "Hágalo usted mismo". Una vez que conozcas el diseño del cuerpo y sus principios operativos, te mostraré que el método Egoscue reúne todos los elementos indispensables para ayudarte a cumplir por ti mismo esos principios. Será entonces tu turno de actuar.

LAS OCHO LEYES DE LA SALUD FÍSICA

1. CARGA VERTICAL: La gravedad es necesaria para la salud. Para que ella ejerza una influencia positiva y dinámica en el cuerpo, las posturas del esqueleto deben estar verticalmente alineadas.

2. TENSIÓN DINÁMICA: Entre el frente y el reverso del cuerpo existe un estado de constante tensión. La porción posterior es responsable de la postura erguida del cuerpo, y la anterior de su flexión. Sin esta acción es imposible efectuar correcta y sanamente cualquier actividad.

3. FORMA Y FUNCIÓN: Los huesos hacen lo que los músculos les indican. Todos los movimientos esqueléticos son iniciados por la actividad muscular.

4. RESPIRACIÓN: El cuerpo no funcionará sin oxígeno. Esta ley es tan esencial que el cuerpo dispone de sistemas redundantes para garantizar su cumplimiento.

5. MOVIMIENTO: Todos los sistemas y aparatos del cuerpo —digestivo, circulatorio, inmunológico y demás— se relacionan entre sí. El hilo que los une es el movimiento. Entre más rápido se mueven las moléculas del cuerpo, mayor es el ritmo metabólico. Y mientras mayor es el ritmo metabólico, más sano es también el ser humano. Estamos diseñados para correr, saltar, trotar, caer, rodar y brincar, y no sólo en las etapas de desarrollo inicial, sino también a lo largo de la vida. Si estas actividades perjudican o causan dolor se debe a que infringimos algunas o todas las leyes de la salud.

6. EQUILIBRIO: A fin de que la ley del movimiento sea eficaz, el cuerpo debe alcanzar el equilibrio, definido como la memoria muscular suficiente para volver constantemente a la primera ley, la de la carga vertical. A fin de que haya equilibrio, los músculos deben trabajar en pares y equitativamente en los costados derecho e izquierdo. Ser zurdo o diestro dificulta ese equilibrio sólo cuando infringimos las leyes del movimiento.

7. ESTÍMULO: El cuerpo reacciona a todos los estímulos durante las veinticuatro horas del día, independientemente de su estado de salud. Por lo tanto, la ley del movimiento refuerza de modo constante esta ley del estímulo. Si el movimiento es limitado, esta ley se vuelve estresante para el cuerpo, el cual absorbe agentes contaminantes e irritantes en lugar de rechazarlos.

8. RENOVACIÓN: El cuerpo es orgánico, está en permanente estado de crecimiento o renacimiento. Los músculos, huesos, nervios, tejidos conectivos, cartílagos y demás están vivos. Si el cuerpo no se renueva, se debe a que infringimos las leyes de la salud física. Mientras más leyes infrinjamos, más rápido envejeceremos y moriremos.

3

EL MÉTODO EGOSCUE: DETENER EL DOLOR CRÓNICO ES UNA RESPONSABILIDAD PERSONAL

Si alguna vez yo incursionara en el negocio de las estampas adhesivas para los parachoques de los autos, ésta sería la primera que haría:

> **Los huesos hacen lo que los músculos les indican.**

Éste es un mensaje que requiere la mayor difusión posible. Quizás hayas notado que es la tercera vez que aparece en este libro; no te sorprenda volver a encontrarlo en varias ocasiones más. Espero que acabe por fastidiarte tanto que preguntes exasperado: "¿De acuerdo, y qué indican los músculos?"

Buena pregunta; me da gusto que la hayas hecho. La respuesta es la vía más rápida y directa para vivir sin dolor.

EL CUERPO TIENE SU PROPIO CANAL DEL CLIMA

En un artículo reciente sobre la técnica alternativa de salud conocida como biorretroalimentación, un concepto clave fue explicado como "estar en contacto con tu dolor". ¿De veras? Tengo la impresión de que la prioridad número uno de la mayoría de las personas que sufren algún padecimiento es dejar de estar en contacto con su dolor lo más pronto posible. Sin embargo, estar en contacto con tu cuerpo sí posee validez. Tendemos a no ser conscientes de nuestros sistemas fisiológicos más allá del nivel más superficial, como tener demasiado frío o calor, sufrir una sensación de plenitud tras habernos atiborrado de pizza o sentir la urgente necesidad de desalojar la vejiga o los intestinos. De igual forma, no solemos estar en sintonía con los efectos de un deterioro gradual de nuestras funciones músculo-esqueléticas y otras funciones físicas. Con el tiempo se acumulan pequeñas pérdidas sin que las registremos de manera explícita. Sensibles a la caída del cabello, una barriga prominente o una nueva tanda de imperfecciones de la piel —por enfocarnos sólo en la superficie—, somos indiferentes al funcionamiento interno del cuerpo. Pero la indiferencia no es signo de buena salud.

MEMORIA MUSCULAR

Gran parte del éxito del método Egoscue se basa en su capacidad para poner en contacto a los individuos con su innato sentido cinestésico, o memoria muscular, de cómo son las cosas bajo la superficie. Esto es más básico que recordar que una maleta sobrecargada pesará o que una larga caminata con los zapatos flojos producirá ampollas. El sentido cinestésico nos permite responder físicamente a las experiencias que hemos archivado en nuestra memoria de largo plazo. Supongamos que mi mente necesita saber si mis músculos y otros sistemas fisiológicos son capaces de hacerme subir ocho tramos de escalera a toda prisa. Para saberlo, mi mente lee el sistema músculo-esquelético de la misma manera en que un piloto revisa su tablero de instrumentos antes de decidir si jalar la palanca y despegar. Esta evaluación interna tiene lugar constantemente y el resultado deriva no sólo en la decisión de subir las escaleras o esperar el elevador, sino también en la creación de un ambiente de salud.

Cada uno de nosotros vive en su propio "ecosistema" de salud, y actúa o reacciona consciente o inconscientemente al clima que prevalece ahí. Cuando un grupo de personas espera para abordar un elevador cuando sería más rápido y menos complicado subir unos cuantos escalones, la razón no es la pereza o los malos hábitos. Más bien, el sentido cinestésico anuncia a cada una de esas personas: "Olvídate de las escaleras; la petición no es cómoda o no puede ser satisfecha por las funciones existentes". Esto también transmite información importante sobre los niveles de estrés, la ansiedad y la fatiga. El piloto revisa los controles y aborta el despegue.

El sentido cinestésico opera en segundo plano y por eso suele haber una desconexión entre nuestra conciencia y él. Creemos que los hechos en primer plano —hijos caprichosos, tráfico, un jefe poco razonable— son la razón de que tengamos un mal día. Pero nuestro sentido cinestésico sabe que tenemos un mal año o una mala década debido a una capacidad funcional cada vez más deteriorada. Con el tiempo, el clima se vuelve inhóspito y hostil. Sin darnos cuenta, ya no asociamos el bienestar con usar nuestro cuerpo como deberíamos hacerlo. La actividad física deja de brindarnos una sensación agradable. Cuando perdemos ese punto de referencia elemental, nos desorientamos. No sabemos qué nos hace sentir sanos y, peor todavía, qué nos hace sentir enfermos.

Cuando esta insensibilidad da paso al dolor, los recuerdos musculares demandan nuestra atención. Si el dolor persiste, la conclusión es: "Tengo un caso de dolor crónico", que precisa de medicinas, cirugía o algún otro tipo de tratamiento radical. Sin embargo, el dolor es sólo uno de los muchos recuerdos musculares. Una premisa clave del método Egoscue es que se puede sentir y ver recuerdos musculares —síntomas— indoloros de salud músculo-esquelética. Una vez que eso sucede, una vez que el sentido cinestésico vuelve a operar, puede hacerse una exacta evaluación *personal* de qué hacer y qué evitar. El dolor deja de intervenir en el proceso.

La palabra *personal* apareció en cursivas en el párrafo anterior por una buena razón: el método Egoscue reconoce que la salud músculo-esquelética no depende de intermediarios. Para usar un término que agrada a los expertos en negocios, es un proceso sin intermediarios: no hay agentes. Tú estarás a cargo de tus músculos y tus huesos nuevamente. No tienes por qué ser un especialista en ortopedia, pero *sentir*, *ver* y *entender* lo básico de este proceso biomecánico resulta esencial. La ignorancia puede ser una bendición para la mayoría cuando se trata de los misterios de la reparación de automóviles, las computadoras o la jardinería; pero en el caso de nuestro sistema músculo-esquelético, la ignorancia se traduce en dolor.

Desafortunadamente, no es nada raro que a la clínica Egoscue lleguen pacientes cuyo único punto de referencia respecto a su cuerpo es el dolor. Su atención se dirige a la parte que duele; todas las demás sensaciones son eliminadas. Cuando las funciones se restauran, el dolor mengua. Pero una vez que los pacientes toman conciencia de la restauración de esas operaciones músculo-esqueléticas, una nueva desorientación, y hasta pánico, se manifiestan. Preocupados, los pacientes reportan un nuevo problema: "Ahora me duele la parte trasera del muslo". Lo que de verdad ocurre es que sienten sus corvas por primera vez en años, lo único que saben es que sucede algo que desconocían. Carecen de una norma objetiva acerca de qué se siente tener un tobillo, rodilla o cadera funcional. También sucede al revés: carecen de una norma objetiva acerca de qué se siente tener articulaciones o músculos disfuncionales hasta que éstos les empiezan a doler.

El método Egoscue proporciona esa norma faltante —nada menos que el diseño propio del cuerpo— y permite al individuo verla (a menudo por primera vez) y sentirla. Después de un largo periodo de amnesia, recuperar esos recuerdos musculares es estimulante y potenciador. Durante un día común en mi clínica, parezco un disco rayado de tantas veces que les pregunto a las personas que hacen los e-jercicios: "¿Cómo te sientes?" Las respuestas comienzan con "No sé" y evolucionan a "Raro"; "Mejor"; "Más fuerte"; "Ya siento alivio en mi rodilla"; "Mi hombro parece más suelto", etcétera. A lo largo de este proceso, también pido a la persona que analice su cuerpo, para reforzar el hecho de que siente lo que ve.

Al paso de los años he descubierto que la gente asimila información de maneras diferentes. Todos usamos tres instrumentos: la vista, el oído y el tacto. Aun así, el grado en que los empleamos varía de un individuo a otro. Algunos aprenden más rápido si presencian una demostración; otros, si escuchan una explicación, mientras que otros más necesitan una experiencia práctica y aprenden mediante prueba y error. El método Egoscue usa esos tres enfoques. Comienza con la cabeza, a la que brinda un fundamento básico de la forma en que opera el sistema músculo-esquelético: un curso elemental de biomecánica, sin exámenes parciales ni finales, como en los tres primeros capítulos de este libro. El paso siguiente es desarrollar la capacidad para percibir los mecanismos que operan dentro de uno mismo: ver es creer. Por último, todo se reduce a dominar esas funciones cuando suceden.

Admito que mis metas son ambiciosas: quiero cambiar la forma en que piensas, ves y sientes. Estas tres metas son esenciales.

Nadie más que tú puede mover esos músculos; los que no se mueven pierden fuerza y función. A este respecto no hay excepciones. El sistema músculo-esquelético fue diseñado para mantenerse en un entorno rico en movimientos y no se presta fácilmente al control por medio de medicinas, cirugías u otras formas de intervención terapéutica externa. Todo lo que requiere es un movimiento acorde con sus requerimientos y con la integridad de su diseño. Los expertos, por capaces y bienintencionados que sean, no pueden hacer eso. Suman o restan a la ecuación básica (movimiento + diseño = función) y alteran sutil o drásticamente el resultado. En esencia, la mayoría de las "curas" se basan en limitar el movimiento; sin embargo, lo único que se logra con eso es complicar el problema, porque los músculos se debilitan aún más, incluso esa limitada cantidad de movimiento termina por resultar excesiva, por lo que el dolor regresa. Los consejos mejor intencionados ("No hagas eso"; "Usa un aparato ortopédico"; "Toma estas pastillas tres veces al día"; "Opérate la columna") perjudican en vez de ayudar, cuando todo lo que hace falta es seguir las instrucciones que el cuerpo nos da.

> **Así como no puedes delegar a otros el acto de comer, beber o dormir, tampoco puedes evadir tu responsabilidad cuando se trata de manejar y mantener tu sistema músculo-esquelético. Éste es estrictamente un mecanismo de auto-servicio.**

Cómo cambiar definiciones básicas: la historia de Jane

La medicina moderna está determinada por la patología, la cual es el estudio de la anormalidad. En consecuencia, a la salud sólo se llega por la puerta trasera, la enfermedad. Este enfoque ha hecho que médicos y científicos se sumerjan en lo que marcha mal en el sistema músculo-esquelético (y en todos los demás sistemas y subsistemas), no en lo que marcha bien. Comprensiblemente, los individuos disfuncionales buscan tratamiento médico en mayor medida que los funcionales. Esto no es ningún problema siempre y cuando todos entiendan que, en efecto, los casos disfuncionales son anormales.

Pero en los últimos treinta a cuarenta años, a medida que la sociedad se ha vuelto más sedentaria y la frecuencia de dolor crónico en las articulaciones ha aumentado drásticamente, los criterios de normalidad y anormalidad se han desdibujado, al grado de considerar anormales sólo la desfiguración extrema (como la osteoporosis), la inmovilidad aguda y el dolor. Muchos otros síntomas de disfunción músculo-esquelética —rigidez, fatiga, falta de equilibrio, hombros encorvados, pérdida de la curva lumbar de la columna, obesidad y otras afecciones— se consideran normales.

Un día, una paciente de Washington, D.C., pisó una revista que la hizo resbalar y caer, lo que le provocó seis fracturas en el tobillo derecho. Jane le preguntó a su médico si ese incidente era inusual y él contestó: "En absoluto. Es muy común que la gente salga a su puerta a recoger el periódico, tropiece y ¡lotería!". Sin embargo, no le dijo una sola palabra acerca de su *genu valgo*, una común afección disfuncional de la rodilla en la que el desplazamiento de la cadera causa que la articulación de la rodilla gire lateralmente hacia la parte interna de la pierna, con lo que el peso tuerce y vence el tobillo en el filo interior del pie (Figura 3-1).

Así, aunque el accidente de Jane fue precipitado por el acto de pisar la revista, la causa de la lesión fue el *genu valgo*. Una cadera, rodilla y tobillo funcionales le habrían permitido a Jane recuperar el equilibrio o, en el peor de los casos, sufrir una caída menor. Pero, por efecto de las miles de horas que ella había pasado sentada, sus músculos aductores y rotadores habían remplazado a los primarios de postura y de marcha (que flexionan y extienden las caderas, las rodillas y las piernas). Cuando ella camina, su

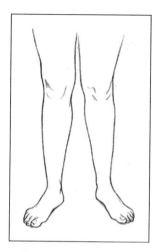

Figura 3-1. *Genu valgo.*

rodilla derecha sigue visiblemente la trayectoria interior y el pie se desplaza hacia fuera, apoyándose sobre el talón y girando hacia adentro, incluso en en una superficie plana. Jane es "normal" mientras no tenga dolor y no tropiece con revistas (igual que varios millones de personas más con la misma afección, fácil de corregir).

Perversamente, lo anormal se ha vuelto normal. El tobillo, un resistente vehículo utilitario que hace que el Land Rover parezca un cochecito para niños, sufre seis fracturas cuando una mujer por lo demás normal se levanta a contestar el teléfono en su confortable oficina. A nadie se le ocurre preguntar: "¿Qué sucede?", porque, para citar de nuevo al médico de Jane, "eso pasa constantemente".

A medida que cada vez más personas presentan lesiones relacionadas con trastornos músculo-esqueléticos, tiende a suponerse que el estado disfuncional es natural: que individuos con estilos de vida diferentes, tienen diseños inadecuados diferentes. Lo alarmante es que esta conclusión es cierta. El cuerpo se adapta tan bien a un entorno cada vez más inmóvil que se rediseña superficialmente para acometer la falta de estímulo. El problema es que los rediseños son inadecuados a la larga. El fenómeno del rediseño se ha extendido tanto que desconocemos el patrón músculo-esquelético funcional, o tenemos dificultad para reconocerlo. Hoy, por ejemplo, la investigación médica se hace rutinariamente con sujetos a los que, como no reportan síntomas de dolor, se les considera dueños de un sistema músculo-esquelético sano y *normal*. Esto socava en alto grado los resultados de la investigación; es obvio que si tú haces, un estudio sobre si una actividad física particular sirve para prevenir el dolor de espalda, probablemente llegues a una conclusión falsa.

Un estudio realizado en 1996 en el Stanford Medical Center determinó que cuarenta por ciento de las personas de más de cuarenta años de edad presentan discos intervertebrales degenerados o desplazados pese a que no desarrollen síntomas discapacitantes o una enfermedad grave.[1] La conclusión fue que tales discos forman parte normal del proceso de envejecimiento, como las canas. Lo siento mucho, pero los discos desplazados no son normales a ninguna edad. Son un síntoma de un trastorno músculo-esquelético, una condición patológica que compromete la capacidad de la columna para flexionarse, rotar y soportar peso. Algo está mal aquí. Sólo la ambigüedad orwelliana es capaz de convertir la enfermedad en salud. Por eso es tan urgente cambiar nuestra manera de concebir al sistema músculo-esquelético. Debemos reaprender la antigua forma de percibir nuestro cuerpo: con dolor o sin él, si luce enfermo —tambaleante, débil, encorvado, torcido, desbalanceado, renqueante, doblado, rígido o tieso—, lo está.[2]

Cambio de perspectiva por efecto de la tecnología

El peor enemigo del sistema músculo-esquelético, puesto que se disputan varios elementos, es el aparato de rayos X. Mediante un chispazo de genialidad, de ver el cuerpo desde fuera, con dos ojos atentos, pasamos a escudriñarlo por dentro con un instrumento especializado.

No me opongo a la tecnología. Los rayos X responden muchas preguntas importantes, pero lo hacen a un precio muy alto. Para comenzar, ya no confiamos en nuestros ojos. La apariencia exterior del sistema músculo-esquelético nos parece irrelevante. Además, lo que examinamos es el sitio del dolor y el daño visible, porque creemos, equivocadamente, que el problema está ahí. Sin los rayos X, y tal como ocurrió durante la mayor parte de la historia humana hasta la fecha, el prestador de servicios de salud y el paciente se veían obligados a concentrarse en el exterior del cuerpo, y hacían un diagnóstico preciso con base en lo que veían. Un hombro elevado, una cadera desplazada, una rodilla mal alineada y otras distorsiones visibles del sistema músculo-esquelético aportan información valiosa que ahora, en gran medida, se pasa por alto porque la tecnología dirige nuestra atención a otra parte. En lugar de ver esas anomalías superficiales obvias, preguntar por qué existen y actuar para corregirlas, nos distraemos con cautivadoras imágenes de condiciones patológicas que carecen de significación primaria.

Ver es creer; pero si lo que vemos es un mero reflejo de lo que la tecnología es capaz de determinar, lo que juzgamos como cierto bien podría ser totalmente falso. En adelante, las cosas saldrán mal. Con base en impresiones inexactas creadas por una tecnología sofisticada, se inventan procedimientos aún más sofisticados para atacar causas que en realidad son efectos. La pérdida de cartílago en una rodilla o la acumulación de calcio en el canal espinal son detectadas por el hardware y entonces se crean medios para atender esas situaciones específicas. Al final, el paciente obtiene una rodilla nueva o un canal espinal debidamente ampliado, pero la verdadera causa biomecánica se deja sin resolver, así que continúa ejerciendo tensión en la nueva rodilla y depositando calcio en el nuevo canal espinal. Este efecto no aparecerá en una placa de rayos X hasta meses o años después; entre tanto, el individuo ha sido aparentemente curado de su condición patológica. Lo cierto es que lo único que se hizo fue suprimir una serie de síntomas, un recuerdo muscular: dolor. Si los demás síntomas siguen presentes, la enfermedad persistirá.

Habiendo condenado esa obsesión por la patología, debo reconocer que el método Egoscue también se interesa en las condiciones patológicas y hace uso de la tecnología. Nuestro equivalente de los rayos X es la fotografía, tomada por una pequeña cámara digital. Hasta hace poco usábamos una cámara Polaroid de treinta dólares, pero transitamos al mundo digital para poder cargar las imágenes en nuestro sistema de cómputo. Básicamente, tomamos cuatro fotografías del paciente: una vista frontal, de la cabeza a los pies; una vista trasera, y dos vistas laterales. Asimismo, cada imagen representa una antigua herramienta de baja tecnología. Con estas imágenes simples, el paciente puede ver fácilmente que carece de alineación vertical y horizontal. Al igual que un andamio que empieza a colapsarse, el sistema músculo-esquelético ha perdido sus ángulos de noventa grados y ésa es una condición patológica grave.

Si el paciente trajo consigo un serie de rayos X, le digo:

—Estas placas muestran una pérdida de cartílago en la rodilla derecha. ¿Cree usted que esto tenga algo que ver con su hombro derecho elevado? Mire esta instantánea —silencio—. ¿Ve dónde está su cadera?

—También está elevada.

—¿Y sus pies?

Esto no tarda mucho. La gente comienza a ver pronto que una mitad de su cuerpo hace algo decididamente diferente a la otra.

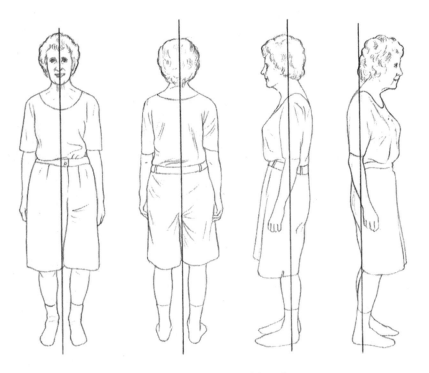

Figura 3-2. *Cuerpo no bilateral.*

E-JERCICIOS: LOS NO EJERCICIOS QUE DAN RESULTADO

¿Cuál es la cura de esa disfunción? El movimiento. El método Egoscue llena el vacío de estímulo generado por el sedentario entorno moderno con un programa de ejercicios dirigido a los músculos y funciones que reciben un movimiento insuficiente o inadecuado. Una de las razones adicionales de que los llamemos e-jercicios (aparte de lo que mencioné en la introducción) es que no tienen nada que ver con el tipo tradicional de ejercicios de reforzamiento o de fisicoconstructivismo que la gente suele asociar con rutinas difíciles de gimnasio. En realidad los e-jercicios son breves tutoriales de músculos y articulaciones. Si la privación de movimiento se instaura, el cuerpo literalmente olvida cómo moverse de acuerdo con su diseño. Los e-jercicios vuelven a *enseñar* a los músculos qué hacer y cómo.

Utilizar los tutoriales prácticos de e-jercicios es comparable con llevar a tu perro a una escuela de adiestramiento. Supongamos que Rex es un buen perro guardián, pero que tiene la mala costumbre de destrozar zapatos cuando se queda solo. En la escuela de adiestramiento se le reeducará para que cumpla su labor como protector, sin que devore tus mejores mocasines. Los cursos prácticos del método Egoscue están diseñados para que los músculos compensatorios y sustitutos —que realizan funciones para las que no fueron diseñados— retornen a sus roles originales.

Ten en mente que los músculos compensatorios son músculos activos; como tales, tienden a ser más fuertes que los inactivos que se supone que deberían ejecutar una función músculo-esquelética específica. Una terapia que ignore el desequilibrio entre músculos activos e inactivos fracasará, porque los músculos activos mantendrán su predominio. Para mostrarte cómo opera esto, volvamos a Jane, con su tobillo fracturado y su *genu valgo*. Tras quitarle el yeso, el médico le recomendó hacer un ejercicio para promover la flexión y extensión del pie derecho. La técnica recomendada consiste en usar la pierna como palanca para operar adelante y atrás la articulación de charnela del tobillo. Era una buena idea. No obstante, después de hacer el ejercicio por un tiempo, la cadera y la rodilla derechas de Jane seguían dislocadas, mantenidas en ese lugar por fuertes músculos. Cuando ella trataba de estirar la pierna derecha, ésta giraba a la izquierda. Por más que trató, le fue imposible restaurar la flexión y extensión normales del pie hasta que su cadera y su rodilla fueron neutralizadas y devueltas a su posición original. Si esto no hubiera ocurrido y Jane hubiera persistido en su intento, habría reforzado los músculos compensatorios, y por lo tanto su disfunción.

FLEXIÓN-EXTENSIÓN

La flexión ocurre cuando los músculos atraen entre sí dos huesos. Si cierras tu mano en un puño, esto es un ejemplo de flexión. La extensión separa huesos entre sí. Estas funciones son muy importantes. Si una de ellas se pierde o se daña, las consecuencias serán graves.

Nuestro enfoque en dos niveles le proporcionó a Jane un programa de e-jercicios que se enfocó primero en su disfunción de cadera. Cuando esta disfunción cedió, otros e-jercicios transfirieron gradualmente a los músculos correctos el funcionamiento apropiado de la rodilla y la flexión-extensión del pie. Mientras esta transferencia sucedía, Jane pudo ver y sentir que su cadera, rodilla y tobillo reajustaban su posición por sí mismos.

Cómo pueden los músculos recuperar su fuerza y equilibrio

El método Egoscue se caracteriza por reconocer que los programas terapéuticos sólo tienen éxito cuando tratan el cuerpo como una unidad integrada. Si ignoras los tres factores del siguiente recuadro, estarás condenado al fracaso.

Todos los músculos largos del cuerpo forman cadenas ininterrumpidas, por medio de las articulaciones y los huesos, que van de la cabeza a los pies. También interactúan estrechamente con músculos cortos y localizados. Muchos ejercicios de reforzamiento, aparatos de gimnasio y rutinas terapéuticas intentan aislar ciertos músculos o grupos de músculos, como los abdominales y el cuadríceps. La idea es concentrar los ejercicios para obtener resultados rápidos. Pero los músculos jamás trabajan solos y cuando regresan de un aislamiento temporal y artificial, hay consecuencias en todo el cuerpo. Por fortuna, nuestro método no suele hacer eso. Los músculos conocen su lugar y tienen su propio trabajo; retornarán rápidamente a su función apropiada con una moderada cantidad de estímulo. Mientras lo hacen, los músculos compensatorios recuperarán su equilibrio y se fortalecerán como componentes de una unidad general.

---

1. El trabajo de un músculo débil e inactivo es realizado por otro músculo (o músculos).
2. No basta con reforzar un músculo débil, porque es probable que los músculos compensatorios absorban todo el estímulo y dejen sin cambios y en mayor desventaja al débil músculo primario.
3. Los intentos de aislar músculos no funcionan según lo previsto, ya que los músculos siempre operan en estrecha colaboración entre sí.

Muchos de los e-jercicios de los capítulos siguientes son variaciones de conocidos ejercicios de yoga y otras disciplinas. Desde hace siglos han existido técnicas para manipular el componente biomecánico del cuerpo humano, sobre todo como un medio para incrementar la resistencia, la velocidad y el equilibrio. Aun así, ningún antiguo maestro de yoga, instructor de esgrima del Renacimiento o promotor de palos indios y pelotas medicinales de cuero de la época victoriana nunca previó que llegaría un momento en que el movimiento sería escaso.

Cómo fortalecer tus cuadríceps o músculos abdominales no es ningún misterio. El verdadero reto es fortalecerlos en un entorno que ofrece insuficiente estímulo a las partes del cuerpo que *trabajan con* esos músculos.

UN AVISO SOBRE LOS E-JERCICIOS

Los e-jercicios de los capítulos siguientes fueron ideados para detener el dolor crónico restaurando el movimiento original de tu cuerpo. Usualmente esto ocurre veinte minutos después de haber iniciado un menú de e-jercicios. Te recomiendo hacerlos en la mañana, para que te beneficies de ellos todo el día. Como mínimo, al final de tu primera sesión deberás experimentar una significativa reducción del dolor. Así pues, no te desanimes si una parte de éste perdura temporalmente; espera veinticuatro horas y repite el menú. Obtendrás progresos. Resiste la tentación de acelerar el proceso aumentando el número de repeticiones. Al principio, tu cuerpo será capaz de asimilar provechosamente los efectos de cantidades limitadas de estímulo; tomé esto en cuenta en las instrucciones. ¡No pretendas tomar atajos! Cuando sea el caso, haz los e-jercicios en ambos lados del cuerpo, aun si sólo te duele uno. Una vez que el dolor disminuya, sigue haciendo los e-jercicios todos los días durante al menos dos semanas, a menos que se indique otra cosa. Tú eres el mejor juez: cuando ya no sientas dolor, pasa al programa de acondicionamiento general del capítulo 13. Practica diariamente ese menú para garantizar que el dolor no vuelva. Si dejas pasar un día, no te preocupes; reanuda la rutina. Pero si haces un intervalo largo, regresa durante unos días al menú original, por si la pausa produjo inestabilidad en la estructura músculo-esquelética. Pronto los e-jercicios te harán sentir tan bien que no dejarás de hacerlos un solo día.

4

PIES:
EL CUIDADO DE LA PLANTA

Ahora que enfocaremos nuestra atención a procedimientos específicos para el tratamiento del dolor, la cabeza sería un punto de partida más elegante que los pies. Pero en términos prácticos, es en los pies donde tiene su origen el medio de locomoción propio de los seres humanos, el movimiento en posición erecta. Nuestra postura totalmente erguida se apoya en dos pies, un rasgo que no compartimos con ninguna otra criatura.

PIES PEQUEÑOS, GRAN LABOR

Sostenemos con nuestros pies una relación de amor-odio. Abusando de ellos y consintiéndolos, ignorándolos y prodigándoles toda clase de mimos, desde pedicuras hasta tenis de aire. Ninguna otra parte del cuerpo genera, ni por asomo, los millones de dólares que gastamos para mantener nuestros pies cómodos, sexys y a la moda. Pero mientras los tratamos como reyes, esperamos que trabajen como esclavos y no se quejen nunca. Cuando nuestros esforzados pies rompen su código de silencio con dolor, los sometemos a otra gran industria dedicada a acallar sus gritos con zapatos de piel, plantillas ortopédicas, masajes, cirugías e incontables medidas más.

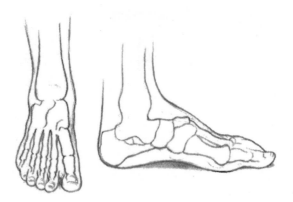

Figura 4-1. *Estructura ósea y arcos del pie vistos de frente y de lado.*

Aunque podrían parecer insignificantes, los pies no son frágiles. Lo que les falta en volumen y superficie lo compensan con un ingenioso diseño basado en dos arcos simples, uno longitudinal y otro transversal. Los arcos transversal y plantar se sirven de los huesos de los pies, incluidos los de los dedos, para formar un soporte intermedio y uno lateral (Figura 4-1). Los arcos, como cualquier *arquitecto* podría decirte, poseen abundante fuerza y flexibilidad. Los arcos de los pies sostienen todo el peso del cuerpo y simultáneamente le permiten mantenerse erguido mientras atraviesa los más variados terrenos, balanceando la carga al moverse. Para poder hacer esto con soltura, los arcos deben conservar su forma y el pie debe pisar la superficie de tal modo que los arcos puedan flexionarse y ejercer con propiedad todas sus demás funciones. En la mayoría de los casos, el dolor de pies es un síntoma que revela la ausencia de una de estas características.

Los arcos caídos, o pie plano, fueron frecuente motivo de bromas durante la segunda guerra mundial, porque a causa de esta afección, los médicos militares exentaban del servicio a hombres en edad de enrolarse. Pero el pie plano no es cosa de risa. Como oficial de combate de la marina estadunidense en Vietnam, lo último que yo deseaba era entrenar o combatir junto a soldados de pies planos. ¿Por qué? Porque este tipo de individuos poseen escasa resistencia, son propensos a accidentes debido a su falta de equilibrio, son lentos para ponerse a salvo y tienen dificultades para portar cargas pesadas. Padecen además otras dos desventajas: los pies se les cansan con facilidad y les duelen casi todo el tiempo.

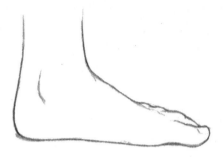

Figura 4-2. *Pie plano.*

Cuando el pie pierde su arco, la planta, compuesta por músculos cortos, huesos pequeños, tendones y ligamentos, entra en contacto directo con el suelo (Figura 4-2). En ausencia de arco, el pie carece de capacidad de absorción de impactos, entonces cuando el pie disfuncional pisa el suelo, las ondas del impacto suben por los huesos de la pierna hasta la rodilla y más allá. Y esto es apenas el principio. Los huesos, músculos y nervios de la planta forman igualmente un intrincado mecanismo para transmitir datos al sistema nervioso central. Así como los dedos y las palmas de las manos son capaces de evaluar una superficie a fin de determinar si es áspera o lisa, fría o caliente, los arcos de los pies, cuando son sanos, reaccionan de maneras sutiles y minuciosas a cambios en el terreno. Las plantas envían esta información al cerebro para su procesamiento. Éste ordena a los músculos de la pierna flexionarse y extenderse, con objeto de disponer la articulación del tobillo para dar el paso siguiente. Entre tanto, el pie, que distribuye el peso del cuerpo de manera uniforme desde el talón hasta los dedos, ejecuta una reducida maniobra de despegue y se prepara para el siguiente aterrizaje.

En un pie con arcos caídos, los músculos de la planta se mantienen en contracción permanente. Tal como ocurre cuando empuñamos las manos se pierde así gran parte del sentido del tacto. Cuando los músculos de la planta se "aprietan", pueden hacer escasa o nula apreciación del terreno. Privados de una planta funcional, los músculos de la pantorrilla, la rodilla, la cadera y la espalda baja deben asumir las tareas de distribuir la carga, ejecutar la pisada, realizar la evaluación de la superficie y responder a ella.

Sin embargo, como son inadecuados para la labor del pie, esos músculos y articulaciones sacrifican el funcionamiento esencial del pie a la estricta necesidad de mantener erguido el cuerpo y avanzar.

En el proceso, dos funciones muy útiles y esenciales —supinación y pronación— se ven comprometidas y adulteradas. Ambos términos merecen ser explicados. El pie se flexiona y extiende no sólo del talón a los dedos, sino también de un lado a otro. La *pronación*, sobre la que quizás has leído en artículos sobre calzado deportivo, es el mecanismo por el cual los bordes internos de los pies reaccionan tanto al terreno cuando damos un paso al caminar como al impacto cuando saltamos. El pie rota hacia dentro y aterriza en su borde interno. La *supinación* es similar, pero involucra a los bordes externos de los pies, cuando nos impulsamos para saltar o elevamos el pie para caminar. La pronación y la supinación son funciones musculares complementarias.

Los músculos pronadores y supinadores ejecutan esos movimientos. Es como si el pie se apoyara en un balancín y se meciese de un lado a otro (Figura 4-3). Pero sin la supinación y la pronación, los pies se distienden y pisan rígidamente el suelo; desprovistos de ajustes laterales y sin la posibilidad de realizar ese movimiento, son incapaces de distinguir las variaciones del terreno. Sus funciones de supinación y pronación son asumidas

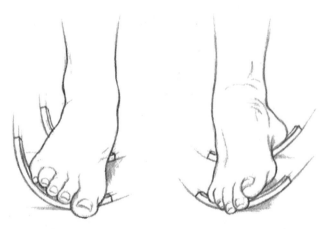

Figura 4-3. *Pie sobre balancines que muestra movimientos de pronación y supinación.*

por otras articulaciones de carga. Los potentes músculos de la pierna y la cadera improvisan una técnica de emergencia para mantener un remedo de equilibrio: evierten el pie, volviendo los dedos hacia fuera y los talones hacia dentro. Este ajuste logra un reducido grado de flexibilidad lateral y de equilibrio, pero sacrifica el patrón de articulación y distribución de peso durante la marcha: talón-metatarso-dedos. También las demás articulaciones dejan de operar conforme a su diseño.

> **Los músculos siempre jalan; no pueden empujar. Uno mueve un hueso al punto B, mientras que otro devuelve ese hueso al punto de partida en A.**

En ese mismo caso, la pronación se improvisa, lo que ofrece provisionalmente al pie más flexibilidad y equilibrio cuando el individuo desarrolla una nueva forma de dar un paso: impulsándose con los bordes interiores de los pies, a la manera de un patinador. Los músculos de la cadera normalmente involucrados en la pronación se usan para el movimiento paso a paso, pero no están hechos para flexionar y extender en forma apropiada el pie. Lo único que logran es mover el borde interior de éste, en forma de pala.

En este estado disfuncional, el pie y el tobillo son sumamente inestables. Así, las articulaciones superiores —rodillas, caderas y hombros— no disponen ya de una plataforma firme. Para desplazar el cuerpo hacia delante sin que pierda el equilibrio y caiga, estas articulaciones se sirven de una rotación extra, lo que provoca desgaste adicional y dolor. Durante esta pronación disfuncional, las rodillas y las caderas se desplazan hacia dentro, lo que aumenta la presión descendente de la pronación sobre el arco transversal del pie. Esto contribuye al arco caído, o en caída (como prefiero llamarlo). El peso del cuerpo se concentra en el borde interior del arco en vez de distribuirse en partes iguales entre todos los elementos involucrados. Es como si el techo de una casa tuviera apiladas en un extremo varias toneladas de nieve. El arco pasa de la sobrecarga al encorvamiento, y de éste al desplome (Figura 4-4).

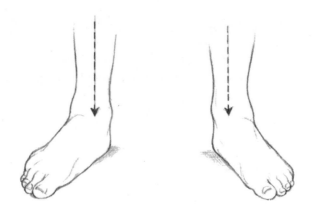

Figura 4-4. *Pies planos evertidos; las flechas ilustran la presión descendente de la pronación sobre la parte interior del pie.*

En la supinación disfuncional, el pie sube y gira hacia fuera, a lo largo del borde exterior opuesto. Pero es incapaz de adoptar una posición que le permita recibir un impacto sólido en el talón y los metatarsos; por tanto, la estructura del pie es literalmente arrojada al suelo. Este proceso ocurre aun si los arcos están intactos pero son débiles y semifuncionales, por estar comprometidos por disfunciones en la rodilla y la cadera.

Esto fue justo lo que le pasó a Charles, cuyos arcos "comenzaron a desaparecer", me dijo, desde que era adolescente. Conocí a este veterano de la Segunda Guerra Mundial cuando ya había pasado por una cirugía en el pie izquierdo. Los médicos le comunicaron que sus arcos estaban "hechos papilla" y que la estructura entera de su pie corría peligro. Esto le pareció razonable, pues él fue expulsado de la marina en 1941 y rechazado en el ejército a causa de pies demasiado planos. Al paso de los años había usado plantillas y zapatos especiales; finalmente, ya en sus setentas se sometió a cirugía.

Su recuperación fue dolorosa: pasó varias semanas bajo fisioterapia posoperatoria. Aun así, cuando llegó a mi clínica seguía renqueando y usando bastón. Peor aún, le dolía el pie derecho, igual que la espalda. Me gustaría mucho poder publicar los comentarios de Charles sobre la perspectiva de otra cirugía, pero no puedo hacerlo porque empleó un lenguaje demasiado fuerte. Limitémonos a decir que no le interesaba.

Mediante la práctica de e-jercicios para que trabajara en sus disfunciones de cadera y rodilla, pudimos enviarlo a casa al final de su primera sesión sin que le dolieran ni el pie derecho ni la espalda. Tenía aún mucho trabajo que hacer, pero alinear mejor —no a la perfección, sólo un poco mejor— sus caderas, rodillas y tobillos alivió de inmediato sus síntomas de dolor. Los arcos de su pie derecho fueron capaces de soportar peso y absorber impactos de adelante hacia atrás y de un lado a otro por primera vez en sesenta años. Todavía podían hacerlo.

PIES PLANOS

Los pies planos suelen atribuirse a actividades que requieren que la persona permanezca parada en el mismo sitio durante periodos prolongados. Considero que esto es incorrecto y que la verdadera causa es una disfunción músculo-esquelética, principalmente de la cadera. Los zapatos son también un factor cuando presionan con rigidez la planta y la despojan de su capacidad para descifrar las superficies con las que está en contacto, y en consecuencia, para adecuarse a éstas. Apretados por la tiesa suela del zapato, los músculos del pie se atrofian.

Una pisada sana —talón-metatarso-dedos,— soporta el impacto sobre una superficie de veinte o veinticinco centímetros de largo por diez o 12.5 de ancho (dependiendo del tamaño del pie en cuestión). Un pie evertido (con los dedos hacia fuera, como un pato) y en supinación puede perder dos tercios o más de esa superficie, junto con la asistencia de la rodilla y la cadera y su musculatura asociada. El pie en pronación también presenta una drástica reordenación de la pisada y la capacidad de carga, la cual puedes reproducir quitándote los zapatos y parándote un momento con los pies torcidos hacia dentro.

Haz la prueba. Tu peso se desplazará de inmediato a los bordes internos de los pies, tus rodillas se pondrán rígidas y sentirás que en cualquier momento puedes caer de frente. Asimismo, si tus caderas están mal alineadas y no son bilaterales (como es probable), podrías notar que la carga vertical no se distribuye en partes iguales entre los dos lados del cuerpo. Sentirás que tu pie y tu rodilla de un lado reciben más presión descendente que del otro.

Corto *versus* largo plazo

El sistema músculo-esquelético trabaja como una unidad y si uno de los componentes falla, todos los demás sufren las consecuencias. Esta reacción en cadena de la disfunción complica el tratamiento. ¿Dónde comienza éste entonces?

La respuesta: en todas partes.

No es broma. Mitigar el dolor en forma temporal es relativamente fácil, así que encárgate primero de aliviar tu dolor de pies. Pero pasa a ocuparte más tarde de la causa última del problema y alinea cada una de tus articulaciones de carga. Haz esto efectuando las rutinas de ejercicios que se recomiendan en este libro para los tobillos, las rodillas, las caderas y los hombros (véanse los capítulos 5, 6, 7 y 9). Pero no olvides que librarse del dolor es apenas el primer paso.

El problema inmediato en todo dolor de pies es una pisada impropia. En otras palabras, sea cual fuere la causa del problema, el síntoma más notorio es una disfunción en la forma en que el pie hace contacto con el suelo, disipa el impacto, soporta y distribuye el peso. Este dolor de pies puede eliminarse porque, como sostengo, los arcos en caída no son una afección permanente. Los huesos y músculos del pie no son diferentes que los huesos y músculos de cualquier otra parte del cuerpo, y las mismas reglas se aplican a todos. Si un estímulo —pisada impropia en este caso— se altera, el cuerpo responderá. Si se corrige la disfunción músculo-esquelética que perturba la pisada y el soporte de carga adecuados, los arcos recuperarán su papel apropiado. Esto no sucederá de la noche a la mañana, pero sucederá. Los pies han sufrido años de maltrato, pero su resistencia está a la espera de ser reivindicada con un poco de esfuerzo.

No busques un e-jercicio diferente para tratar cada una de las afecciones de los pies. Los e-jercicios que comienzan en la página 84 atacan disfunciones de fondo que se manifiestan en diversos síntomas. Los espolones, por ejemplo, pueden tratarse igual que los juanetes. ¿Por qué? Porque las estructuras implicadas son las mismas y todas tienen el mismo problema. La única diferencia es el síntoma y tú y yo trataremos la causa, no el efecto del dolor músculo-esquelético.

Fascitis plantar y espolones

La fascia plantar es una dura capa de tejido conectivo que va de la parte trasera del talón y se extiende por toda la planta y los dedos de los pies conformando una especie de forro entre la piel y los músculos. La fascitis plantar es un padecimiento que consiste en sentir como si se pisara un clavo cada vez que el pie toca el suelo.

PISADA

Cualquier pisada que se aparte del patrón talón-metatarso-dedos es síntoma de disfunción en las articulaciones de carga. Las estructuras del pie no están diseñadas para otras opciones. Los zapatos especiales o plantillas pueden hacer sentir más cómodos los pies, pero no hacen nada para remediar la continua tensión de los tobillos, las rodillas y las caderas.

El dolor ocurre cuando la fascia se inflama, usualmente por fricción causada por cargas y pisadas inadecuadas. Con frecuencia esta afección se atribuye a zapatos desgastados o a una mala técnica para correr, pero estos dos sospechosos son inocentes. La fricción estará presente aun con zapatos nuevos, o incluso si el corredor aprende a pisar menos fuerte. Las plantillas ortopédicas, adminículos especiales que se meten en los zapatos para modificar el manejo del peso y el impacto, pueden calmar temporalmente el dolor de la fascia al desplazar la fricción a otro punto. Pero aun siendo desplazado, el problema reinicia y se agrava poco a poco.

Los espolones son pequeños y dolorosos depósitos de calcio que se forman en el talón friccionando al hueso. Es una especie de callo que se forma para contener la tensión y el roce del hueso. También suelen estar presentes cuando la fascia se inflama. Extirpar el depósito de calcio es el procedimiento médico estándar, pero hacer eso sin eliminar la causa (también un procedimiento médico estándar) implica que la inflamación y el dolor regresarán. El cuerpo seguirá activando este mecanismo hasta que la *fuente* de la fricción sea eliminada.

Callos

Igual que los espolones, los callos forman reducidos y fuertes cojinetes de piel semiendurecida, como consecuencia de la irritación y la fricción intermitente. Los que aparecen en el talón, la eminencia metatársica o el dedo gordo tienden a ser más voluminosos, ya que en esos sitios tiene lugar una fricción más recurrente. Los callos se forman como si la piel se blindara para protegerse del frotamiento incesante. Los que aparecen entre los dedos y arriba y a lo largo de las articulaciones que sufren mucha abrasión contra los zapatos pueden ser de textura tanto dura como suave.

En consecuencia, muchas personas con callos culpan a sus zapatos, o a sus empleos que las obligan a caminar demasiado, pero esta suposición es errónea. Desde luego, cuando los pies están en reposo el problema parece resolverse. Sin embargo, lo que ocurre es que limitar el movimiento general reduce la fricción producida por la disfunción muscular en el pie, la rodilla y la cadera. Supongamos que un cartero que soporta la mayor parte de su peso en el borde interno del talón derecho desarrolla un callo y consigue una transferencia para trabajar detrás del mostrador en la oficina de correos. El callo sigue formándose, aunque más lentamente, de acuerdo con la reducción en el nivel de actividad. De hecho, la falta de movimiento agravará la condición disfuncional primaria —en este caso, una mala alineación de la cadera—, al punto de que cada vez menos movimiento generará cada vez más fricción.

JUANETES Y DEDOS EN MARTILLO

Un juanete es una calcificación de la primera articulación de los dedos del pie. Este proceso suele aquejar sobre todo al dedo gordo, aunque también los demás dedos pueden verse afectados. En este caso, también el cuerpo reacciona a una pisada y carga impropias: restringe la movilidad de la articulación presionada creando en el punto de fricción un cojincillo de color rojo lleno de líquido. Con el tiempo, este cojincillo se solidifica hasta casi adquirir la dureza de una roca y el dedo empieza a curvarse hacia fuera.

> **La zona del dolor es raramente la zona donde se origina el problema.**

La remoción de juanetes es un procedimiento común. Pero también común y predecible es que el hecho de que el juanete vuelve a crecer. Una vez, un paciente llegó desesperado a mi clínica luego de seis remociones de juanetes. Tras cuatro sesiones de cuarenta y cinco minutos con nosotros y después del breve programa de mantenimiento que se incluye en este capítulo los eliminó para siempre. Practicó diariamente el programa durante tres meses, con lo que remedió la disfunción que era la causa de sus juanetes.

La misma estrategia opera para los dedos en martillo. Éstos son dedos que se pliegan en un desesperado intento por brindar al pie absorción de impactos, equilibrio y tracción. Es como si, actuando a partir de un instinto primordial, los dedos trataran de evitar que el cuerpo caiga reactivando la destreza de los primates ancestrales y prendiéndose de la superficie. En realidad, los dedos en martillo intentan hacer el trabajo que, en un pie funcional, correspondería a los arcos, tobillos, piernas, rodillas y caderas. En mi clínica, muchos pacientes se sorprenden de que empecemos a trabajar en sus dedos en martillo con e-jercicios de cadera.

Cuatro e-jercicios para contrarrestar la carga disfuncional del pie

> **Tiempo total: 15 minutos.**
> **Frecuencia: una vez al día en la mañana.**
> **Duración: haz estos ejercicios todos los días hasta que el dolor disminuya por veinticuatro horas. Una vez que desaparezca, continúa una semana con este menú antes de pasar al programa de acondicionamiento general del capítulo 13. En caso de síntomas sin dolor como juanetes, sigue este menú de e-jercicios durante tres semanas y pasa después al programa de acondicionamiento.**

- ROTACIÓN DEL PIE Y FLEXIÓN DE LAS PUNTAS
  (Figura 4-5)

Este e-jercicio restaura la flexibilidad del tobillo y fortalece los músculos de flexión y extensión. Para ejecutar la rotación del pie, acuéstate bocarriba,

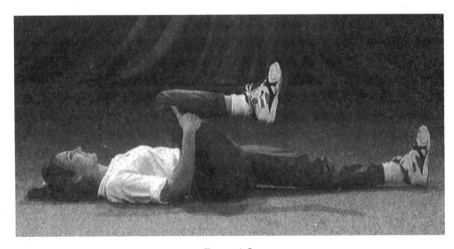

Figura 4-5.

extiende una pierna y dobla la otra en dirección al pecho. Junta las manos detrás de la rodilla doblada mientras rotas treinta veces el pie en el sentido de las manecillas del reloj. Entre tanto, mantén el otro pie en el suelo con los dedos apuntados al techo. Invierte la dirección de la rotación del pie y repite. Cambia de lado y repite. Confirma que la rodilla permanezca totalmente quieta; el movimiento no debe salir de ella, sino del tobillo.

Para realizar la flexión de las puntas, conserva la misma posición pero flexiona los dedos hacia la espinilla y luego invierte la dirección hacia la punta del pie. Cambia de pierna y repite veinte veces.

- ESTIRAMIENTO DE LA PANTORRILLA/LIGAMENTO DE LA CORVA CON UNA CORREA EN DECÚBITO DORSAL (Figuras 4-6 a y b)

Acuéstate bocarriba con las rodillas flexionadas y los pies apoyados en el suelo y separados a lo ancho de la cadera. Para efectuar el estiramiento de la pantorrilla (a), usa un cinturón o correa con una vuelta a fin de

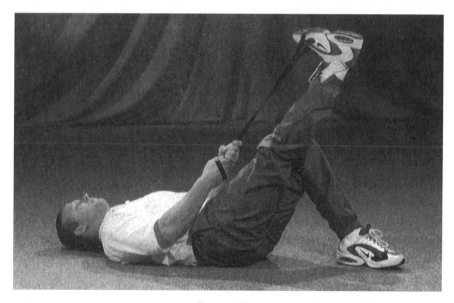

Figura 4-6 a.

sujetar el metatarso (punta de la planta) del pie. Tensa el muslo mientras tiras de la correa. Sin doblar la pierna, elévala a un ángulo de cuarenta y cinco grados. Los muslos de la pierna recta y de la flexionada deben estar rectos. Relaja los hombros. Permanece así treinta segundos. Repite del otro lado.

Para practicar el estiramiento del ligamento de la corva (b) adopta la misma posición, pero sujeta con la cuerda el arco del pie. Lleva la pierna hacia tu cuerpo, sin doblarla y tensando el muslo. No jales en exceso (no permitas que las nalgas se despeguen del piso). Permanece así treinta segundos. Este e-jercicio reintegra todos los músculos de la cadera al pie.

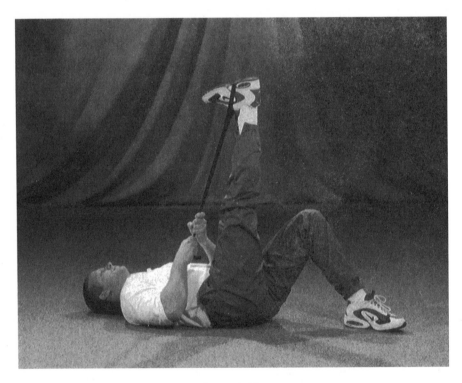

Figura 4-6 b.

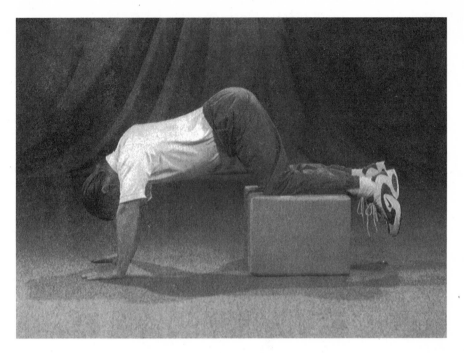

Figura 4-7.

- EXTENSIÓN ESTÁTICA
  (Figura 4-7)

Este e-jercicio se ocupa de la rotación de la cadera. Las caderas que no sólo rotan, sino que en realidad giran a derecha o izquierda, perturban la función de la rodilla y el tobillo.

Ponte de rodillas en un cubo o silla con las manos en el suelo a la altura de los hombros. Permite que tu espalda y tu cabeza se relajen hacia el suelo y que los omóplatos se junten. Relájate. Debe formarse un arco pronunciado en tu espalda. No dobles los codos y lleva hacia delante las caderas de quince a veinte centímetros para que no estén alineadas con las rodillas. Permanece así de uno a dos minutos.

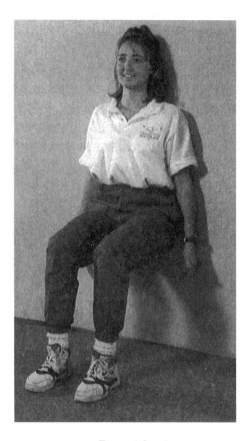

Figura 4-8.

• BANCO DE AIRE
  (Figura 4-8)

Este e-jercicio pone simultáneamente en extensión las caderas, las rodillas y los tobillos mientras están alineados y bajo carga. La mejor manera de adoptar esta posición es que te recargues contra la pared. Pegando las caderas y la espalda baja mientras haces los pies hacia delante y te deslizas hacia abajo hasta adoptar una posición sedente. Detente cuando llegues a un ángulo de noventa grados. Las rodillas deben quedar a la altura de los tobillos, no de los dedos de los pies. Si sientes dolor en las rótulas, sube el cuerpo deslizándote sobre la pared para reducir la presión. Aprieta la espalda baja y media contra la pared para que sientas el trabajo del cuadríceps en lo alto del muslo. Permanece así de uno a tres minutos. Este e-jercicio puede ser un poco laborioso, pero no es necesario que te salga a la perfección. Si te parece un e-jercicio muy pesado, pruébalo durante sólo unos segundos y aumenta paulatinamente a un minuto. Camina durante un minuto después de realizarlo.

Antes de concluir este capítulo, debo tocar el tema del calzado. Con dolor o sin él, la regla en este caso es clásica: menos es más. Desde el punto de vista de la función músculo-esquelética, el enemigo del pie humano es el inhumano zapato. Encerrar el pie dentro de cuero, tela, hule o fibra sintética interfiere en su funcionamiento. La suela artificial del calzado despoja al pie de su capacidad para flexionarse y extenderse plenamente y para descifrar el terreno. Lo mejor que puedes hacer por tus pies es liberarlos de los zapatos siempre que sea posible. Camina descalzo tanto como puedas.

Elige zapatos ligeros, sueltos (que no te lastimen ni te aprieten) y flexibles. El asunto de los tacones es controversial. Para las mujeres con una disfunción músculo-esquelética, los tacones altos son una mala idea envuelta en alguna buena apariencia. Tienen una larga lista de inconvenientes. Para comenzar, retardan la flexión del pie y el tobillo, y arrojan el peso del cuerpo sobre la mitad o el tercio del pie. Otras desventajas son que ponen los músculos de las pantorrillas en contracción, paralizan en extensión las caderas y las rodillas y promueven el encorvamiento de las caderas para mantener una postura erguida. Aun así, todo eso sería tolerable en alguien cuyas caderas fueran funcionalmente firmes y esbeltas, pero ésa es la persona excepcional en nuestros días. Todas las mujeres, aun las funcionales, son estructuralmente inestables cuando se ponen tacones altos. Todas tienen dificultades para cambiar de dirección con tacón alto, porque éste perturba el modo normal de marcha, de manera que la interacción de los músculos y las articulaciones resulta imposible. En la mujer funcional, los tacones altos no tendrán efectos adversos duraderos, pero ésta es una fuente de estímulo más que el cuerpo de la mujer disfuncional podría no resistir. Aun así, si es indispensable que uses tacones altos, no los culpes de tu dolor de pies. La causa será una disfunción músculo-esquelética. Si te haces cargo de ésta, podrás usar hasta esquís con tacón alto.

Esa misma fórmula de "menos es más" vale también para el calzado deportivo. Muchos fabricantes se sirven de la ingeniería y de tecnología de punta para producir zapatos que se adaptan a los pies, tobillos, rodillas y caderas disfuncionales de sus pacientes. Pero con cada paso que éstos dan con ese calzado de diseño tan científico, su disfunción se agrava. Terminan por depender de él para conservar el equilibrio, caminar, correr, saltar y girar. En el proceso, las funciones músculo-esqueléticas sanas quedan en el olvido. Ningún zapato, sea cual sea su precio o su marca, remediará los problemas de los pies. En el mejor (y el peor) de los casos, camuflan la disfunción. Un problema escondido no hace más que agravarse con el paso del tiempo.

Los zapatos son una cuestión aún más importante tratándose de los niños. Los adultos pueden perder funciones y eso es una lástima, pero lo perdido se puede encontrar. Los niños que usan zapatos inadecuados podrían no desarrollar jamás funciones clave. Bajo techo, no deberían usar zapatos nunca, siempre que sea razonable e inofensivo, lo mismo en lugares al aire libre. Un verano descalzos en el parque, la playa o el jardín dará beneficios toda la vida.

PIES EN PROBLEMAS

Haz este simple experimento: quítate el calzado deportivo inmediatamente después de haber hecho ejercicio con él. ¿Qué sientes al caminar? Gira rápido, párate de puntas, camina hacia atrás. ¿Sientes que pierdes el equilibrio? ¿Menos estabilidad? De ser así, tus funciones músculo-esqueléticas indican que se han vuelto dependientes de ese calzado y que lo necesitan para apoyarte.

Los primeros meses y años son cruciales para despertar y reforzar las funciones músculo-esqueléticas. Así pues, el mejor lugar para los zapatos de bebé es el espejo retrovisor del auto, no los pies de un niño. Apurarse a cubrir los pies de un bebé, aun si ya camina, es un error. Para comenzar, mientras el pequeño se mueve, cae y gatea, el pie se flexiona, extiende y crece en asociación con los músculos del torso bajo. Segundo, el zapato, al actuar como plataforma, invita al bebé a erguirse. Aunque a los padres les encanta ver a sus chiquitines ponerse de pie, los niños están diseñados para ser cuadrúpedos por una razón: rodando, estirándose y contorsionándose con rodillas, manos y codos, forjan la totalidad de sus funciones.

Olvídate del calendario. Los zapatos sólo son adecuados a partir de que la marcha del niño es razonablemente estable. Al nacer, sus pies rotan hacia fuera; en muy poco tiempo empezarán a girar hacia dentro y a enderezarse. Al hacer que los pequeños se paren demasiado pronto sobre esos pies evertidos, y al agravar después el error con un par de hermosos zapatos de suela dura, se les priva de un derecho inalienable. No te apresures. A su debido tiempo, cuando todo esté listo, el cuerpo humano desafiará a la gravedad y se erguirá para continuar la vida sobre dos pies.

5

TOBILLOS:
LOS INTERRUPTORES

De los cuatro pares de articulaciones de carga, los tobillos son los campeones de levantamiento de pesas: sostienen casi el cien por ciento de la carga del cuerpo. Aun así, se dañan más a menudo en actividades deportivas que cualquier otro componente músculo-esquelético, salvo las rodillas. Alrededor de veinte por ciento de las lesiones deportivas involucran a esta parte del cuerpo. Los deportes que requieren saltar, caer, hacer cambios súbitos de dirección y atravesar terreno agreste son los que representan mayores daños sobre el tobillo.

¿Representan? ¿No deberíamos decir "causan"? No; el basquetbol, el tenis, el volibol y correr y caminar a campo traviesa *no* tienen la culpa del daño al tobillo. Éste puede manejar con igual facilidad los requisitos de una final de la NBA o un paseo en el bosque, siempre y cuando se trate de un tobillo funcional. Los tobillos disfuncionales son los que se lastiman cuando se camina para observar a las aves o cuando se ejecuta un enceste en el basquetbol.

EL TOBILLO, ¿DÉBIL O FUERTE?

Durante mis largos años como terapeuta del ejercicio físico, he oído a mis pacientes emplear la expresión "tobillos débiles" miles de veces. La usan para

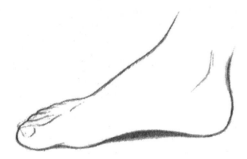

Figura 5-1. *Vista lateral de la estructura básica del tobillo.*

explicarlo todo, desde por qué no pueden saltar hasta por qué los esquiado-res de descenso contra reloj no pueden dar vueltas fluidas y uniformes. De acuerdo con esas opiniones, el tobillo, en su calidad de ser casi el último punto de contacto del cuerpo con la tierra firme, es una reliquia de nuestro pasado como cuadrúpedos; su insuficiencia confirma que no fuimos hechos para caminar erguidos.

Tonterías. El tobillo es un mecanismo perfectamente evolucionado para el movimiento bípedo, en todas sus variaciones y demandas. Mediante el uso de los atributos de una bisagra y palanca, es capaz de hacer tres co-sas al mismo tiempo: cargar peso, moverlo y soportar altos impactos. Visto en rayos X, parece un enloquecedor rompecabezas de componentes óseos unidos por bandas (ligamentos), estos enlaces forman una superficie que cu-bre sesenta por ciento de su totalidad.[1] En lugar de la pesada rigidez que resultaría de unos cuantos componentes estructurales principales, los liga-mentos otorgan a esta articulación la capacidad de producir respuestas su-tiles, flexibles y resistentes.

¿Por qué entonces el tobillo se lesiona tanto? Porque, en efecto, hay tobillos débiles. Desentrañar este problema es la clave para entender esta articulación. Cuando el tobillo se ve privado de su interacción funcional con las articulaciones de la rodilla, la cadera y el hombro, como ocurre cuando las articulaciones de carga están mal alineadas, se vuelve débil. El tobillo —todas las piezas del rompecabezas— deja de ser una ventaja y se convierte en un problema: tiene demasiado movimiento y sensibilidad, los ligamentos empiezan a romperse. Aun así, el tobillo no tiene la culpa.

Como todas las demás articulaciones de carga, ésta es débil e insustancial cuando se encuentra *descargada*. Todas las articulaciones necesitan que la gravedad y la alineación actúen como adhesivos y les den fuerza. Por fortuna, es imposible descargar por completo las articulaciones de un ser humano vivo, así sea por el solo hecho de la influencia de la gravedad. Esto significa que el tobillo posee siempre cierto grado de fuerza, aunque no la suficiente.

En términos ideales, las articulaciones de carga adquieren fuerza plena cuando encajan, todas ellas, en una sola unidad, a la manera de una silla de comedor bien hecha. Con sus cuatro robustas patas, esta silla soportará a sus ocupantes durante muchos años. Pero si, en forma irreflexiva, la gente la inclina con frecuencia sobre sus patas traseras, el mueble podría bambolearse y terminaría viniéndose abajo. De igual modo, abandonadas, las articulaciones de carga del cuerpo pierden el beneficio de su fuerza cuando no operan en conjunto. Si las líneas músculo-esqueléticas horizontales y paralelas (descritas en el capítulo 1) se pierden, esa vital interacción de las articulaciones se ve comprometida. La carga no se distribuye de manera uniforme entre las ocho articulaciones; la presión recae únicamente en algunas de ellas. Es lógico entonces que, si esto ocurre, el tobillo se lastime a menudo, por soportar tanto peso e impacto. No obstante, la solución no es rediseñarlo, entablillarlo o usar botas especiales. En realidad, para sanar le bastará con un poco de ayuda de sus colegas, las demás articulaciones de carga (Figura 5-2).

Marc, un destacado jugador de la NBA, descubrió eso cuando llegó a mi clínica con objeto de *reparar* sus rodillas. Puesto que el basquetbol es un deporte en el que las rodilleras y las vendas se consideran insignias masculinas de jugadores consagrados, él juzgaba sus lesiones de rodilla como un riesgo ocupacional. Nosotros le explicamos que la razón de que las rodillas le dolieran era que sus caderas y tobillos no estaban armonizados. El cableado entre ellos permanecía en su sitio, pero ya no se comunicaba ni trabajaba en conjunto.

Sin embargo, Marc no se convenció de ello hasta que le pedimos que hiciera el ejercicio llamado "Rotación del pie y flexión de las puntas" (página 84). Básicamente, este ejercicio implica acostarse bocabajo con una pierna extendida y la otra flexionada en un ángulo de noventa grados sujetada por ambas manos unidas detrás de la rodilla. Primero se rota el

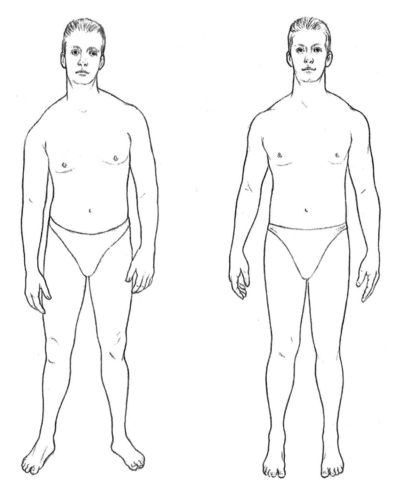

Figura 5-2. *Las articulaciones de carga del cuerpo con carga disfuncional y funcional.*

pie en el sentido de las manecillas del reloj y al revés, luego los dedos se flexionan adelante y atrás. Este e-jercicio no es difícil a menos que se posea un tobillo disfuncional. Marc tenía una gama de movimientos casi nulos en uno de sus tobillos, sobre el que había pasado cientos de horas saltando y cayendo, girando y dando vueltas, frenando y avanzando como basquetbolista profesional.

Por supuesto que le dolían las rodillas y después ocurriría lo mismo con sus caderas. Cuando se dio cuenta del problema, en efecto, se había hecho operar los tobillos varias veces a causa de espolones (la cirugía artroscópica se sirve de un instrumento que permite al médico examinar y trabajar al interior de la articulación). Aunque él se mostró pragmático a este respecto, los espolones no aparecen de la nada. Son resultado de machacar y golpear los componentes del tobillo sin depender de las demás articulaciones de carga. Lo increíble (y que no deja de sorprendernos pese a que lo veamos todos los días en la clínica) fue que, al hacer el e-jercicio de "Estiramiento de la ingle sobre toallas en decúbito dorsal" (página 127), Marc pasó en sólo cuarenta y cinco minutos de una gama de movimientos casi nulos a una de alrededor de ochenta por ciento. El resto mejoró tras unas sesiones más y las rodillas le dejaron de doler.

ESGUINCES, DISLOCACIONES E INFLAMACIÓN DEL TOBILLO

La totalidad de las piezas óseas de la articulación del tobillo están unidas entre sí por ligamentos. Estas resistentes y relativamente elásticas bandas de tejido pueden sufrir mucho castigo. Se estima que, cuando caminamos, la fuerza descendente sobre los tobillos equivale a tres y media veces nuestro peso total. Al mismo tiempo, diez por ciento del peso del cuerpo se transmite al tobillo como fuerza horizontal generada por la inercia del avance. En el caso de un hombre de noventa kilogramos de peso, es como si por sus tobillos rodara una bola de boliche de nueve kilos, principalmente de adelante hacia atrás (si él es funcional; si es disfuncional, el movimiento será de un lado a otro y desde todas direcciones).

Debido a esos impactos, el tobillo está diseñado para poseer un mecanismo interruptor; si se sobrecarga de presión (y no cuenta con el apoyo de las demás articulaciones de carga), *funde un fusible*. Los ligamentos sufrirán una presión severa: se tensarán, se rasgarán de distintos modos y se desgarrarán, en un afán por impedir que los huesos se fracturen.

Los ligamentos fibulares, que unen al peroné en la pierna con el tobillo (uno baja hacia el talón mientras que el otro sube), son las estructuras del cuerpo que se dañan con más frecuencia (Figura 5-3). Cuando los atletas

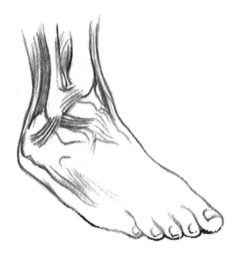

Figura 5-3. *Ligamentos fibulares del tobillo.*

se lastiman esos ligamentos, suelen culpar a un entrenamiento inapropiado, una técnica irregular, la fatiga o la mala suerte. Quienes no son atletas usan el pretexto de que "Los accidentes son impredecibles por definición".

Otros sospechosos usuales son la supinación y la pronación, que expliqué en el capítulo 4. El razonamiento es que cuando un basquetbolista se impulsa sobre los bordes externos de los pies —movimiento de supinación—, la presión excede la tolerancia del tobillo. Lo mismo ocurre con la pronación: cuando el basquetbolista salta y cae, el borde interno del pie se mueve hacia arriba, quizá porque el jugador pisó a un competidor, lo que sitúa al tobillo en una zona en la que habrá daño.

Pero como se recordará, la pronación y la supinación no son causa de lesiones. El pie y el tobillo están diseñados para trabajar sobre superficies accidentadas, aunque cuando el tobillo se ve privado de la asistencia de los arcos del pie, de la rodilla y la cadera, no le queda más que recibir un impacto directo tras otro. La sensación de un "tobillo débil" es el síntoma de una articulación que ha rebasado sus límites y que gira, da vueltas y se bambolea con inestabilidad extrema. También es sintomático de disfunciones más amplias, que implican arcos en caída y las articulaciones de carga de la rodilla y la cadera mal alineadas. En estas circunstancias, la flexibilidad del tobillo, uno de sus grandes atributos, se convierte en una enorme desventaja.

En la mayoría de los esguinces, los músculos y las articulaciones son llevados más allá de su gama normal de movimientos hasta producir un traumatismo (usualmente inflamación y sensibilidad extrema), aunque el traumatismo no llega a ser una dislocación o un daño excesivo a un ligamento. Cuando está involucrado un ligamento, éste se desgarra paralelamente a su fibra longitudinal; pese a que eso es doloroso, el gran daño al tobillo en general es lo que causa la mayor molestia.

EL MÉTODO EGOSCUE PARA EL TRATAMIENTO DEL DOLOR DE TOBILLO (NO FRACTURA)

- Luego de cerciorarte de que se trata de un esguince y no de una fractura, sumerge el tobillo en agua helada y mantenlo así todo el tiempo que puedas. Cuando no aguantes más, sácalo uno o dos minutos y vuelve a meterlo al agua. Diez a doce minutos de esta rutina combatirán la inflamación.
- Haz el "Estiramiento de la ingle en decúbito dorsal" (página 105) de treinta y cinco a cuarenta y cinco minutos. Esto realineará las articulaciones de carga en cada lado del cuerpo y contribuirá a reajustar apropiadamente la posición del tobillo.
- Ponte un calcetín y un zapato, párate y añade gradualmente peso al tobillo. Cuando esté cargado por completo, camina con cuidado y lentitud. Confirma que tus pies apunten al frente y que al caminar sigas el modo de marcha talón-metatarso-dedos.
- Repite todos los días el "Estiramiento de la ingle en decúbito dorsal" hasta que el tobillo vuelva a la normalidad.

Cuando duele el tobillo, la tentación es permitir que el pie se evierta (hacia fuera), pero esto sólo ejercerá más tensión en los ligamentos lesionados y provocará inflamación. El modo de marcha talón-metatarso-dedos permite la intervención del arco, promueve la interacción con la rodilla y desalienta las tendencias de la supinación y la pronación a torcer la articulación de un lado a otro. Vendar el tobillo para obtener un poco de apoyo extra está bien, pero hay que evitar artefactos ortopédicos más rígidos, porque interfieren con el modo de marcha de talón-metatarso-dedos e inducen a los músculos del muslo interno a sustituir esa función, lo que socava las funciones de la rodilla y la cadera.

Presta atención a tu cuerpo. Sentirás molestias. Si el dolor es intenso o aumenta al caminar, no presiones demasiado. Toma respiros frecuentes. Siéntate, eleva el tobillo y dale un descanso. Aun así, es importante recuperar la carga en la articulación lo más pronto posible. Todos los músculos y articulaciones pierden funcionalidad en proporción directa con su falta de uso.

Fractura de tobillo

Una fractura requerirá cirugía o intervención de un ortopedista para juntar adecuadamente los huesos; esto es ineludible. Sin embargo, el proceso de curación puede ser estimulado por el "Estiramiento de la ingle en decúbito dorsal" de la página 105. Todos los e-jercicios de cadera y rodilla incluidos en capítulos subsecuentes contribuirán a realinear esas articulaciones como preparación para el momento en que tu médico te autorice a cargar y caminar de nuevo sobre el tobillo lesionado.

La cirugía de una articulación debe ser el último recurso. Los tornillos y las placas son fuertes, pero el cuerpo, con sus recursos naturales, no sólo es más fuerte, sino también más inteligente. Antes era común que los profesionales médicos supieran poner en su sitio los huesos fracturados sin cirugía, pero, por desgracia, este arte se ha perdido. Vale la pena que busques un médico que tenga la habilidad y experiencia necesarias para emplear esta técnica menos invasiva, siempre que sea apropiado.

El mismo tratamiento básico vale para dislocaciones y desgarraduras de ligamentos. En estos casos, aunque no haya fractura de huesos, los componentes de la articulación del tobillo han sido violentamente perturbados y es preciso recuperar tanto sus conexiones como sus funciones adecuadas. Lo harán en un lapso notoriamente corto.

En fracturas, esguinces y otras afecciones músculo-esqueléticas, la inflamación no suele ser un reflejo de daño localizado sino una medida de la tensión y el traumatismo sufridos por el tejido circundante cuando tuvo lugar el accidente. Así, lesión e inflamación son afecciones distintas. La mejor manera de manejar la inflamación es restaurar la alineación cadera-rodilla-tobillo. Esto favorecerá la circulación natural de la sangre, ayudará a eliminar desechos relacionados con la lesión y promoverá la oxigenación del área. El e-jercicio de "Estiramiento de la ingle en decúbito dorsal" es eficaz para este caso, porque la estructura lesionada es alineada y engranada con las demás articulaciones.

La inflamación de las extremidades inferiores puede tener también una fuente interna grave, como un problema cardiaco o diabetes, así que este consejo sólo se aplica a la inflamación asociada con un traumatismo músculo-esquelético.

INFLAMACIÓN DEL TENDÓN DE AQUILES

El tendón de Aquiles debe su fama a la ambiciosa madre de Aquiles, quien, según la leyenda, sumergió a su hijo en las aguas mágicas de la laguna Estigia para volverlo inmortal. Pero el mayor de los antiguos guerreros griegos tenía una pequeña vulnerabilidad: el talón del pie del cual su madre lo sostuvo para su mítico bautismo. Esa parte permaneció seca y desprotegida. En los últimos días de la guerra de Troya, una flecha hirió ese punto, con la ayuda del dios Apolo, y mató a Aquiles a las puertas de aquella ciudad.

Homero, el autor de este relato, conocía la anatomía humana. De diámetro relativamente angosto y sin la protección de masa ósea o muscular, el tendón de Aquiles es vulnerable no sólo a las flechas troyanas, sino también a los *spikes* de un corredor que se barre en segunda base en el beisbol.

En la guerra, la pierna y el pie no pueden blindarse tanto como el torso alto, pues de lo contrario el soldado perdería toda movilidad. Pero si no se le protege, el tendón de Aquiles de un combatiente a caballo es fácil de alcanzar por un adversario de a pie. Todo esto es historia muy antigua en verdad.

Aunque el tendón de Aquiles no es inherentemente vulnerable a lesiones, se ve afectado más seguido que cualquier otro tendón. ¿Por qué? Por lo mismo que la articulación del tobillo sufre tan duro embate: la disfunción. El tendón de Aquiles une el músculo gastrocnemio de la pantorrilla con el

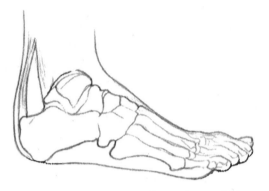

Figura 5-4. *Unión del tendón de Aquiles con el talón.*

talón. En conjunto, su trabajo es operar como la palanca más potente del cuerpo (Figura 5-4). Cuando caminamos o corremos, todo nuestro peso es levantado del suelo y propulsado por el gastrocnemio (y el sóleo) con la ayuda del tendón de Aquiles, el cual transmite al pie el enorme poder de los músculos. Como el personaje griego, el tendón de Aquiles no es ningún pelele: considerando el trabajo que tiene que realizar, no es de sorprender que sea el tendón más potente del cuerpo.

Los músculos trabajan en opsosición: uno flexiona, otro extiende. Esta regla se aplica también a los tendones. Los tendones opuestos al de Aquiles anclan las dos cabezas del músculo gastrocnemio en los maléolos medio y lateral del fémur (las protuberancias gemelas en el extremo de ese hueso que forman parte de la articulación de la rodilla). No obstante, uno de esos tendones se origina en un punto ligeramente inferior que el otro, lo que significa que cualquier desalineación de la rodilla perturbará la tensión e interacción dinámica de los tendones. El tendón de Aquiles, en vez de contraerse de forma tirante y uniforme, comienza a temblar o a plisarse. Para visualizar esto, imagina que sostienes en tus manos los extremos opuestos de un trapo de cocina enrollado. Mantener recto y tenso el trapo y mover simultáneamente tus manos a izquierda y derecha se asemeja al mecanismo saludable de contracción y relajación del tendón de Aquiles. Ahora, mantén la mano derecha en su sitio mientras mueves la izquierda adelante y atrás:

el trapo se plegará y perderá firmeza. Esto es lo que le pasa al tendón de Aquiles cuando la rodilla está mal alineada.

Este tendón no fue diseñado para temblar ni para mover un pie inestable en pronación y supinación con arcos comprometidos, y menos todavía sin la ayuda de músculos opuestos de la pierna, la rodilla o la cadera. La fuerza contráctil del tendón es capaz de mover súbitamente una carga muchas veces mayor al peso del cuerpo; pero esa misma fuerza, cuando se vuelve contra sí misma, es perjudicial. Puede causar inflamación; peor aún, la constante fricción de un desequilibrio entre el tendón de Aquiles y su tendón opuesto puede producir un doloroso callo de gran tamaño en la parte trasera del tobillo. Muchos médicos tratan ese callo raspándolo y recortándolo. Esto permite caminar sin dolor, pero no ataca la causa del problema, así que es probable que éste regrese. Además, ese procedimiento debilita el tendón. La terapia de e-jercicios es mucho más eficaz. Sin embargo, un desgarre del tendón requiere cirugía.

Se han inventado todo tipo de técnicas particulares para proteger el tendón de Aquiles, desde rutinas especiales de calentamiento y estiramiento hasta evitar pistas de ceniza y otras superficies deportivas consideradas

---

SEIS SEÑALES DE PELIGRO DEL TENDÓN DE AQUILES

1. ¿Tus zapatos se desgastan en forma desigual?
2. ¿Tus pies se evierten cuando te paras o caminas?
3. Si pellizcas levemente tu tendón de Aquiles, ¿te duele?
4. Siéntate con las piernas extendidas y subidas a un escritorio. Cuando flexionas el pie hacia ti, ¿sientes la acción en el tobillo? (Deberías sentirla en la pantorrilla.)
5. En esa misma posición, cuando el pie se flexiona, ¿el borde interno y el externo se mueven en el mismo ángulo?
6. ¿Casi siempre sientes inusualmente tensos los músculos de la pantorrilla?

---

potencialmente riesgosas. Sin embargo, lo mejor es la prevención para eliminar disfunciones músculo-esqueléticas que podrían poner en peligro tu tendón de Aquiles.

Cuatro e-jercicios para aliviar (o prevenir) el dolor de tendón de Aquiles

> **Tiempo total: treinta minutos.**
> **Frecuencia: una vez al día en la mañana.**
> **Duración: haz estos ejercicios todos los días hasta que el dolor disminuya por veinticuatro horas seguidas. Una vez que desaparezca, continúa una semana con este menú antes de pasar al programa de acondicionamiento general del capítulo 13.**

• ROTACIÓN DEL PIE

Sigue la rutina de la "Rotación del pie" (página 84). No olvides rotar ambos pies, aunque el dolor de tendón de Aquiles esté en un solo lado. La rotación del pie le recuerda al tobillo su gama original de movimientos. No hagas la "Flexión de las puntas".

• ESPALDA ESTÁTICA
  (Figura 5-5)

Acuéstate bocarriba, con ambas piernas flexionadas en ángulo recto, sobre una silla o cubo. Posa las manos en tu vientre o en el suelo, por debajo del nivel de los hombros y con las palmas hacia arriba. Permite que la espalda se asiente en el suelo.

Respira con el diafragma (respiración abdominal). Los músculos abdominales deben subir cuando inhales y bajar cuando exhales. Permanece en esta posición de cinco a diez minutos. Este e-jercicio asentará las caderas en el suelo y liberará a los músculos compensatorios que interfieren con la marcha, el pie y el tobillo.

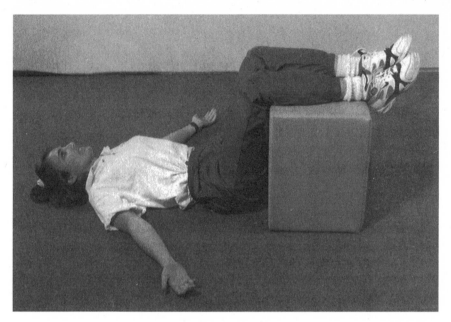

Figura 5-5.

- PARED ESTÁTICA
  (Figura 5-6)

Acuéstate bocarriba. Sube las piernas a la pared separadas a lo ancho de la cadera. Tensa los muslos y flexiona los pies y los dedos hacia ti. Acerca lo más posible a la pared las nalgas y las corvas (la sección posterior del muslo). Entre menor sea la separación, mejor. Concéntrate en relajar la parte superior del cuerpo. Permanece así de tres a cinco minutos. La "Pared estática" involucra a los músculos anteriores de los muslos y las piernas.

- ESTIRAMIENTO DE LA INGLE EN DECÚBITO DORSAL
  (Figura 5-7)

Este e-jercicio adiestra los potentes músculos de la cara interior de los muslos. Acuéstate bocarriba y posa una pierna en un cubo o silla con la rodilla flexionada en un ángulo de noventa grados; extiende la otra pierna

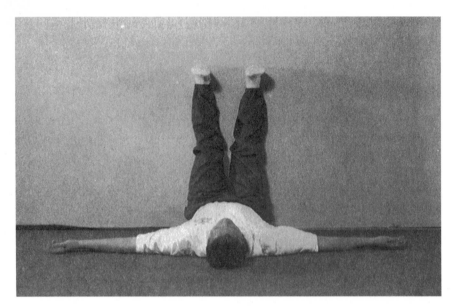

Figura 5-6.

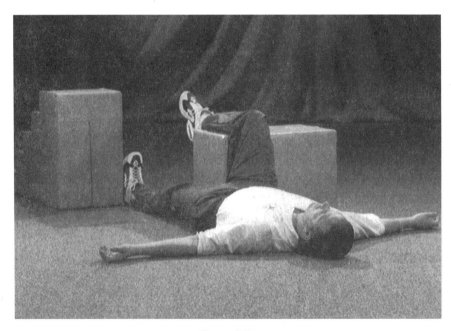

Figura 5-7.

en el suelo. Confirma que estén alineadas las caderas y los hombros. La pierna extendida debe mantenerse derecha para impedir que rote a un lado. Relájate en esta posición durante al menos diez minutos y luego cambia de lado.

Otra forma de cronometrar este e-jercicio es usar la *prueba del muslo*. Contrae el muslo de la pierna extendida y determina dónde sientes más fuerte la contracción. Inicialmente estará cerca de la rodilla. Al continuar el estiramiento, haz estas contracciones de prueba cada tres o cinco minutos; la contracción más fuerte se desplazará muslo arriba. No mantengas el muslo en contracción; contráelo y libéralo durante la prueba. Cuando sientas la contracción en la parte más alta del muslo, es momento de cambiar de lado.

BREVE SÍNTESIS SOBRE LA PANTORRILLA

Las pantorrillas constan de cinco músculos, dos en lo que se conoce como la capa flexora superficial y tres abajo de ellos en la capa flexora profunda. Son tan simples como potentes.

Sin los poderosos músculos de la pantorrilla sería casi imposible lograr o mantener la postura erecta. No sólo son esenciales para la locomoción, sino que cuando estamos de pie también combaten constantemente la gravedad, para impedir que el cuerpo caiga de frente. Dije que sería "casi imposible" pararse sin las potentes pantorrillas porque las disfunciones y la compensación músculo-esquelética resultante reasignan la responsabilidad de aquéllas a las rodillas, los muslos internos y la espalda baja. Estos mecanismos acaban combatiendo la gravedad, la cual es una batalla perdida. Entre tanto, las pantorrillas se atrofian (aunque retienen fuerza suficiente para dañar al tendón de Aquiles).

Ésta es una de las razones de que los implantes de pantorrilla se cuenten entre los procedimientos quirúrgicos de implantes de silicón más comunes. Los levantadores de pesas, por ejemplo, luego de pasar horas en el gimnasio puliendo su torso alto, enloquecen en ocasiones por sus flácidos e insignificantes músculos de las pantorrillas. Los bombardean con una amplia variedad de ejercicios y máquinas, pero todo es en vano. Esto sucede —o no sucede— porque esos músculos no reciben un estímulo regular después de que el atleta deja la sala de pesas. Las funciones rutinarias de las pantorrillas son usurpadas por los músculos de los muslos, las caderas y la espalda baja, estimulados por un estilo de vida moderno que los usa con propósitos como sentarse y caminar, así sea los cortos trayectos que se requieren para que un individuo pase de una silla a otra. Con los pies evertidos y las rodillas rotadas, a las pantorrillas se les deja de prestar atención tan pronto como termina el régimen de ejercicios especiales, y ellas pierden la poca fuerza que ganaron. Los levantadores de pesas recurren a los implantes como último recurso, olvidando que el primer recurso siempre surte efecto: restaurar la función. Esos flácidos músculos de las pantorrillas están fuera de combate debido a una disfunción. No pueden responder porque no se les estimula. El desarrollo de tales músculos depende de la apropiada alineación de los cuatro pares de articulaciones de carga.

Astillamiento de las espinillas

Quizá pienses que el astillamiento de las espinillas no tiene nada que ver con las pantorrillas. Pero si brindas a éstas un movimiento adecuado, aquél desaparecerá.

El astillamiento de las espinillas es en realidad la afección más dolorosa que implica a las pantorrillas. Con cada paso al correr, se siente como si el tejido muscular del frente de la pierna sobre el tobillo se desgarrara. Y básicamente eso es lo que ocurre. Mientras los pies y los tobillos intentan ejecutar su función de palanca y bisagra en presencia de una pronación, supinación o torcimiento lateral excesivos (tú escoge), la cubierta de los músculos anteriores de la pierna sufre pequeñas rasgaduras. Imagina que la pierna se tuerce, gira y tiembla en vez de extenderse y flexionarse con soltura; la cubierta muscular se ve sometida a un abuso extremo. Una vez más, comprar zapatos nuevos, usar plantillas ortopédicas, correr en una superficie distinta y adoptar un deporte de bajo impacto son las respuestas equivocadas.

Los zapatos de desgaste desigual no causan astillamiento en las espinillas. El astillamiento en las espinillas causa que los zapatos se desgasten en forma desigual.

La pregunta es, por supuesto: "¿Cómo detengo el dolor?". Y la respuesta correcta implica utilizar estos e-jercicios para corregir la pisada impropia, la cual se explicó en el capítulo 4. Los e-jercicios siguientes están diseñados para restaurar el movimiento coordinado entre las caderas, las rodillas y los tobillos, a fin de que la cubierta muscular sane.

- ROTACIÓN DEL PIE Y FLEXIÓN DE LAS PUNTAS

Sigue las instrucciones de este e-jercicio en el capítulo 4 (página 84).

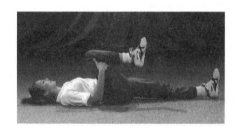

- ESTIRAMIENTO DE LA PANTORRILLA/LIGAMENTO DE LA CORVA CON UNA CORREA EN DECÚBITO DORSAL

Sigue las instrucciones de este e-jercicio en el capítulo 4 (página 85).

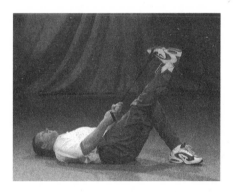 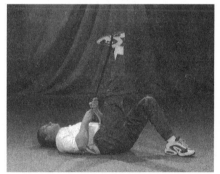

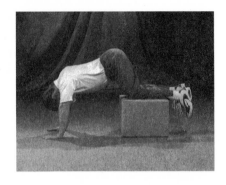

• EXTENSIÓN ESTÁTICA

Sigue las instrucciones de este e-jercicio en el capítulo 4 (página 87).

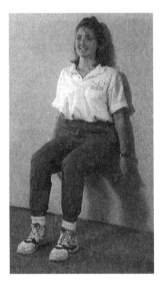

• BANCO DE AIRE

Sigue las instrucciones de este e-jercicio en el capítulo 4 (página 88).

Calambres

Si con frecuencia tienes calambres en las pantorrillas, es muy probable que ésta sea una reacción al obligar a los músculos a hacer un trabajo que no acostumbran. La deshidratación y una mala alimentación también son factores probables. Es útil abstenerse de tomar bebidas que contienen estimulantes. Apégate al agua y consúmela en grandes cantidades. Para aliviar los calambres no es necesario hacer ningún ejercicio particular; masajea el área acalambrada y flexiona el pie hacia la rodilla. Como todos los demás dolores crónicos, los calambres en las piernas indican algo importante. Detente, mira y escucha.

6

RODILLAS:
BUENAS NOTICIAS SOBRE
MALAS RODILLAS

La rodilla es una articulación compleja que hace un trabajo simple: sincronizar la cadera y el tobillo. Podría invertir fácilmente esta afirmación y decir que la rodilla es una articulación simple que hace un trabajo complejo. Ambas cosas son ciertas.

La rodilla es también una solución elegante a un problema endemoniadamente difícil. La cadera y el tobillo se mueven a un ritmo muy diferente; sus engranajes, si se quiere, varían de tamaño. Las fuentes de su fuerza muscular van del equivalente de la propulsión a chorro a unas bandas elásticas. Asociarlos es al mismo tiempo locura y genio puro. Lo que ocurrió fue que hace más de 3.2 millones de años, nuestros antepasados encontraron la fuerza, resistencia, agilidad y velocidad necesarias para competir con los cuadrúpedos de mayor tamaño y ferocidad que hasta entonces habían regido en la Tierra.

LAS LESIONES DE RODILLA SON CADA VEZ MÁS COMUNES ENTRE LOS JÓVENES

Me irrita oír que las rodillas son "frágiles". Si fuera el caso, ¿por qué los seres humanos no nos hemos extinguido como especie? Si nuestras rodillas

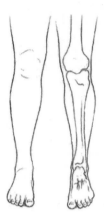

Figura 6-1. *Estructura interna de la rodilla.*

no pudieran hacerse cargo de gatear, caminar, correr, saltar y caer —todas ellas exigencias físicas de rutina—, habríamos desaparecido hace varios miles de años. Su diseño es hoy el mismo de siempre.

"Pero", continúa ese argumento, "ahora la humanidad vive más. Las rodillas están programadas para fallar después de la edad de procreación y crianza." Si esto fuera cierto, lógicamente debería serlo también para todos los demás componentes importantes del sistema músculo-esquelético, y sólo habría muy raros casos de avería antes de los cuarenta o cuarenta y cinco años de edad. En cambio, en mi clínica vemos más adolescentes y jóvenes que adultos o ancianos con problemas de rodilla. Y ese número y proporción parece ir en aumento. Podría ser que mi clínica no atraiga una muestra representativa de la población; pero suele estar sesgada hacia la gente mayor. No obstante, las personas de entre cincuenta y noventa años tienden a presentar disfunciones biomecánicas menos severas y más estabilidad general en las articulaciones que los jóvenes. Francamente, los jóvenes que nosotros atendemos son un desastre.

Éste es un hecho ominoso. Dado que ahora ocurren fallas músculo-esqueléticas a edades cada vez más tempranas, es probable que vayamos en camino a una gran crisis fisiológica. No podemos contar con que la tecnología brinde una movilidad total, y ni siquiera una adecuada movilidad parcial, a individuos funcionalmente inmóviles. Además, el sistema metabólico del cuerpo no operará debidamente sin un movimiento adecuado.

Cuando veo a hombres y mujeres jóvenes, incluso a adolescentes, con rodillas poco sanas, pienso en los canarios que los mineros del carbón de los siglos XVIII y XIX llevaban a las minas para detectar fugas de gas. Pequeñas cantidades los mataban a media canción. El silencio resultante era como una sonora campanada de alarma, que avisaba a los mineros que debían partir de inmediato. De igual forma, esas disfunciones nos advierten de peligros. Si en la juventud perdemos la capacidad de sincronizar la cadera y la rodilla, estaremos en camino de perder la locomoción misma.

Los accidentes no son impredecibles

Unas rodillas sanas sólo necesitan una cosa: alineación con las además articulaciones de carga. Es raro que las rodillas presenten problemas si están alineadas y se les permite trabajar en asociación con los tobillos y las caderas. Pero nos hemos convencido de que las rodillas están a la espera de que les ocurra un accidente, bombas de tiempo listas para explotar en cualquier momento. Los accidentes y las explosiones ocurren, aunque en este contexto los considero sucesos sintomáticos. Lesionar una rótula al hacer un alto repentino para cambiar de dirección en la cancha de futbol, o desgarrar el ligamento cruzado anterior (LCA) en una caída al esquiar se juzga equivocadamente una desgracia, un percance y mala suerte. Quizá sea todo ello y más, pero eso causa daño a la rodilla sólo en un sentido secundario, así como un martillo causa un pulgar herido a un carpintero imprudente. Si su rodilla

---

RÓTULA Y LCA

La rótula es la tapa de la rodilla, un disco óseo que parece flotar libremente sobre esa articulación. En realidad, se incrusta en los tendones de los músculos extensores de la pierna. Esta disposición le concede enorme flexibilidad a la rodilla. El ligamento cruzado anterior (LCA) es una banda de resistente tejido que entrecruza, desde atrás, la articulación de la rodilla para darle estabilidad.

---

hubiera estado alineada, aquel futbolista se habría detenido, girado, pateado y anotado el gol sin ningún problema, mientras que el esquiador se habría sacudido la nieve y habría seguido haciendo acrobacias montaña abajo.

Es esencial librarse de la fijación de que "los accidentes son impredecibles"; los e-jercicios de este capítulo te ayudarán a hacerlo, aunque primero tendremos que reexaminar nuestros supuestos sobre las causas del dolor. Si estamos convencidos de que el dolor resulta de un accidente aislado y una articulación vulnerable, creeremos erróneamente que basta con reparar el daño. Como las rodillas son la articulación que más daño sufre, se ha desarrollado toda una industria para atenderlas y eliminar su dolor. La cirugía de rodilla es el Midas de la ortopedia: "Repara la articulación —o remplázala— y sigue adelante".

Siendo humanos, los médicos no están libres del riesgo de aceptar los supuestos que los demás hacemos. Vamos al médico para aliviar el dolor, él nos complace y después recibe a otro paciente. Poco a poco, pierde de vista la relación de causa y efecto, porque el efecto —dolor músculo-esquelético crónico— regresa en formas diferentes acompañado por sucesos sintomáticos, o "causas", diferentes. En lugar de esquiar, la víctima jugaba squash y se destrozó el hombro. El círculo lógico se ha roto. El médico fija diligentemente este hombro y no hace la asociación entre los dos episodios, porque "los accidentes son impredecibles". Y además, "las rodillas son frágiles".

¿QUÉ FUE PRIMERO, EL ACCIDENTE O LA DISFUNCIÓN?

Los sucesos sintomáticos son variables: resbalarse en la regadera, tropezar con una grieta en la banqueta, caerse en la cancha de tenis, etcétera. Lo constante es la disfunción de rodilla que existía *antes* del suceso y el inevitable daño que causa tarde o temprano.

Casi todos los pacientes de mi clínica creen en esa absurda progresión que empieza con una condición disfuncional menor y pasa de un suceso sintomático a otro hasta el borde de la catástrofe. Terry Cantor fue un caso clásico. A mediados de su cuarentena era incapaz de enderezar la rodilla derecha, padecimiento que persistió más de doce años hasta que él se presentó en mi clínica en 1997.

La historia de Terry

Cuando conocí a Terry, ya había sometido a cirugía sus dos manguitos rotadores y se había operado la rodilla derecha para eliminar el cartílago dañado, además de eso sus médicos querían remplazar su rodilla izquierda.

Los problemas de Terry empezaron cuando sintió una inusual tirantez en la cadera izquierda. En ese entonces vendía herramientas y para visitar a sus clientes viajaba en automóvil. Pasaba muchas horas en la calle, con la pierna derecha apoyada en la parte delantera de su auto para accionar el acelerador. La pierna izquierda era más activa, pues se ocupaba del embrague. Cuando él llegaba a su destino, usaba la pierna izquierda y el resto del cuerpo de ese mismo lado para impulsarse hacia fuera desde el asiento del conductor.

No pasó mucho tiempo antes de que el lado izquierdo de su cuerpo predominara sobre el derecho. La fuerte cadera izquierda contribuyó a bajar y desplazar hacia atrás la débil cadera derecha.

En efecto, la pelvis es el cimiento del cuerpo. Su gran utilidad se debe, en parte, a su capacidad para flexionarse y reubicarse como respuesta a las poderosas fuerzas musculares de la espalda y los muslos.

Aun así, la pelvis vuelve siempre a su punto de partida bilateral de alineación vertical. Sin embargo, los débiles músculos del costado derecho de Terry no podían mantener su lado derecho de la pelvis en una posición adecuada. Cuando caminaba desde el estacionamiento hacia las oficinas de sus clientes, su rodilla derecha se veía obligada a trabajar en forma desfasada con la cadera. No había alineación pélvica ni la requerida interacción dinámica. La cadena cinética que une al hombro, la cadera, la rodilla y el tobillo se había roto.

Todas las articulaciones están hechas para rotar. Esto quiere decir que además de girar como una puerta, tienen cierto grado de movimiento lateral. A este respecto, se asemejan a un giroscopio que se mantiene estable en un barco mientras éste se bambolea con las olas. Éste puede moverse libremente en cualquier dirección. Por supuesto, a diferencia del giroscopio la gama de movimientos de las articulaciones es restringida, de lo contrario, no podrían realizar la tarea de carga vertical (ni evitar contraerse moviendo huesos y músculos cada vez que nos inclinamos para sujetarnos los cordones de los zapatos).

EL CUERPO BILATERAL

Con excepción de la columna vertebral y el cráneo, el sistema músculo-esquelético humano tiene dos piezas de cada componente. Ambas mitades del cuerpo, a izquierda y derecha de la columna, son funcionalmente idénticas. Los dos lados están diseñados para operar de la misma manera. Cuando no lo hacen, el equilibrio y la salud de todo el sistema se ven afectados.

Entonces cada articulación tiene cierta cantidad integrada de movilidad interna y externa para satisfacer la demanda de rotación. Usamos la rotación de las articulaciones para girar y dar una vuelta repentina, esquivar y escabullirnos, estirarnos y separar las piernas. No obstante, en comparación con la flexión y la extensión —para levantar una pierna y bajar un pie—, el margen de rotación de la rodilla es limitado.

Desafortunadamente, Terry usaba toda esa cantidad y más en cada paso que daba. Su rodilla intentaba impulsarlo en línea recta, pero como no estaba alineada con la cadera, carecía de la capacidad biomecánica para hacerlo sin usar rotación extra, acompañada por improvisación y compensación muscular.

Cuando sintió que algo estaba mal, Terry decidió "ponerse en forma" y empezó a correr y a usar los aparatos de ejercicios de un gimnasio. De hecho, estaba físicamente activo mientras no trabajaba. Pero unas cuantas horas de actividad física los fines de semana no podían contrarrestar los muchos días de lo que llamo *patrón de movimiento*: subir al auto, conducir, bajarse de él, caminar, volver a subir, conducir, etcétera. Una vez que su cuerpo se volvió unilateral, en él se estableció un desequilibrio muscular, con rotación de rodilla, cadera y tobillo, y compensación muscular procedente de los músculos aductores y abductores (los cuales mueven lateralmente partes del cuerpo hacia y desde la línea media).

De este modo, por no haber realineado primero sus rodillas y otras articulaciones de carga con e-jercicios que interrumpen el patrón de movimiento, los ejercicios de Terry terminaron reforzando sus disfunciones. Las rutinas que supuestamente lo harían sentir mejor, en realidad causaban daño a largo plazo a su rodilla y otros mecanismos. La palabra clave aquí es *largo plazo*. Esto es lo que provoca dolor crónico.

Tiempo + traumatismo = dolor

Lo impresionante del diseño del cuerpo es que tolera infracciones a su operación estándar. Somos capaces de adoptar posturas, posiciones y contorsiones asombrosas, como lo demuestran una y otra vez los maestros de yoga avanzados. Ellos consiguen esto porque dejan intacta la cadena cinética que une a los tobillos, las rodillas, las caderas y los hombros. Si rompes esa cadena de alineación e interacción y la dejas así durante meses y años, el daño acumulado se vuelve insoportable. Una nueva cadena ocupa su lugar: una reacción en cadena de disfunción y dolor.

Para estabilizar su rodilla derecha, Terry desplazó inconscientemente su peso a su costado izquierdo. Ésta era una forma de asegurar el equilibrio. Su cadera, rodilla, pierna y pie izquierdos (cada cual de manera aislada) acabaron haciendo trabajo extra y golpeando el suelo con más fuerza. Dada la mala alineación posterior de su cadera izquierda, el torso alto se le encorvó por efecto de la ligera flexión de la cintura, y lo mismo sucedió después con el hombro izquierdo para compensar la dislocación de la cadera. Así, los hombros se quedaron sin apoyo y la estructura esquelética comenzó a combarse. Como los músculos del hombro, de la espalda alta y el cuello forcejeaban con esa nueva posición de la cabeza, y junto con el hombro encorvado, se veían forzados a tensarse.

Imagina dos líneas horizontales que pasan por las caderas y los hombros. Vistas de frente, las caderas de Terry habían rotado en sentido

117

contrario a las manecillas del reloj, mientras que el torso alto lo había hecho al revés. Además, como su peso se había desplazado a la izquierda, este hombre se había elevado para apuntalar el lado de carga del cuerpo, mientras que el derecho bajó para actuar como contrapeso contra la cabeza. Entre tanto, el centro de gravedad cambió de arriba de los tobillos a la base de los dedos de los pies (Figura 6-2).

Este problema no es exclusivo de Terry. Millones de personas han perdido su integridad horizontal y su capacidad de carga vertical. Como Terry se sentía en riesgo de caer, sus músculos flexores-extensores (los cuales son también los principales músculos de postura) se habían inmovilizado en diversos grados. Al mismo tiempo, otros músculos implicados en la rotación, abducción y aducción se esmeraban demasiado en mantenerlo móvil y erguido. Estos músculos no son principalmente de postura; tienen otras especialidades, como efectuar movimientos laterales y permitir una amplia variedad de ajustes en una articulación. Sin embargo, ahora también se veían obligados a mantener erguido el cuerpo de Terry. Con el tiempo, la presión y el daño acumulados por este movimiento provocaron que los sustitutos flexores-extensores de postura asumieran una contracción constante (o esporádica).

Entonces ¿es de sorprender que el cartílago de las rodillas se haya desgastado? ¿Que los manguitos rotadores del hombro estuvieran tensos o se desgarraran al presentarse el inevitable suceso sintomático?

Los médicos de Terry le explicaron que el cartílago de su rodilla derecha se había dañado a causa de una caída y que una artritis había agravado el problema. Procedieron entonces a extirpar el cartílago dañado, no obstante, después resultó que Terry no podía enderezar por completo esa rodilla. Esta desagradable sorpresa era predecible, pues, al retirar el cartílago dañado, los médicos redujeron la superficie de deslizamiento que la muy rotada articulación había usado para enderezar la rodilla. Pero el dolor había desaparecido y ésa era la prioridad número uno.

Años más tarde, después de las reparaciones de sus manguitos rotadores y del anuncio de que debía remplazar su rodilla izquierda, Terry se dio cuenta de que la prioridad número uno no era disminuir el dolor. Los médicos le dijeron que el remplazo de rodilla lo liberaría del dolor, pero que tendría que reducir la práctica de todas sus actividades físicas y deportes

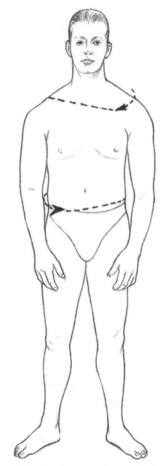

Figura 6-2. *Hombros y cadera mal alineados.*

favoritos. Él decidió que no podía vivir así y tenía razón: se estaba matando justo con el procedimiento que había elegido para aniquilar el dolor.

Decidió no operarse después de que la rodilla que no había podido enderezar durante doce años recuperó su funcionamiento pleno, luego de una sesión de tres horas en la Egoscue Method Clinic. Una serie de e-jercicios —en su mayoría del menú de este capítulo— liberaron los músculos tensos de su anillo pélvico izquierdo y permitieron que sus caderas regresaran a una posición neutral en vez de ejercer rotación en la rodilla. Cuando Terry concluyó el último e-jercicio del menú de su terapia, se levantó del piso y estuvo a punto de caerse. La sensación de tener una rodilla recta le resultó tan extraña e inesperada que casi había olvidado cómo sostenerse en dos pies con una rodilla funcional.

En el curso de su tratamiento, Terry aprendió a examinar sus rodillas y el resto de su cuerpo. Comprendió que había soportado en el costado izquierdo un peso desproporcionado, lo cual le permitió hacer la asociación de causa y efecto. El efecto había sido el dolor de rodilla.

LOS PORMENORES DEL DOLOR DE RODILLA

Hace ya mucho tiempo que dejé de contar las dolencias de la rodilla. Lesión patelofemoral, meniscitis, bursitis prepatelar, osteoartritis, condromalacia

---

RODILLAS Y GÉNERO

Periódicos y revistas han descubierto las rodillas, en particular las de las mujeres. Se ha escrito mucho sobre el hecho de que ellas son más propensas que los hombres a lastimar el ligamento cruzado anterior (LCA) de sus rodillas. Esto se atribuye a las diferencias músculo-esqueléticas entre hombres y mujeres. Pero la rodilla y el LCA de uno y otro sexo son exactamente iguales. Las mujeres tienen más capacidad de flexión-extensión en la pelvis para permitir el alumbramiento, pero este atributo no es responsable de desgarramientos del LCA.

La causa es la desigualdad entre los sexos. Las mujeres se incorporan a la actividad deportiva sin el beneficio de los programas de acondicionamiento físico ampliamente disponibles para los hombres. Poner a una mujer en una cancha de basquetbol y pedirle que juegue con enjundia está bien, pero ella también necesita que se le dé la oportunidad y el tiempo necesarios fuera de la cancha para desarrollar su musculatura y funciones apropiadas, de la cabeza a los pies, no sólo para realizar un entrenamiento de fuerza, aeróbico o entrenar para algún deporte específico. Esas funciones están a disposición de los hombres y las mujeres que entienden que el éxito deportivo se deriva de trabajar con el diseño del cuerpo, no contra él.

---

patelar, rodilla trabada: todos los padecimientos de la rodilla están directamente relacionados con lo que ocurre en las demás articulaciones de carga.

Sí, puede haber daño en el cartílago.

Sí, puede haber un ligamento perjudicado.

Sí, puede haber un quiste de Baker detrás de la rodilla o algún otro problema doloroso.

Y sí, cada una de estas afecciones se puede tratar con procedimientos quirúrgicos y medicinas. Pero en todos los casos, la causa del verdadero problema de la rodilla permanecerá sin tratarse.

El punto de partida de una rodilla sin dolor es un cuerpo totalmente bilateral. Para eliminar el dolor, la parte del cuerpo afectada debe recuperar su posición neutral. La función bilateral apropiada creará equilibrio donde la disfunción creó un estira y afloja muscular. Sin un funcionamiento bilateral, los músculos tiran de los huesos y otros músculos, tendones, tejidos conectivos y nervios. Como mínimo, esto es estresante, aunque también origina una reorganización del sistema músculo-esquelético que, finalmente, resulta en discapacidad física, dolor y perturbación fisiológica de largo alcance.

Además de dolor, los dos síntomas más reconocibles de problemas en las rodillas aparecen en los pies y las rótulas. Los pies evertidos son evidencia de que la cadena cinética que une a los tobillos, rodillas, caderas y hombros se ha roto. Las rodillas se las arreglan por sí solas. En muchos casos, sólo un pie estará vuelto hacia fuera, o lo estarán ambos, pero en ángulos diferentes. Esto depende de lo que el individuo trate de hacer con su cuerpo disfuncional.

Párate frente al espejo y examina atentamente tus rótulas. Una rótula funcional apunta al frente. Las tuyas podrían apuntar en la dirección de tus pies evertidos o en un ángulo totalmente distinto. Ambas rótulas podrían no coincidir en absoluto: una podría estar más alta que la otra, torcida hacia el centro o hacia un lado, o tener una forma marcadamente distinta (Figura 6-3). En un cuerpo bilateral, el lado derecho se parece al izquierdo. Las diferencias indican que hay procesos unilaterales en marcha y que tus rodillas se las arreglan por sí solas. En lugar de permanecer a noventa grados mientras se flexionan y extienden, y rotar ligeramente y regresar a una posición neutral, los huesos son propulsados por músculos improvisados. Hay tensión, rigidez, en ocasiones una sensación de debili-

Párate en shorts (sin zapatos) frente a un espejo de cuerpo entero y examina tus rodillas. No intentes enderezar los pies; párate con naturalidad. Muévete un poco para soltarte. Las rodillas funcionales están directamente alineadas bajo las caderas y sobre los tobillos. Imagina una línea recta. Mejor todavía, prueba lo que hacemos en la clínica: toma un marcador y traza un gran punto azul en cada rótula y en el frente de los tobillos. Si tienes una disfunción, las rodillas estarán dentro o fuera de la línea invisible que corre verticalmente entre los puntos. Si retrocedes y luego te acercas al espejo, quizá veas que los puntos giran desordenadamente —dentro y fuera de la línea—, en diferente secuencia entre el lado derecho y el izquierdo y en las cuatro articulaciones. ¿Qué ocurre? La pregunta indicada es: ¿qué *no* ocurre? Lo que no ocurre es una sincronización adecuada.

dad y finalmente dolor. Este último síntoma puede variar de moderado e intermitente a punzante y agudo, un dolor que te convence de no doblar la rodilla en absoluto.

Cualquiera que sea el síntoma, cumple esta regla:

No uses rodilleras preventivas.

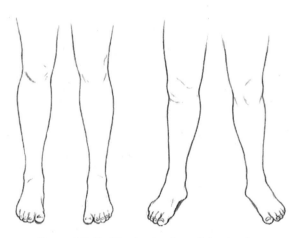

Figura 6-3. *Rodillas funcionales y disfuncionales.*

En cualquier parte del cuerpo, los recursos ortopédicos restringen el movimiento, lo que a la larga provoca más daño, ya que vuelve los músculos y las articulaciones menos capaces de moverse con propiedad. Una rodillera altera la interacción entre la articulación y los huesos adyacentes: tibia, peroné y fémur. El fémur, el hueso más largo y formidable del cuerpo, reacciona a una rodillera cambiando su patrón de movimiento en la cavidad de la articulación de la cadera. Créeme, no tienes ninguna necesidad de que esto suceda; los resultados pueden ser problemas graves de cadera y espalda. Con una rodillera no haces más que añadir una disfunción a otra. Aunque este recurso te hace sentir más estabilidad en la rodilla, lo que en realidad sientes es inmovilidad y una articulación inmóvil es una articulación agonizante.

Te diré algo acerca del *cuadríceps*, olvídate de él. Se ha hablado demasiado sobre el reforzamiento del cuadríceps para proteger la rodilla. Ésta se cuidará sola si la cadera se estabiliza. Si no, trabajar en el cuadríceps será una total pérdida de tiempo. Los débiles músculos del anillo pélvico que dejaron a la pelvis en flexión tienen que contender con el robustecido cuadríceps, el cual desempeña... ¿adivina qué?... el papel de un músculo extensor.

DOLOR DE RODILLA: ROTACIÓN INTERNA

En mi clínica, cuando trabajamos con el dolor de rodilla sólo buscamos, en principio, dos afecciones primarias que podrían causarlo. La primera de ellas es la rotación interna de la rodilla (hacia el interior de la pierna). Esta afección suele ser la más fácil de identificar (Figura 6-4). En su forma más pronunciada, el individuo parece patizambo. Lo que sucede es que los músculos del anillo pélvico son débiles, lo cual provoca que la pelvis permanezca en flexión y pierda su capacidad para extenderse. En consecuencia, el fémur rota hacia dentro a cada paso, ya que los músculos aductores tiran de la pierna hacia el tronco del cuerpo. Como resultado de la pérdida de extensión de la pelvis, el fémur no tiene suficiente contrarrotación.

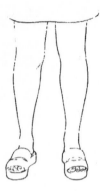

Figura 6-4. *Rodillas con rotación interna.*

> **Tiempo total: este menú puede consumir mucho tiempo a causa del "Estiramiento de la ingle sobre toallas en decúbito dorsal". Si el dolor es severo, dedica a ese estiramiento de cuarenta y cinco minutos a una hora; si es leve, bastarán de quince a veinte minutos.**
>
> **Frecuencia: una vez al día en la mañana.**
>
> **Duración: haz estos ejercicios todos los días hasta que el dolor disminuya por veinticuatro horas. Una vez que desaparezca, continúa una semana con este menú antes de pasar al programa de acondicionamiento general del capítulo 13.**

He aquí los e-jercicios que recomiendo para aliviar la rotación interna:

- CONTRACCIÓN DE LOS GLÚTEOS ESTANDO DE PIE
(Figuras 6-5 a y b)

Párate erguido y con las manos a los lados. Aprieta las nalgas; usa para ello sus propios músculos, no los muslos ni los abdominales. Haz una serie con los pies rectos y separados a todo lo ancho de la cadera y otra con los pies evertidos (vueltos hacia fuera) y separados a todo lo ancho de la cadera; haz tres series de veinte repeticiones.

124

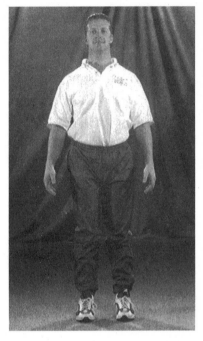

Figura 6-5 a.

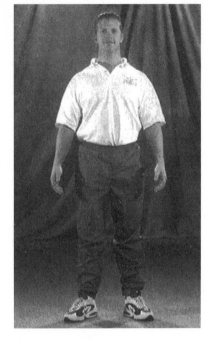

Figura 6-5 b.

Nos sentamos tanto sobre nuestros glúteos que se atrofian. Este e-jercicio es una manera rápida y fácil de volver a ponerlos en acción.

- ELEVACIÓN DE LOS TALONES SENTADO
  (Figura 6-6)

Siéntate en el borde de una silla o banca y arquea tu espalda baja haciendo para delante las caderas. Coloca un cojín o pieza de hule espuma entre tus rodillas y alza simultáneamente los talones. Los dedos de los pies deben permanecer en contacto con el suelo y apuntar hacia delante. Levanta los talones. No separes los dedos del piso; usa los músculos flexores de la cadera. Imagina que tus dedos descansan sobre cáscaras de huevo; haz tres series de quince repeticiones.

Es increíble lo que hace la improvisación muscular al flexionar y extender simplemente el pie cuando hay disfunción. Este e-jercicio evita todo eso.

125

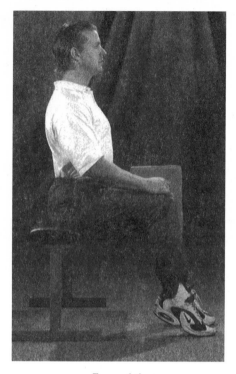

Figura 6-6.

- LEVANTAMIENTO AISLADO DE LOS FLEXORES
  DE LA CADERA SOBRE UNA TOALLA
  (Figura 6-7)

Acuéstate bocarriba con las rodillas dobladas y los pies sobre el suelo. Usa dos toallas enrolladas, cada una de alrededor de nueve centímetros de diámetro. Pon una bajo tu cuello y la otra debajo del arco de tu espalda baja justo arriba de las caderas. La idea es ofrecer apoyo, no elevar las caderas ni la cabeza. Levanta un pie entre 7.5 y diez centímetros sobre el suelo. Mantén la rodilla alineada con los hombros y el pie alineado con la rodilla. Haz tres series de diez repeticiones. Repite del otro lado.

En esta rutina, la rodilla y el pie ascienden mientras los músculos flexores de la cadera (en el frente de ésta), no los abdominales ni los muslos, hacen el trabajo.

126

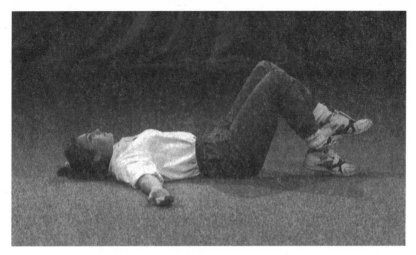

Figura 6-7.

• ESTIRAMIENTO DE LA INGLE SOBRE TOALLAS EN DECÚBITO DORSAL
(Figura 6-8)

Acuéstate bocarriba y posa una pierna en un cubo con la rodilla doblada en un ángulo de noventa grados; extiende la otra pierna en el suelo. Coloca toallas enrolladas (de nueve centímetros de diámetro) bajo tu cuello y espalda baja. El pie de la pierna extendida debe mantenerse derecho para impedir que rote a un lado. Permanece así hasta que la pierna extendida esté completamente relajada, luego invierte las piernas y repite. Usa la *prueba del muslo* que se describió en el "Estiramiento de la ingle en decúbito dorsal" (página 107) para obtener los mejores resultados de cronometración. Al principio, un costado podría tardar hasta cuarenta y cinco minutos en liberarse del dominio que los músculos de la ingle ejercen sobre la pierna.

DOLOR DE RODILLA: ROTACIÓN EXTERNA

La segunda afección primaria de la rodilla que buscamos como causa del dolor de rodilla es la rotación externa (es decir, cuando la rodilla rota

127

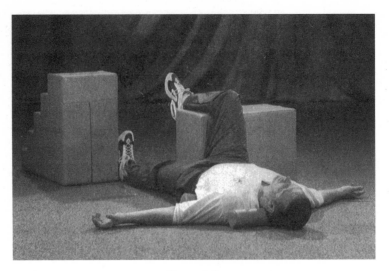

Figura 6-8.

hacia fuera). Esta afección puede ser más difícil de reconocer (Figura 6-9). Si tienes dudas acerca de si la rotación es interna o externa, supón que es externa. El dolor es producto del hecho de que los músculos del anillo pélvico están demasiado tensos. Por lo general, la pelvis se mantiene en extensión y el fémur está sujeto a una constante torsión de rotación de la pierna hacia fuera.

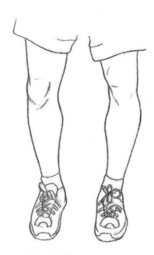

Figura 6-9. *Rodillas con rotación externa.*

Los e-jercicios son:

- ESPALDA ESTÁTICA

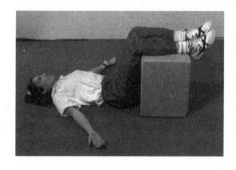

Éste es el mismo e-jercicio que se describió en el capítulo 5 (página 104). Ha sido un pilar en mi clínica durante años. La gravedad extiende las caderas izquierda y derecha so-bre el suelo. Las estructuras de las caderas y del tronco trabajan mejor, y en forma acorde con su diseño, cuando están en el mismo plano. Este e-jercicio las lleva ahí.

- PRESIÓN DE UN COJÍN CON LAS RODILLAS
  ESTANDO SENTADO
  (Figura 6-10)

Siéntate en el borde de una silla o banca y arquea tu espalda haciendo para delante las caderas. Enderézate y confirma que tus rodillas y tus pies estén alineados con tus caderas. Relaja los músculos de tu abdomen; permite que cuelguen. Coloca un cojín entre tus rodillas y usa tus muslos internos para apretarlo; suelta suavemente. Dobla el cojín si necesitas que sea más grueso. Tus pies deben permanecer en paralelo entre sí; no permitas que en este ejercicio participen tu estómago ni tu espalda alta. Haz cuatro series de diez repeticiones. Los músculos abductores y aductores realizan su tarea primaria, en vez de tratar de operar como músculos para caminar.

- SENTARSE EN EL SUELO
  (Figura 6-11)

Siéntate contra una pared con las piernas extendidas al frente. Junta tus omóplatos y mantenlos así. No eleves los hombros. Tensa los muslos y flexiona los pies de tal manera que los dedos apunten hacia ti. Conserva los brazos a los costados o relajados sobre los muslos. Permanece así de

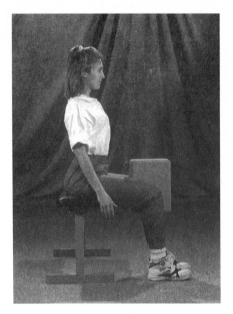

Figura 6-10.

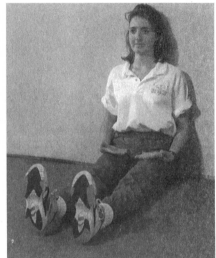

Figura 6-11.

cuatro a seis minutos. Este e-jercicio establece un enlace de hombro, cadera, rodilla y tobillo.

- INGLE PROGRESIVA EN DECÚBITO DORSAL
  (Figuras 6-12 a y b)

Acuéstate bocarriba y posa una pierna en un cubo o silla con la rodilla doblada en un ángulo de noventa grados; extiende la otra pierna y elévala sobre una pequeña escalera de mano, pila de libros o algo similar, lo bastante alto para que la espalda y las caderas se mantengan rectas en el suelo. El pie debe descansar sobre el talón. En la foto, el pie del modelo descansa unos sesenta centímetros sobre el suelo, pero la altura pie dependerá de tu estatura. El pie de la pierna extendida debe mantenerse derecho para impedir que rote a un lado.

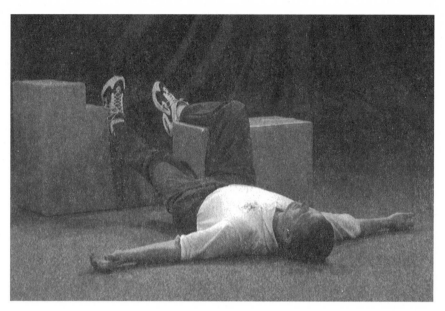

Figura 6-12 a.

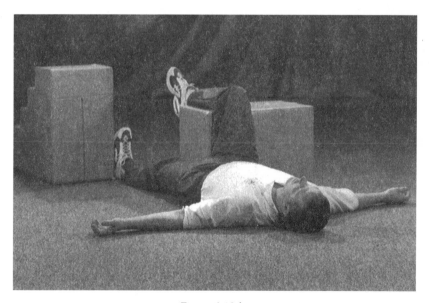

Figura 6-12 b.

La idea es bajar progresivamente el pie de la pierna extendida unos trece a veinte centímetros cada vez hasta que descanse en el piso. Mientras bajas la pierna, relaja tu espalda en el suelo. No intentes tensarla en el piso; deja que repose naturalmente. Permanece en cada fase de esta posición un mínimo de tres minutos. Repite con la otra pierna. La *prueba del muslo* que usamos en el "Estiramiento de la ingle en decúbito dorsal" (página 107) también aquí es una buena guía de cronometración.

Este e-jercicio está diseñado para permitir la flexión y extensión de la pierna, más que la rotación mediante aducción y abducción (movimiento de un lado a otro).

¡Mantente muy atento a tus rodillas! Vigila constantemente, si sientes dolor. Las señales de función o disfunción son fáciles de distinguir. Nuestro sistema de locomoción bípeda fue diseñado para su autodiagnóstico. Las rodillas se ven saludables y funcionales o no; hay una norma visual objetiva. Ahora que sabes lo bien diseñada y fuerte que es la rodilla, podrás identificar el riesgo de accidentes *antes* de que sucedan. Vivir sin dolor no consiste en otra cosa que en prevenir.

7

CADERAS:
ESTAMOS UNIDOS

Situadas en el centro mismo de la acción anatómica, las caderas son unas articulaciones magníficas, parte clave del anillo pélvico. Unen en un solo ser dos poderosas capacidades. De la cintura hacia abajo, los seres humanos somos corredores y saltadores, pateadores y excelentes bailarines. Brincamos, corremos a toda velocidad y permanecemos quietos. De la cintura para arriba, nos arrojamos al frente, trepamos con ambas manos, soportamos cargas pesadas y sujetamos las herramientas e instrumentos de diversos oficios, artes y ciencias.

Como sugiere el escritor de temas científicos Colin Tudge en su libro *The Time Before History*, esa dualidad produjo una forma de vida semejante al centauro, aunque sin la mitad cuadrúpeda del caballo.[1] Unidos por sus caderas, los seres humanos se convirtieron en los primeros grandes predadores capaces de recorrer el mundo entero sobre dos pies y, al mismo tiempo, de matar a distancia usando dos fuertes brazos para lanzar armas contra sus presas. Todo esto fue posible gracias a una pelvis práctica y simple que posee un mínimo de partes móviles y un máximo de fuerza y flexibilidad. A diferencia del instantáneamente reconocible cráneo o de la caja torácica, la pelvis apenas parece humana en su forma esquelética. Pero puede afirmarse que se trata de la estructura más distintivamente humana del

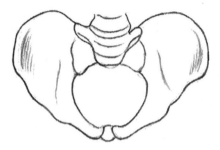

Figura 7-1. *Anillo pélvico.*

cuerpo. Por ejemplo, todos los vertebrados tienen columna vertebral; aunque ninguno tuvo la suerte de tener nada semejante a nuestra pelvis.

SÓLIDO COMO UNA... CADERA

El anillo pélvico es, antes que nada, la pieza clave de nuestra posición erecta. Sin la pelvis como *plataforma* y *punto de apoyo*, la columna vertebral sería horizontal. Lo mismo que cualquier otra plataforma que brinda una superficie plana y estable, la pelvis sostiene a la columna desde abajo. Como punto de apoyo, también le ofrece apalancamiento, es decir, un punto desde el cual puede elevarse.

La pelvis une los componentes músculo-esqueléticos de las mitades superior e inferior del cuerpo, pero también genera un efecto de navaja de bolsillo. Una vez que el cuerpo está completamente extendido y erguido, la pelvis no lo inmoviliza en esa postura. Antes bien, y a la manera de una navaja de bolsillo, puede doblarse y enderezarse. El torso puede girar igualmente casi ciento ochenta grados gracias a la pelvis; sería imposible adoptar esa posición empleando únicamente los músculos del torso o los de las caderas y las piernas (por más que un individuo disfuncional intente hacerlo).

Esta capacidad para girar hace de la pelvis, como punto de apoyo algo mejor que una bisagra; y como plataforma, algo mejor que un ancla; además es el punto en el que surge todo un conjunto de músculos. Es más bien un mecanismo central de dirección o equilibrio. No resulta exagerado aseverar que la pelvis es el otro cerebro del cuerpo; así de importante es. A juzgar por la cantidad de protección que la naturaleza les proporcionó, el cráneo y la pelvis están definitivamente en la misma liga. Al igual que el cráneo, la cadera está hecha para soportar un castigo increíble al mismo tiempo que salvaguarda funciones esenciales.

Pese a ello, el dolor de cadera se ha vuelto relativamente común. En su mayor parte se atribuye al envejecimiento. Alertados por el dolor o la rigidez, los médicos observan al área donde la cabeza del fémur se inserta en la cavidad de la articulación de la cadera (Figura 7-2). Si encuentran inflamación y/o deterioro del cartílago, suelen diagnosticar artritis. La palabra *artritis* asusta a la gente, cuando en realidad su significado se reduce a lo que denota objetivamente en latín: inflamación de una articulación. Además del cartílago que cubre la cabeza del fémur, la articulación de la cadera posee también una cubierta interior. Conocida como membrana sinovial, esta delicada capa segrega un líquido que actúa como lubricante. Éste es el mecanismo que se inflama durante la artritis, aunque en realidad sólo cumple con su trabajo. La membrana sinovial está ahí para proteger la articulación, y cuando hay una cantidad inusual de fricción u otra irritación, produce una cantidad inusual de líquido. No hay mucho espacio dentro de la articulación; el lubricante extra se vuelve gradualmente lechoso y viscoso,

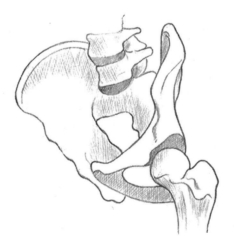

Figura 7-2. *Cavidad de la cadera con fémur insertado.*

lo que acaba por restringir el funcionamiento de la esfera y la cavidad que componen la articulación.

También la membrana sinovial es inocente. La hinchazón es una forma perfectamente razonable de impedir que la articulación se dañe. Su operación se asemeja a la de una bolsa de aire, aunque se despliega lentamente, en el curso de años más que de segundos. En presencia de una disfunción músculo-esquelética, la irritación de la membrana sinovial no es una enfermedad ni tiene que ver con la edad. Más bien, es causada por la mala alineación de los hombros, caderas, rodillas y tobillos, lo que vuelve necesario un movimiento compensatorio en la articulación de la cadera. La cabeza del fémur pierde su apropiada relación con las demás articulaciones y debido a ello experimenta rotación extra y oprime la cavidad de la cadera como lo haría un mazo contra el fondo de un mortero.

En la mala alineación de la cadera conocida como *coxa valga* (cadera torcida hacia fuera), una deformidad de la cabeza del fémur incrementa el ángulo en que el hueso se inserta en la cavidad, lo que provoca que la pelvis se adelante (en su borde superior) y caiga (en el inferior).[2] Algunos investigadores médicos estiman que caminar con esta afección resulta en una carga en la cadera diez a veinte veces mayor de la normal, la cual es unas tres veces el peso del cuerpo. En el caso de un hombre de noventa kilogramos, eso significa casi cinco toneladas y media volcadas sobre las articulaciones de la cadera. Soy de la opinión de que la cabeza del fémur rara vez se deforma, pero creo que esta afección reproduce la mala alineación de la pelvis. Con o sin un nombre exótico como *coxa valga*, una mala alineación de cualquier grado abre la puerta a un castigo brutal.

A pesar de la enorme fuerza que debe manejar, la membrana sinovial es más que capaz para proteger la articulación de la cadera durante una hora, un día y una semana. Pero años de castigo y opresión son demasiado para él. Tarde o temprano, el cartílago empieza a desgastarse, lo que restringe la gama de movimientos de la articulación. Si la membrana sinovial es una bolsa de aire, el cartílago es un cinturón de seguridad. Donde dos huesos se encuentran, este tejido resistente y escurridizo forma una superficie de protección y deslizamiento que impide el contacto directo de hueso con hueso. Sin cartílago, la operación de la articulación sería imposible, porque el dolor resultaría atroz. A medida que el cartílago se destruye, el modo de marcha se vale del escaso amortiguamiento restante, aunque éste concentra el punto de presión en el fémur y daña más todavía al ya reducido cartílago. Por añadidura, fragmentos de éste se dispersan e interfieren en la calibrada acción de la esfera y cavidad de la articulación, como grava metiéndose en los cilindros de un motor mientras los pistones suben y bajan.

> ## EL DIAGNÓSTICO MULTIUSOS
>
> *La artritis provoca deterioro en las articulaciones. Así, todo deterioro en las articulaciones es provocado por la artritis.*
>
> Este desatinado ejercicio de deducción le merecería una mala calificación en el curso de lógica a un estudiante de primer año de universidad. Pero el dolor crónico en las articulaciones de la mayoría de las personas de más de cuarenta años suele atribuirse a la artritis. En realidad, gran parte de esta "artritis" es sintomática de problemas músculo-esqueléticos, y por tanto es tratable.

La medicina moderna llama artritis a esta afección. Ésta es una enfermedad de origen desconocido, se nos dice. Una enfermedad incurable. Uno de sus tratamientos es el remplazo de cadera. En este procedimiento, se corta la cabeza del fémur y se instala una nueva esfera, hecha de cerámica, metal y plástico. Al cabo de cinco o seis horas en la mesa de operaciones y de meses de rehabilitación, ya no hay líquido sinovial ni trozos de cartílago que se interpongan en el camino de la acción de la cadera. Ésta parece más fuerte porque ha perdido sensación cinestésica; pues la articulación artificial no tiene nervios. Pero cuando el paciente vuelve a ponerse de pie, la demanda músculo-esquelética resulta constante e *inalterada*; es decir, sigue siendo disfuncional. Así, la pelvis continuará operando en un ángulo disfuncional. Aún experimenta enorme impacto y rotación extra. Sin embargo, la persona no siente dolor, al menos en la nueva articulación de la cadera. La cerámica, el metal y el plástico son inmunes al dolor. El tratamiento de la artritis ha sido un éxito ¿O no?

Hoy en día, una cadera artificial instalada en un hombre o una mujer de treinta años durará diez antes de deteriorarse. Tendrá que ser remplazada, en una nueva ronda de cirugía *mayor* y de prolongada rehabilitación. Con una esperanza de vida promedio de ochenta años, es de prever que ese individuo deberá someterse a cinco remplazos de cadera.

"¡Ah, pero ya no hay dolor!", podrías decir.

No estés tan seguro. El dolor aparecerá en otras articulaciones, a las cuales se les atribuirá la propagación de la artritis, accidentes, abusos o edad. El dolor muscular original que acompañó a la "mala" cadera persistirá igualmente. ¿La solución? Bueno, hay que remplazar la otra cadera, y realizar también remplazos de rodilla, discectomías, fusiones de columna y reconstrucción del hombro. O bien, el paciente podría seguir el consejo estándar y renunciar a casi todas las modalidades de actividad física "intensa", para evitar el desgaste natural de la nueva articulación. Ocasionalmente podrá caminar y hasta nadar. Aun así, cada vez le será más difícil moverse. Las excusas comenzarán: "Estoy cansado". "No hay tiempo suficiente". "La espalda me está molestando". "No pude dormir anoche". El cuerpo —una máquina propulsada por el movimiento— caerá así en un *impasse*. Todos los sistemas y aparatos que dependen del movimiento, como el digestivo, el circulatorio y el respiratorio, empezarán a padecer carencias y a declinar.

CAMBIOS DE PARECER SOBRE LA CIRUGÍA DE REMPLAZO DE CADERA

Hace poco, Sean, un alto ejecutivo de comunicaciones, me envió sus rayos X; se preparaba para una cirugía de remplazo de cadera. Acababa de regresar de dar la última muestra de sangre que necesitaba para las transfusiones que acompañan a ese procedimiento. Pese a su renuencia, alguien lo había convencido de obtener otra opinión, aunque él ya había decidido seguir adelante con la cirugía.

Le pregunté por teléfono cómo se sentía.

—La cadera derecha me duele mucho —contestó.

—Y por eso te vas a operar, ¿no es así? —quizás él pensó que ésta era una pregunta tonta; me indicó que el dolor era justo la razón de que quisiera hacerse el remplazo de cadera—. En ese caso, examina tus rayos X —le dije.

Hubo una pausa mientras los sacaba del sobre.

—Sí, aquí están.

—Examínalas bien. La placa de la cadera derecha y la de la izquierda. En una placa de rayos X, el cartílago aparece como una tenue sombra. El cartílago sano tiene tres milímetros de grosor. Por fin dijo:

—No hay mucho cartílago en la cadera derecha.

—¿Alguien te ha mostrado que tienes incluso menos cartílago en la izquierda, la que no te duele?

Hubo otra pausa, aún más larga. Él había podido ver una sombra de cartílago en la cadera derecha, pero seguramente tuvo que entrecerrar los ojos para poder verla en la izquierda.

—Eh…

Sean, un negociador de altos vuelos, no sabía qué decir cuando comprendió lo que eso significaba.

DOLOR DE CADERA

Los músculos no se remplazan cuando se instala una cadera artificial. Pero el dolor de músculos fue la causa de gran parte del tormento atribuido a la cadera "enferma". Esos músculos y las estructuras que ellos operan sufren años de abuso debido a la disfunción músculo-esquelética. A menos que ésta se corrija, seguirán doliendo. El sentido común dicta que un tratamiento eficaz comienza trabajando en el dolor de los músculos, mediante procedimientos no invasivos.

Si la indolora cadera izquierda de Sean tenía aún menos cartílago que la derecha, el dolor no era producto únicamente de la pérdida de cartílago. Una parte podía atribuirse a la pérdida de cartílago, pero otra, a los mecanismos músculo-esqueléticos asociados. En este caso, remplazar la cadera derecha no aliviaría todo el dolor; sólo resolvería la unión de hueso con hueso. En la cadera izquierda había un potencial aún mayor de contacto de hueso con hueso, pese a que ahí no había dolor. Presumiblemente, esto significaba que la musculatura de la cadera izquierda estaba en buenas condiciones. ¿Sería posible el mismo resultado en la cadera derecha sin proceder a una cirugía mayor?

Sean decidió, en el acto, posponer su operación. El cuerpo está diseñado para ser bilateral, le expliqué. Si las dos caderas eran estimuladas para funcionar de modo bilateral, no había razón para que ambas continuaran sintiendo dolor, puesto que Sean ya estaba en camino a mejorar. Y lo logró practicando los e-jercicios de este capítulo.

En el caso de Sean, la cadera izquierda rotaba y se ladeaba más que la derecha, la cual también estaba dislocada y rotaba. La variación en la cantidad de cartílago se debía al patrón de muchos años de usar la pierna izquierda para hacer más trabajo o tener más movimiento que la derecha. Hiciera lo que hiciera Sean, el efecto era que sus costados derecho e izquierdo operaban en planos de movimiento diferentes. En otras palabras, funcionaban —disfuncionaban— en forma unilateral.

"DEMASIADO TARDE; YA TENGO UNA CADERA NUEVA"

No, no es demasiado tarde. Si ya pasaste por una cirugía de remplazo de cadera y concluiste tu fisioterapia posoperatoria, los e-jercicios de este capítulo te serán muy útiles de todos modos. Es probable que tu cadera se sienta "mal" debido a disfunciones músculo-esqueléticas que aún están activas. Tendrás que alinear tus caderas y el resto de tus articulaciones de carga para impedir que tus síntomas reaparezcan en otra parte; de lo contrario, pronto tus médicos te recomendarán remplazar también la otra cadera, o una rodilla. Usa también el programa de acondicionamiento del capítulo 13.

Al volverse constantemente inestable su lado izquierdo, Sean empezó a depender más del derecho para caminar. Pero ya no había alineación vertical en sus articulaciones de carga. La cadera derecha se ladeó más todavía, y la rotación extra trituraba el cartílago. Había dolor porque ése era el lado que Sean usaba más para el duro trabajo de la locomoción (y porque ya no tenía la opción de cambiar de lado, pues el izquierdo ya estaba derruido). Nosotros advertimos esto en la elevación de su cadera y hombro derechos. Tal vez un sastre le había dicho en alguna ocasión que su pierna derecha era más larga que la izquierda.

Este extendido error muestra lo lejos que hemos llegado para racionalizar la disfunción. Las dos piernas tienen la misma longitud; sólo no es así en muy raros casos de defectos de nacimiento o accidentes infantiles. Lo que sucedía era que el costado derecho de Sean había sido elevado por los músculos y movido adelante y atrás para ejecutar un remedo de flexión y extensión en la pierna y la cadera. Por supuesto que éstas no eran una flexión y extensión apropiadas, sino aducción, abducción y rotación. La pierna izquierda "más corta" demostraba simplemente que la derecha era la dominante y que la pelvis se había inclinado hacia la izquierda.

CAMINAR EN LA SUPERFICIE DE LA LUNA

Si sientes dolor de cadera, es muy probable que la mayoría de tus molestias no sean resultado directo de la pérdida de cartílago producida por el contacto de hueso con hueso. El cartílago deteriorado tiende a escoriarse y ahuecarse. Mediante prueba y (doloroso) error, el cuerpo aprende rápido a sortear este paisaje lunar, con objeto de producir un sufrimiento mínimo. Obedeciendo a los músculos, la esfera y la cavidad hacen todo lo posible por evitar los sitios más afectados y por limitar el contacto con las áreas inevitables. Así, el movimiento de la cadera termina por depender de una cada vez más intrincada, restringida y demandante serie de improvisaciones musculares. Por ejemplo, los músculos de la espalda baja podrían participar en la flexión y extensión de la cadera, o tratar de hacerlo. Simularán esa flexión-extensión haciendo rotar la cadera para evitar las restricciones de la cavidad. Eso significa que en lugar de moverse con soltura de adelante hacia atrás, la cabeza del fémur rodará u oscilará en su cavidad. Los músculos serán puestos a prueba más allá de sus límites de diseño, lo que ejercerá tensión en las estructuras de la espalda baja al tiempo que la pérdida de cartílago persistirá, ya que el fémur giratorio evita los peores sitios de pérdida de cartílago pero abre un agujero en un nuevo lugar.

¿Adviertes el círculo vicioso? Entre más movimiento restringido y no planeado se emplee, menos cartílago quedará, debido a la devastadora presión en un punto dado. Y entre menos cartílago quede, más movimiento restringido habrá, y más devastadora será esa presión. El dolor asediará por todas partes.

Pero como una muestra de lo eficiente que es la articulación de la cadera para protegerse, los músculos son los primeros en padecer una crisis disfuncional. Cuando Sean me dijo que su cadera derecha le dolía mucho, estaba en lo correcto sólo en parte. La esfera y cavidad de esa cadera le dolían, pero lo mismo ocurría con la musculatura de la mitad inferior de su cuerpo. Primero, los músculos habían perdido su capacidad para hacer que esa esfera y cavidad evitara los tramos más afectados, de lo que resultaba el contacto de hueso con hueso. Segundo, y más importante, el sistema músculo-esquelético exhibía el desgaste natural de años de estar en los lugares y los momentos equivocados. Cuando se agotó, el dolor fue en aumento y la función de la esfera y cavidad declinó más todavía.

El sitio del dolor y la fuente de éste no necesariamente coinciden: una muy mala alineación de cadera deja su tarjeta de visita en muchos sitios. Ésta es una de las razones de que los médicos suelan tener dificultades para ubicar y caracterizar el dolor de cadera. Se convencen y convencen a sus pacientes de que en realidad este dolor está en el área de la ingle, o en el muslo superior, la rodilla o la espalda baja. Su incertidumbre los hace recurrir a su viejo amigo, el aparato de rayos X. Toman una radiografía de la cadera, y ¡ahí está! El deterioro del cartílago.

Puesto que la pérdida de cartílago se considera (equivocadamente) irreversible y como, una vez desaparecido aquél, parece imposible que la esfera y cavidad operen sin dolor (lo cual también es incorrecto), el remplazo de cadera es una conclusión predecible. Pero la alternativa es animar a las caderas a reasumir su adecuada alineación de diseño mediante el recurso de volver a implicar a los músculos apropiados. Esto es lo que se hará en los e-jercicios de este capítulo. Como vimos en el capítulo 3, los huesos hacen lo que los músculos les indican. Utilizar los músculos correctos eliminará la presión puntual que ha mellado al cartílago, mitigará la tirantez y dolor en los sobrestresados músculos y otros mecanismos, y permitirá que la función de la cadera retorne a una flexión, extensión y rotación casi normales. Digo "casi normales" porque cierta parte de la fricción de la esfera y cavidad seguirá ocurriendo debido a la preexistente pérdida de cartílago. Aun así, el cuerpo es capaz de equilibrar eso mientras su diseño permanezca intacto, en particular si la cabeza del fémur ya no es repetidamente empujada contra la desprotegida estructura ósea de la cavidad.

MOTORES PRIMARIOS

Los motores primarios son músculos con la tarea específica de mover huesos específicos. Trabajan con los músculos sinergistas que estabilizan las articulaciones y los huesos. En vista del papel central de las caderas, muchos de esos músculos se *originan* en el anillo pélvico; su otro extremo se *inserta* en el hueso donde puede moverse o mantenerse estable. Dada la importancia de nuestras piernas, los músculos primarios y sinergistas de la cadera están diseñados para ser sumamente potentes.

En cuanto a la "irreversible" pérdida de cartílago, ¿por qué, entre todos los tejidos del cuerpo, el cartílago sería el único en no regenerarse? La respuesta es que sí se regenera. Experimentos de laboratorio hechos en Suecia han demostrado que, en las condiciones indicadas, el cartílago, al igual que todos los demás tejidos, puede crecer. Además, profesionales de la medicina deportiva han reconocido, desde hace mucho tiempo, que los atletas incrementan su densidad cartilaginosa y su capacidad de absorción de impactos durante un entrenamiento adecuado.

El cartílago se regenera, sólo si se le permite hacerlo.

Un fémur con una fractura grave tarda seis semanas en sanar. Pero si en ese periodo tú quisieras caminar apoyándote en la pierna herida como si no hubiera pasado nada, la lesión no sanaría apropiadamente. Claro que es imposible caminar con un fémur fracturado, pero también lo es caminar sin cartílago. No obstante, el cuerpo intenta remediar valientemente eso desplazando el punto de presión en la cadera hacia cartílago sano, aun si esto produce un agujero tras otro. Al final, ya no habrá más superficie por ahuecar. Pero como la cadera sigue mal alineada, el cartílago dañado no tiene nunca la oportunidad de regenerarse. Es entonces cuando tratamos de hacer algo en realidad imposible: generar una articulación de cadera que no necesite ningún cartílago en absoluto.

CÓMO OCURRE LA FLEXIÓN Y EXTENSIÓN DE LA CADERA

Si existe una clave para tratar trastornos músculo-esqueléticos, ésa es entender que la mala alineación de la cadera tiene consecuencias drásticas, de los pies a la cabeza (es mi deber añadir que toda mala alineación de las articulaciones de carga tiene consecuencias drásticas).

En mi clínica, en el programa del Método Egoscue, las caderas suelen ser el punto de partida. Muchos e-jercicios de este libro, independientemente de la articulación o síntoma de dolor a que se refieran, también resuelven la mala alineación de la cadera. Eliminar la disfunción de cadera es una de nuestras principales prioridades debido al papel central de esa parte

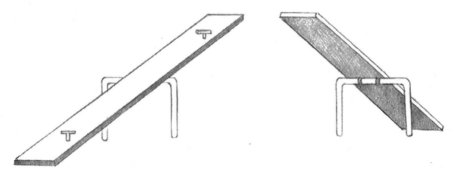

Figura 7-3. *Subibajas que ilustran la flexión-extensión de la cadera.*

del cuerpo. Si, por efecto de empujones y tirones, ésta es desplazada de su posición correcta, la cual se encuentra alineada a los hombros, a las rodillas y los tobillos, será imposible obtener una flexión y extensión adecuadas en el torso y la mitad inferior del cuerpo. Por eso los músculos principales, o motores primarios, que se originan en la pelvis son tan numerosos. El entrenamiento con pesas para desarrollar fuerza en los hombros, por ejemplo, resulta inútil si la pelvis está mal alineada y los hombros están encorvados.

Para proporcionar estabilidad, flexibilidad y fuerza en ambas mitades del cuerpo, el anillo pélvico precisa de un alto grado de movilidad lateral y longitudinal. Debe poder hacer al menos cuatro cosas en forma simultánea. Al caminar o correr, la cadera izquierda debe flexionarse al extenderse la derecha y viceversa. Entre tanto, la pelvis tiene que mantener la parte superior del cuerpo en una posición vertical y, al mismo tiempo, permitir la rotación de esa articulación para tomar en cuenta las alteraciones del terreno y otras variables.

¿Puedes imaginar esto? De no ser así, no te preocupes; no es fácil hacerlo. El ejemplo de los subibajas nos servirá para lograrlo.

La flexión y la extensión requieren mucha movilidad en las caderas, pero también las vuelven vulnerables a la disfunción (no dije frágiles ni débiles). Tan fuertes como son, las caderas —como todos los demás huesos— deben obedecer a los músculos. En una persona que pasa sentada muchas horas al día, con el cuerpo en una silla y los hombros echados hacia delante, los músculos instruyen a la cadera que se mantenga en flexión. Haz la prueba. Siéntate derecho, con ambos pies sobre el suelo y un marcado arco en la espalda. Visualiza tu anillo pélvico como una taza en el que las crestas ilíacas, o "huesos de la cadera", actúan como asas nudosas. Pon un pulgar en cada uno de estos huesos. Después apoya la espalda sobre el respaldo de la silla. Notarás que tus caderas (y toda la taza pélvica) se mueven en la misma dirección, inclinándose hacia atrás y hacia abajo. Mientras tanto, el arco de la espalda se aplana y se invierte a medida que la parte alta de la columna se adelanta, llevando consigo a la cabeza y los hombros. Éste es un ejemplo de flexión de cadera.

Es obvio que tu pelvis obedece a tus músculos. Lo mismo hace tu columna: enganchada en el sacro, un pedestal triangular unido de un lado a la cadera derecha y del otro a la izquierda, la columna vertebral se asienta

145

en la parte superior del anillo pélvico. Cuando las dos "asas" se mueven hacia atrás, inclinan al sacro en igual dirección. Al mismo tiempo, los músculos sujetos a la pelvis en flexión y a lo largo de la columna tiran de ésta, ajustándola a la suave concavidad del respaldo.

Cuando un individuo funcional camina o corre, ese efecto no se hace presente en la columna, porque la pelvis mantiene una posición neutral alternando de un lado a otro mientras se flexiona y extiende. Las fuerzas y funciones musculares están en equilibrio. También están en operación, en oposición al relajamiento. Por el contrario, la cadera que acabo de describir se mantiene en flexión, perdiendo fuerza y capacidad para moverse rápidamente en extensión. Al mismo tiempo, el escaso movimiento de la parte superior del cuerpo tiene relación con la actividad (o inactividad) muscular en la pelvis. Los músculos de la espalda deben mantener vertical la columna sin el apoyo dinámico de las caderas (o de los hombros, los cuales están encorvados).

LOS ALTIBAJOS DE LA FLEXIÓN-EXTENSIÓN DE LA CADERA

Imagina dos subibajas (Figura 7-3, página 144), alineados frente a frente. El izquierdo tiene su extremo izquierdo hacia abajo y el derecho tiene su extremo derecho hacia abajo. Si fueran caderas al correr o caminar, la izquierda estaría en extensión y la derecha en flexión. La izquierda se inclinaría hacia delante y la derecha hacia atrás. Concibe líneas horizontales imaginarias que se extienden sobre las caderas, de adelante hacia atrás, como los subibajas. Esta acción de subir y bajar es justo lo que sucede (o debería suceder) cuando caminas o corres.

CADERAS Y PARTO

Para permitir que el bebé entre al canal del parto, las caderas de una mujer embarazada se ensanchan y se ponen en extensión extra. El diseño del esqueleto femenino hace posible esto (una de las escasas diferencias músculo-esqueléticas entre ambos géneros) al permitir que el fémur se inserte en un ángulo mayor. Aun así, las mujeres cuyas caderas están fijas en flexión (lo cual es una característica común de ambos sexos) pueden tener dificultades durante el alumbramiento, porque las caderas no estarán en el lugar indicado. De igual forma, una mujer con el problema opuesto, de caderas fijas en extensión, adoptará la posición de alumbramiento aun si el feto no está preparado, lo que podría inducir un parto prematuro. Los e-jercicios de este capítulo ayudan a neutralizar la posición de la cadera, lo mismo que el programa de acondicionamiento del capítulo 13.

ARTRITIS Y DOLOR DE CADERA

Algunas afecciones, como un alto consumo de cortisona y el alcoholismo, restringen la circulación de la sangre en la cabeza del fémur, pero estas alteraciones no son la causa primaria del dolor de cadera. Incluso la osteoartritis, a la que se atribuyen muchos problemas de cadera, y los accidentes son factores secundarios que sólo ocurren después de que la cadera ha sido puesta en riesgo por una mala alineación.

Nunca he visto que se desarrolle artritis en una articulación activa y debidamente alineada. Nunca. Dado que, como han demostrado pruebas clínicas recientes, el ejercicio regular moderado mitiga los síntomas de la osteoartritis en los ancianos, ese mismo tipo de ejercicio y la alineación músculo-esquelética en jóvenes contribuirá mucho —si no es que íntegramente— a prevenir la aparición de tal padecimiento.[3]

La artritis agresiva —el mecanismo de la enfermedad, no sólo la inflamación y la pérdida de cartílago— parece buscar lugares tranquilos para asentarse. Una cápsula articular es una fortaleza, un mundo en sí mismo. Debilitada por la privación de sangre y oxígeno —lo que el cuerpo, dado a priorizar, hace con cualquier tejido superficial o sistema—, la artritis tiene las condiciones necesarias para prosperar en esa cápsula. Si sientes dolor de cadera, no supongas culpables a los sospechosos usuales. Empieza con la solución más fácil y ve qué sucede.

E-JERCICIOS EN RESPUESTA AL DOLOR DE CADERA

El dolor de espalda baja, muslos, nalgas e ingles puede originarse o no en la cadera. Pero cuando la resistente articulación de la cadera empieza a doler de verdad, es casi seguro que los músculos y otros mecanismos de esa región están severamente desgastados. Proceda de donde proceda el dolor, estos e-jercicios te ayudarán a realinear tu cadera. Los demás músculos apreciarán toda la ayuda.

Tiempo total: este menú puede consumir mucho tiempo a causa del "Estiramiento de la ingle en decúbito dorsal". Si el dolor es severo, dedica a ese estiramiento de cuarenta y cinco minutos a una hora; si es leve, bastarán de quince a veinte minutos.

Frecuencia: una vez al día en la mañana.

Duración: haz estos ejercicios todos los días hasta que el dolor disminuya por veinticuatro horas. Una vez que desaparezca, continúa una semana con este menú antes de pasar al programa de acondicionamiento general del capítulo 13.

Dado el papel fundamental de las caderas, quizá te preguntes por qué este menú consta de sólo cuatro e-jercicios. Estas prácticas aliviarán el dolor y alinearán la cadera. Una vez que esto suceda, pasa al menú de acondicionamiento del capítulo 13 para proseguir con un programa permanente.

- ESTIRAMIENTO EN MOSTRADOR
(Figura 7-4)

Tiende las palmas sobre un mostrador o mesa a la altura de tu cintura (puede ser un poco más alto o más bajo). Dobla las caderas y extiende los brazos sobre tu cabeza; tus pies, tobillos y rodillas deberán estar directamente alineados con las caderas. Tendrás que hacer los pies un poco para atrás con el fin de lograr una extensión total sin que las caderas se plieguen de manera forzada. Deja caer la cabeza entre los brazos, con las caderas ligeramente inclinadas hacia delante y los muslos tensos. Permanece en esta posición durante treinta segundos.

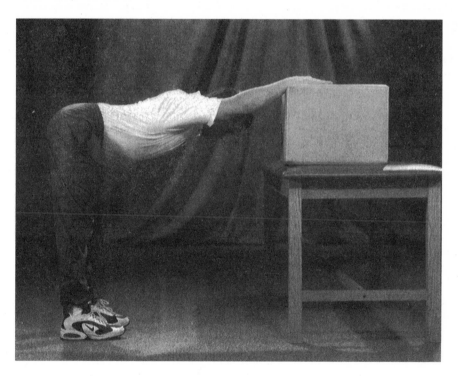

Figura 7-4.

Este e-jercicio permite que las caderas dejen de estar en flexión, restaura la curva en forma de S de la columna y obliga a los hombros a abandonar su postura compensatoria.

• SENTARSE EN EL SUELO

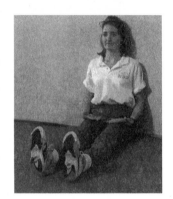

Sigue las instrucciones de "Sentarse en el suelo" en el capítulo 6 (página 129). Concéntrate en mantener ambos pies apuntando hacia ti constantemente.

"Sentarse en el suelo" sirve para engranar a la cadera los sistemas de la mitad inferior del cuerpo.

• ESPALDA ESTÁTICA

Sigue las instrucciones de "Espalda estática" en el capítulo 5 (página 104). Respira hondo varias veces. Confirma que el cubo no sea tan alto que te obligue a separar del suelo la espalda baja y las caderas.

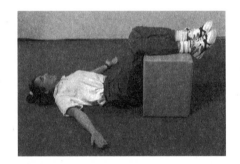

La "Espalda estática" se vale de la gravedad para colocar las caderas en posición neutral.

• ESTIRAMIENTO DE LA INGLE EN DECÚBITO DORSAL

Sigue las instrucciones de "Estiramiento de la ingle en decúbito dorsal" en el capítulo 5 (página 105). Si empleas la *prueba del muslo* para cronometrar este ejercicio, aplícala en los muslos derecho e izquierdo.

150

En este e-jercicio, los múscu-los de la ingle tiran de las caderas, lo que impide la flexión y extensión. Esto los convence de soltarse.

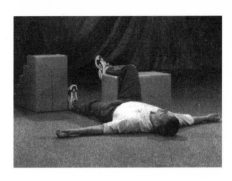

Por desgracia, los estaduni-denses tienen una nueva característica nacional: se han convertido en una nación con cadera en flexión. Hace veinticinco años, no era así. La mayoría de la gente tenía caderas funcionales o en extensión (inclinadas hacia delante). La cadera en extensión es señal de tirantez y fuerza muscular, y un músculo tenso en contracción puede relajarse y recuperar rápidamente su función. Pero un músculo que pone las caderas en flexión es débil, y tiende a permanecer así, a menos que se haga mucho trabajo de restauración. Incluso una pequeña restauración sería útil, pero esto no ocurre mucho fuera de mi clínica. De hecho, el fenómeno de la flexión va en ascenso y con él un incremento del dolor crónico y tratamientos drásticos. Nuestras magníficas caderas pueden sopor-tar casi cualquier cosa menos eso.

151

8

ESPALDA:
UN ACERCAMIENTO AL LADO EXTREMO

El dolor crónico es una ordalía traumática sea cual sea su fuente o perfil sintomático, pero el dolor crónico de espalda posee una urgencia devastadora que impulsa a muchos de nosotros a optar por tratamientos drásticos, sin detenernos a pensarlo bien o a obtener una segunda opinión. Cualquiera que haya sufrido un severo espasmo de espalda sabe lo terrible que es. Por extremo que sea el dolor de rodilla o cadera, los espasmos en la espalda son una clase aparte. El dolor sofoca incluso el diálogo interior, crucial para la toma racional de decisiones individuales. El mejor momento para tratar el dolor crónico de espalda es antes de que empiece o cuando un espasmo se modera, pero si mientras lees estas páginas estás sufriendo un espasmo de espalda, admiro tu fuerza de voluntad. Esta fuerza es lo que te permitirá vivir sin dolor.

LA IMPORTANCIA DE LAS CURVAS DE LA COLUMNA

Mi trabajo en estas páginas y en mi clínica consiste en que tú dejes de pensar en tus síntomas específicos de dolor de espalda. Si logro eliminar tu dolor, ambos podremos abordar las disfunciones músculo-esqueléticas que

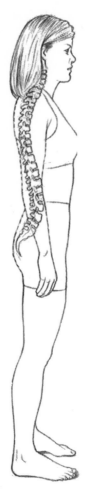

Figura 8-1. *Curvas de la columna vertebral.*

son la causa real del problema. Si no, terminaremos enredándonos en los síntomas.

Cuando sepas por qué te duele la espalda, y sólo entonces, dispondrás de los medios indispensables para que el dolor desaparezca y no vuelva. La razón de ese dolor, lo diré rápidamente, son los músculos. Ésta es la explicación más concisa. Sin embargo, se requiere un poco más de información. La columna vertebral tiene dos curvas *anteriores*, la lumbar y la

154

cervical, básicamente la espalda baja y el cuello. También tiene una curva *posterior*, la torácica, en el área de las costillas. Esta configuración (Figura 8-1) existe únicamente porque los músculos logran mantenerla.

Compuesta por treinta y tres vértebras apiladas una sobre otra y unidas por la médula espinal, la columna —que carece por completo de músculos— posee las características de un collar grueso de coral: flexibilidad y escasa rigidez. No obstante, todos la usamos para levantar una carga que incluye a la totalidad de los órganos más importantes del cuerpo, una cabeza que pesa lo que una bola de boliche y, en total, más de la mitad del peso del cuerpo humano. Llevamos con nosotros esa carga al caminar, correr, girar y voltear, durante las más de trescientas veinte mil horas de vigilia en nuestros primeros sesenta años de vida.

En capítulos previos me referí al cuerpo como una máquina anti-gravedad. El eje de transmisión de esa máquina es la columna; su forma excepcional nos permite ejecutar nuestro extraordinario acto de equilibrio. Pero los músculos también son esenciales, no sólo para conservar la forma de la columna, sino, además, para mantenerla erguida. A la inversa, músculos inactivos, atrofiados y compensatorios alterarán las curvas lumbar, torácica y cervical. Los músculos destinados a crear y mantener esas curvas, entre ellos los músculos profundos paraespinales directamente unidos a la columna, así como los de la pelvis y la mitad inferior del cuerpo se ven confinados a un largo año sabático.

> **La disfunción muscular tiende a ocurrir de adentro hacia fuera. Las capas de músculos profundos son las primeras en verse afectadas.**

No todos los músculos en torno a la columna se desentienden al mismo tiempo. El índice de atrofia depende del estilo de vida y condiciones de trabajo de la persona, pero gradualmente, conforme el cuerpo recibe cada vez menos estímulo del entorno, la mágica S disminuye y se lleva consigo la flexibilidad, fuerza de soporte de carga y capacidad de absorción de impactos de la columna.

La espalda tiene un mecanismo de último recurso

Si alguna vez te has alojado en una tienda de campaña durante un vendaval, sabes lo importante que es ajustar las cuerdas de soporte de la tienda para permitir que la cubierta se balancee mientras es azotada por el viento. Quizá sea necesaria más tensión a barlovento que a sotavento. Pero si la dirección del ventarrón cambia durante la noche, tendrás que abandonar tu cálido saco de dormir para hacer cambios, pues de otra manera la tienda se sacudirá y agitará. Cuando nos movemos, la musculatura del torso hace eso mismo a cada nanosegundo. Los músculos que ajustan la posición de la columna sostienen una constante interacción dinámica para mantenerla erecta y totalmente funcional.

> **Los músculos que no se mueven son pronto músculos que no se podrán mover.**

Esa disposición es impecable salvo por un aspecto: los músculos sólo siguen órdenes. Si no se les dice que se muevan, se quedarán donde están. Cuando no se mueven lo suficiente, la espalda entera, lo mismo que otros subsistemas de nuestro sistema músculo-esquelético, no se mueven, ni por asomo, de forma suficiente.

Abandonada por los músculos y perdiendo la integridad de sus curvas, la columna queda a merced de la gravedad y ésta es despiadada: todo lo que sube tiene que bajar. Sin la flexibilidad que permite el equilibrio, la rigidez se impone. Frente a una columna inestable, el cuerpo tiene un mecanismo de último recurso para utilizar la poca fuerza que resta en los músculos atrofiados: contraerlos. No obstante, los músculos contraídos no pueden vencer la gravedad y sostener la columna con su sola fuerza; aquélla tiene demasiadas partes móviles. Y como el torso alto está diseñado para flexionarse, los músculos permiten de mala gana la flexión hasta que la estructura de la columna llega a su límite y se inmoviliza.

Para hacerte una idea más clara de esta secuencia, empaca la tienda, sube a tu vehículo de doble tracción y vuelve a casa. El vendaval se ha

---

HORA DE ACOSTARSE

En presencia de un severo espasmo de espalda, quizá sea necesario, en primer término, pasar uno o dos días en cama, para permitir que el dolor amaine lo bastante antes de iniciar la terapia de e-jercicios. El reposo en cama limitará las demandas musculares que ponen al disco o hueso en contacto con los nervios. Pero al cesar el dolor, no reanudes sin más tus actividades. Usa esa "ventana" de alivio del dolor para comenzar la terapia. Y no permanezcas en cama más de un par de días; no pasa mucho tiempo antes de que las funciones importantes empiecen a deteriorarse por inactividad.

---

convertido ya en una tormenta de nieve, el camino está cubierto de hielo y un venado sale intempestivamente del bosque frente a tu camioneta. Pisas el freno y se traba. Esto mismo les sucede a los músculos. En la tambaleante camioneta, tú haces girar el volante a izquierda y derecha para no derrapar y el vehículo derrapa de modo incontrolable. En el caso del dolor de espalda, los principales músculos compensatorios, como el volante, tiran de la columna en un desesperado intento por mantenerla semimóvil y razonablemente erguida. Pero ésta no puede ganar en tales circunstancias. Salvo en la parálisis total y el *rigor mortis*, no hay escapatoria del movimiento: el cuerpo debe moverse. Pero cuando lo que se mueve, aunque sea un poco, es un cuerpo disfuncional, lo que éste hace es retorcer los huesos, músculos, ligamentos, tendones y cartílagos del torso.

La solución al dolor de espalda se basa en una mera relación de causa y efecto: trata los músculos, no la columna. Aunque algunos dolores de espalda son provocados por daños en la columna o sus componentes —un disco herniado, un nervio machucado u otras afecciones—, el intenso dolor de espalda suele ser producto de la acción (y/o inacción) muscular permanente. Detén esa actividad muscular disfuncional y el dolor disminuirá. He visto suceder esto literalmente miles de veces.

Tratamiento de un disco herniado

En mi clínica atendemos a más pacientes con discos herniados que con cualquier otro síntoma de dolor de espalda. Muchos de ellos llegan con rayos X que demuestran que el disco —una resistente almohadilla de tejido que actúa como un amortiguador entre las vértebras— ha sido oprimido por los huesos hasta entrar en contacto con un nervio. El disco está inflado como un globo y ha sido estrujado o hasta desgarrado y su blando material interior escurre como una dona con jalea a la que se le saliera el relleno.[1] Yo veo estas imágenes y digo:

—Sí, esto es definitivamente un disco herniado.

—El médico quiere extirpar la pieza que presiona al nervio.

Yo asiento y pregunto:

—¿No cree usted que su espalda fue diseñada para usar ese disco completo?

—Pero está contra el nervio.

—¿Por qué? ¿Cómo llegó ahí?

Y como para ese momento el paciente y yo ya hemos hablado de los fundamentos de la biomecánica humana, por lo general obtengo esta respuesta:

—Los músculos lo pusieron ahí.

—Correcto. Y también lo pueden sacar.

Hay cinco e-jercicios muy eficaces para mitigar el dolor músculo-esquelético de la espalda baja.

> **Tiempo total: veinte minutos.**
> **Frecuencia: una vez al día en la mañana.**
> **Duración: haz estos ejercicios todos los días hasta que el dolor disminuya por cuarenta y ocho horas y luego continúa diez días con este menú antes de pasar al programa de acondicionamiento general del capítulo 13. No te impacientes. Si la espalda te ha dolido las veinticuatro horas, un alivio inicial de una a dos horas indica progreso. Si sientes que te estancas, aumenta las repeticiones.**

• PRESIÓN DE UN COJÍN CON LAS RODILLAS ESTANDO SENTADO

Este e-jercicio se presentó en el capítulo 6 (página 129). Sigue las instrucciones que se dieron ahí; siéntate justo en el borde de la banca. Mantén los pies sobre el suelo, separados a todo lo ancho de la cadera y con los dedos apuntados al frente. Haz tres series de quince. Realiza despacio estas presiones; involucra de modo uniforme ambos costados.

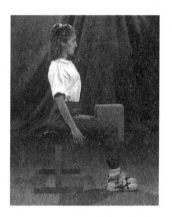

Este e-jercicio fortalece los abductores/ aductores de la cadera para que la espalda deje de estar en flexión.

• PRESIÓN DE UN COJÍN CON LAS RODILLAS Y ESPALDA ESTÁTICA
(Figura 8-2)

Adopta la posición de la "Espalda estática" del capítulo 5 (página 104) y pon un cojín entre tus rodillas. Usa los muslos interiores para apretar el

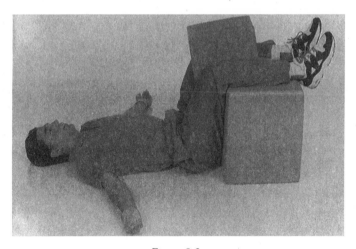

Figura 8-2.

159

cojín y suelta de manera uniforme. Los pies deben permanecer paralelos entre sí. Relaja el abdomen. Haz tres series de quince.

Este e-jercicio alía los aductores/abductores con la fuerza de gravedad y libera las extremidades inferiores.

- CUBOS EN EL SUELO MODIFICADO
  (Figura 8-3)

Acuéstate boca abajo con la frente apoyada en el suelo. Tuerce hacia dentro los pies y relaja las nalgas. Apoya los codos en cubos de tal forma que los brazos y las manos estén en posición de "¡No dispare, sheriff, me rindo!" Confirma que tus hombros estén en el mismo nivel de derecha a izquierda. Respira hondo y relaja la parte superior del cuerpo. No encajes tus brazos en los cubos; permite que el pecho y el abdomen se tiendan en el suelo, esto causará que las caderas se inclinen hacia delante. Permanece en esta posición durante seis minutos. Este e-jercicio suelta los hombros.

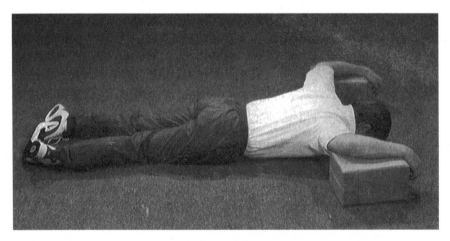

Figura 8-3.

- EXTENSIÓN ESTÁTICA (SIN APOYO)

Consulta en el capítulo 4 (página 87) las instrucciones de "Extensión estática", pero haz un cambio importante: realiza este e-jercicio en el suelo en vez

160

de usar un cubo para elevarte. No permitas que la "Extensión estática" te asuste; por lo general la flexión extrema es la causa de un disco herniado, y este e-jercicio, como su nombre lo indica, promueve la extensión, lo que alivia la presión sobre el disco. Apóyate en las manos de tal forma que las caderas se muevan delante de las

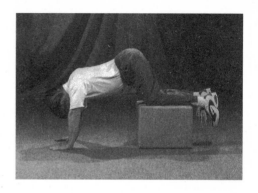

rodillas. Esto permitirá que la espalda se hunda y recupere el arco lumbar perdido. Será útil que alguien te observe para que verifique que tu espalda se hunde y no permanece plana o, peor todavía, se abombe. Los músculos de tu abdomen deben aflojarse por completo. Ten la seguridad de que el cuerpo no te permitirá agravar la hernia; el dolor frustraría de inmediato el procedimiento. Permanece en esta posición durante un minuto.

- BANCO DE AIRE

Consulta en el capítulo 4 (página 88) las instrucciones de "Banco de aire". Mantén en todo momento los hombros y la cabeza pegados a la pared. Permanece así durante uno o dos minutos.

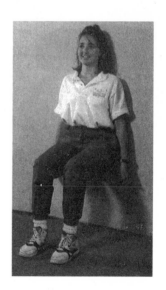

    Este e-jercicio vuelve a enlazar entre sí los tobillos, las rodillas y las caderas.

    Cuando el dolor aminore, lo que debería ocurrir después de una semana de practicar la rutina anterior, añade los e-jercicios siguientes:

- ESPALDA ESTÁTICA

Las instrucciones de "Espalda estática" aparecen en el capítulo 5 (página 104). No te excedas en este e-jercicio; transcurrida una hora, sus resultados serán negativos. Sé que produce una sensación agradable, pero resulta contraproducente pasar toda la mañana o la tarde en "Espalda estática". La inactividad impondrá un costo. Permanece en esta posición durante única-mente cinco a diez minutos. La "Espalda estática" se sirve de la 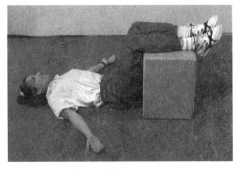 gravedad para volver a poner las estructuras en el mismo plano, aunque también deben tener carga vertical.

• ESTIRAMIENTO DE LA INGLE EN DECÚBITO DORSAL

Las instrucciones de "Estiramien-to de la ingle en decúbito dorsal" aparecen también en el capítu-lo 5 (página 105). El problema en este caso es quedarse corto. Con-cede abundante tiempo a este e-jercicio a fin de que surta efecto. Permanece así al menos diez mi-nutos por lado. Los músculos de 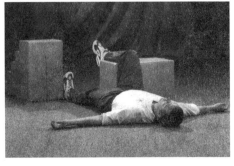 la ingle son muy potentes, y convencerlos de liberarse lleva mucho tiempo.

• BANCO DE AIRE (SEGUNDA SERIE)

Consulta la primera serie de este e-jercicio en la página anterior.

Si el dolor no cede, omite los cinco primeros e-jercicios y haz sólo los tres adicionales ("Espalda estática", "Estiramiento de la ingle en decúbito dorsal" y "Banco de aire"); el dolor prolongado es una indicación de que lo primero que debes hacer es eliminar la rotación extra de tus caderas. Una semana después, incluye los cinco primeros e-jercicios, agregando uno o dos a la vez cada par de días. Déjate guiar por el sentido común. El dolor de espalda es un síntoma de padecimientos que se han desarrollado durante

---

LO QUE DEBES SABER ANTES DE UNA CIRUGÍA

Extirpar total o parcialmente un disco lumbar se ha vuelto un procedimiento quirúrgico común. Si lo estás considerando, haz primero a tu médico estas cuatro preguntas:

1. ¿Por qué está herniado el disco?
2. ¿No necesito la parte del disco que usted extirpará?
3. ¿Podré reanudar todas mis actividades físicas previas?
4. ¿Este problema se repetirá en otro disco?

Muéstrate escéptico si, en respuesta a la primera pregunta, se te dice que el daño del disco se relaciona con tu edad o un accidente. Respecto a la segunda, tu espalda fue diseñada para usar todos y cada uno de sus discos en su integridad. La pregunta sobre la actividad física es importante porque un tratamiento que pretende curar debería restaurar tu salud y funciones, no reducirlas. Por último, una recurrencia es probable tras una cirugía, porque los problemas músculo-esqueléticos que causaron la primera herniación seguirán en activo.

---

años. Serán necesarios más de unos cuantos minutos para conseguir resultados, y como algunos de los e-jercicios trabajan en músculos y funciones diferentes, podrían resultar más tardados que otros.

Ajuste de la columna

Aunque la mayoría de los dolores de la espalda baja están directamente relacionados con cambios en la curvatura de la columna, el dolor no es un problema estructural; tampoco es permanente. Puedes sentir cómo los músculos modelan tu espalda sentándote en el borde de una silla. Extiende los pies en el suelo y sepáralos a todo lo ancho de la cadera. Enderézate de tal forma que sientas la espalda en posición vertical. Relaja los músculos del abdomen y los hombros. Ahora, pon la mano derecha o izquierda en tu espalda baja, justo arriba de la cintura.

¿Qué sientes? Si eres como la mayoría, responderás: "No mucho; la espalda". Pero deberías notar de inmediato una concavidad o arco pronunciado: la curva lumbar. Si existe, es imposible no notarla. Si no la percibes no existe (Figura 8-4).

163

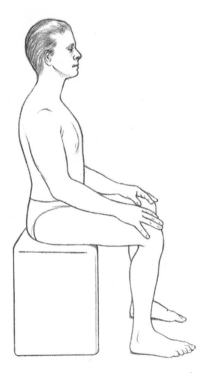

Figura 8-4. *Persona sentada con arco sano en la espalda.*

Mantén la mano en tu espalda baja. Haz lentamente la cabeza para atrás y junta los omóplatos sin tensar los músculos del abdomen, aunque sin crear tensión en los omóplatos ni el área de la espalda alta. ¿Notas un cambio? El arco lumbar debería acentuarse. Y quizás experimentes un movimiento en la cadera (rotación hacia delante). Coloca ahora tu espalda en su posición natural. Sentirás que el arco se disipa y desaparece mientras la cabeza se asienta en su sitio y los hombros se encorvan.

Cuando esto sucede, la columna lumbar se desplaza hacia atrás junto con las caderas. La espalda baja se pone en flexión. Teniendo así un efecto de navaja de bolsillo, para doblarse en la cintura. La extensión —la capacidad para colocar la columna en una posición totalmente erguida, con la cabeza centrada por encima de la pelvis— se ve comprometida. Entre tanto, el punto de apoyo del apalancamiento vertebral sigue la dirección opuesta (Figura 8-5).

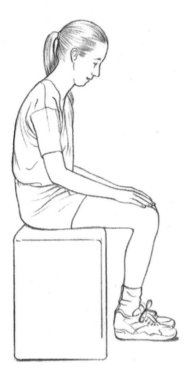

Figura 8-5. *Persona sentada con cadera y espalda en flexión.*

Esto comienza a complicarse, ¿no es así? Visualiza de este modo el apalancamiento vertebral: supón que entre cada vértebra hay una canica pequeña y perfectamente redonda (una mera suposición). En una espalda funcional, la canica está justo en el centro. La vértebra gira con soltura, los bordes ascienden y descienden (Figura 8-6). Pero en flexión, la canica es empujada hacia la parte trasera del cuerpo, así que los intentos por extender o enderezar la columna no se apoyan ya en el disco vertebral; peor todavía, el punto de apoyo alterado —la canica— indica que las palancas formadas por las superficies de las vértebras suben y bajan con mayor fuerza en el borde posterior del disco (Figura 8-7). Este intenso punto de presión aplasta al disco y causa finalmente que comience a inflamarse o a expulsar material.

La flexión también es difícil para los huesos de la columna, los cuales forman los interconexiones entre las vértebras. Con bastante flexión, la columna pierde por completo sus canicas, y los huesos acaban por ser los

---

CUANDO NO SE SIENTE EL DOLOR
CRÓNICO DE ESPALDA

El dolor es un síntoma, pero también el entumecimien-to. Si una o las dos piernas se te entumen, este males-tar podría ser evidencia de un nervio machucado por un disco o estructura lumbar. Actúa de inmediato. Una resonancia magnética te mostrará qué pasa. Trabaja después con tus asesores de salud para desarrollar un plan de tratamiento que reconozca que el problema fue provocado por una disfunción muscular.

---

puntos de apoyo. Éste es un problema doble. Primero, los huesos empiezan a deteriorarse, porque poseen escasa capacidad de absorción de impactos y gama de movimientos. Segundo, el borde posterior del disco queda atrapado en las garras de un poderoso tornillo que se aprieta cada vez que el individuo mueve la espalda.

Los e-jercicios que recomiendo están diseñados para mantener las "canicas" en el centro entre las vértebras. La idea es liberar lo suficiente la presión del disco para permitir que su elasticidad natural retire del nervio el material expulsado, o para jalar hacia atrás todo ese componente vertebral a fin de devolver su espacio al nervio. Si los huesos también están implicados, obtendrán alivio en forma simultánea.

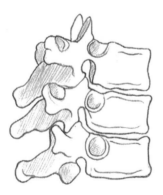

Figura 8-6. *Las vértebras en relación entre sí.*

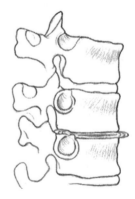

Figura 8-7. *Disco vertebral bajo presión.*

Los músculos en contracción complican este proceso, porque en realidad no quieren destrabarse. No los culpo. En estricto sentido, decidir entre la contracción permanente y la relajación permanente es una decisión entre vivir y morir. Los músculos tienden a aferrarse a la contracción lo más posible. En el caso de dolor en la espalda baja, relajantes musculares pueden ser de alguna ayuda, porque fuerzan a los músculos a relajarse y dejar de presionar el nervio con el hueso o disco.

Un limitado reposo en cama puede tener el mismo efecto al eliminar el estímulo. Usemos a George como ejemplo. Él tiene la costumbre de agacharse cada mañana para amarrar los cordones de sus zapatos. No lo hace cuando amanece aquejado por el dolor en la espalda baja. Pero una vez que éste desaparece por varios días, George reanuda su rutina de amarrarse los cordones, y aquellos músculos volverán a recibir órdenes de contraerse. De igual forma, con el uso de relajantes los músculos recuperarán sus hábitos una vez que el tratamiento concluya. Una persona que continúe tomando relajantes musculares estará demasiado aletargada para moverse y desencadenar otro episodio de dolor.

Cabe señalar que este patrón de modificación de la conducta explica por qué estudios recientes han demostrado que personas con episodios de intenso dolor de espalda que buscan tratamiento con médicos, fisioterapeutas o quiroprácticos presentan casi el mismo índice de recuperación que las que no lo hacen así.[2] En ambas circunstancias, el estímulo cambia. El grupo que no hace nada se "toma las cosas con calma" y, mediante prueba y error, aprende a evitar el movimiento que provoca dolor. En suma, su autotratamiento consiste en restringir el movimiento. Quienes se someten a procedimientos quirúrgicos, terapéuticos y de manipulación hacen básicamente lo mismo. En realidad, el cuerpo se cura solo buscando una nueva manera de eludir el dolor. El problema es que, a la larga, se agotan la opciones para evitar el dolor.

SEÑALES VIALES: PRECAUCIÓN – CURVA TORÁCICA PELIGROSA

Volvamos con George, quien ya ha dejado la cama, y acompañémoslo por un corto trecho. Él aprende a sujetarse los zapatos usando la espalda torácica, la gran curva posterior de la columna (con convexidad hacia atrás). La curva torácica es jalada hacia delante y abajo por la gravedad, puesto que está diseñada para dar cabida a la flexión. En consecuencia, tiene una mayor gama de movimientos en esa dirección; así, cuando las curvas lumbar y cervical se acercan a su límite, la curva torácica sigue en marcha, hasta cierto punto. George aprende rápidamente a usarla para remplazar sus funciones perdidas. Por ejemplo, para amarrarse los zapatos se sienta y pone el pie derecho sobre la rodilla izquierda. Se dobla entonces, hasta que su espalda baja se inmoviliza, tras lo cual toma sus cordones y ejecuta la flexión restante con la curva torácica. Haz la prueba: siéntate en una silla con las caderas hasta atrás y deja reposar la espalda. Luego toma el teléfono, sin mover la curva ni las caderas. Advierte que la espalda alta y los hombros satisfacen la demanda de flexión. Muchas personas pasan en esa posición varias horas seguidas. Igual que George, sustituyen con la curva torácica las funciones de la curva baja.

Ése es un trueque con un precio sustancial. Cuando la curva torácica está en flexión y tira hacia delante de los componentes esqueléticos del torso alto, los músculos opuestos de extensión, rotación y movimiento lateral se tensan en reacción. Esto da origen a una restricción de movimientos en la espalda alta y los hombros. Además, el cuerpo está algo inestable y ahora la gravedad demanda aún más tracción; los hombros seguirán encorvándose y la cabeza se inclinará más. ¿Qué sigue? Más flexión torácica, más tensión, más de todo, excepto del funcionamiento indicado.

MALESTAR ESTOMACAL

Todos quieren tener un abdomen plano, pero la peor manera de conseguirlo es contraer deliberadamente los músculos abdominales. Esto pone en flexión las caderas y la columna, lo que les impide asumir posiciones neutrales. Los abdominales sanos deben trabajar como estabilizadores de la espalda, no como motores primarios. Relaja tus músculos abdominales y aplánalos con dieta y ejercicio.

En lo sucesivo, el dolor de curva torácica tiende a disfrazarse. La tensión da paso a ardor en el área entre los omóplatos, el cuello se pone rígido y hacer girar la cabeza de un lado a otro, o de arriba abajo se vuelve difícil o doloroso. Otro síntoma común es el entumecimiento de los hombros, brazos y manos al dormir o reposar en una silla. Lo que sucede es que las articulaciones del torso alto están desalineadas, lo que obstruye la circulación y crea fricción extra.

La posición de la cabeza es un indicador confiable de problemas en la curva torácica. Taylor, un paciente a fines de su cincuentena, descubrió que llevaba años enteros sin levantar la cabeza. Su línea visual seguía una trayectoria hacia abajo, a medio metro frente a sus pies. Para mirar al horizonte, él tenía que rotar sus caderas. La flexión de la curva torácica había empujado tan adelante sus hombros y su cabeza que le era imposible mirar al cielo sin acostarse bocarriba. Cuando conduzco, veo a muchas personas como Taylor, cuyas restricciones de curva torácica les impiden reaccionar a lo que está adelante. Además, muchos conductores —y por *muchos* entiendo millones— no pueden mover fácilmente la cabeza de izquierda a derecha para mirar antes de cambiar de carril. Me temo que hasta sus espejos laterales y el retrovisor quedan, para muchos, fuera de una cómoda gama de movimientos.

Por desgracia, aun si la policía detuviera a la gente para aplicarle pruebas de gama de movimientos, esta medida no serviría de gran cosa. Las disfunciones de la espalda torácica tienden a diagnosticarse como problemas de manguitos rotadores, hombros y cuello. Pero estas afecciones son sólo síntomas y tratarlas concedería seguridad a las calles en forma temporal. Por unos meses, Taylor y sus iguales dejarían de ser una amenaza, pero los efectos de la cirugía o terapia correctiva disminuirían pronto. La visión limitada regresaría. Las estructuras músculo-esqueléticas —incluidas las de la espalda— no se deterioran sin una poderosa razón.

Tan pronto como veo hombros encorvados y oigo hablar de rigidez en la espalda media, casi nunca tengo que seguir buscando la causa. Un paciente que me dice que tiene una sensación de rigidez en la espalda alta suele transmitirme su mensaje siguiente con lenguaje corporal: encogerse de hombros y moverlos, en un intento clásico por relajar sus músculos. Pero eso no da resultado. Le sugiero pararse, enderezarse y torcer los pies hacia adentro, y la tensión cesa de inmediato. ¿Por qué? Esto parece contraintuitivo, porque en términos de geografía anatómica los dedos de los pies y los hombros ni siquiera comparten el mismo hemisferio. Pero funciona gracias a que torcer los pies alinea la pelvis con los hombros. La tensión en la espalda alta indica que los hombros flotan en el aire sin el apoyo estructural de las articulaciones de carga ni interacción con la musculatura del anillo pélvico.

Estos seis e-jercicios harán desaparecer los síntomas de dolor en la curva torácica, pues volverán a unir y alinear las dos mitades del cuerpo.

> **Tiempo total:** si el dolor es severo, dedica a este estiramiento de cuarenta y cinco minutos a una hora; si es leve, bastarán de quince a veinte minutos.
> **Frecuencia:** una vez al día en la mañana.
> **Duración:** haz estos ejercicios todos los días hasta que el dolor disminuya por cuarenta y ocho horas y luego continúa diez días con este menú antes de pasar al programa de acondicionamiento general del capítulo 13. No te impacientes. Si la espalda te ha dolido las veinticuatro horas, un alivio inicial de una a dos horas indica progreso. Si sientes que te estancas, aumenta las repeticiones.

• ESPALDA ESTÁTICA

Las instrucciones de "Espalda estática" pueden hallarse en el capítulo 5 (página 104).

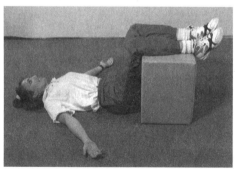

- PRESIONES INVERSAS
(Figura 8-8)

Adopta la posición de la "Espalda estática", con las piernas apoyadas en un cubo y las rodillas dobladas en un ángulo de noventa grados. Coloca los codos a la altura de los hombros, dóblalos, forma un puño laxo en cada mano y apunta los nudillos al techo. Junta los omóplatos pegando los codos al suelo. No te muevas. Concéntrate en la unión de los omóplatos, de este modo los liberas de su posición adelantada. Permanece así un momento y suelta. Repite quince veces.

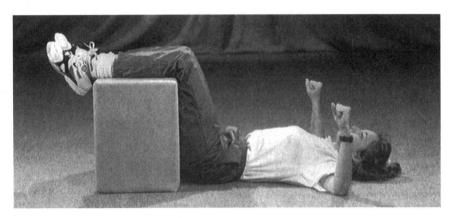

Figura 8-8.

- BRAZOS ARRIBA
(Figuras 8-9 a y b)

En la misma posición de la "Espalda estática", entrelaza tus manos y extiende los brazos hacia el techo (a). Sin doblarlos, rótalos hacia atrás hasta el suelo, o tan lejos como puedas sin flexionarlos (b). Vuelve a la posición inicial. Relaja tus músculos abdominales y no te apresures. Repite quince veces. Este e-jercicio les recuerda a la esfera y cavidad de las articulaciones implicadas que no son exclusivamente una bisagra.

171

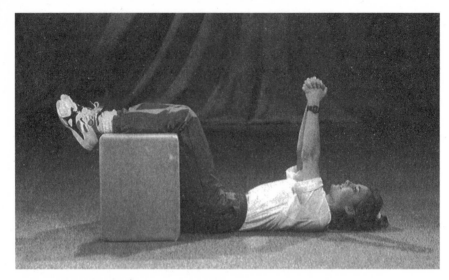

Figura 8-9 a.

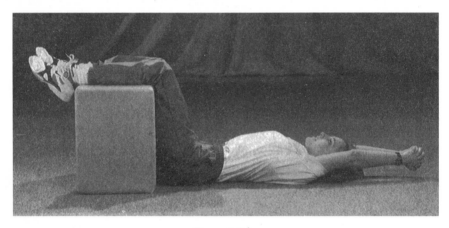

Figura 8-9 b.

- CUBOS EN EL SUELO
  (Figuras 8-10 a, b y c)

Este e-jercicio, que se ejecuta en tres posiciones, hace pasar a la esfera y cavidad de las articulaciones del brazo y el hombro por su gama total de movimientos.

172

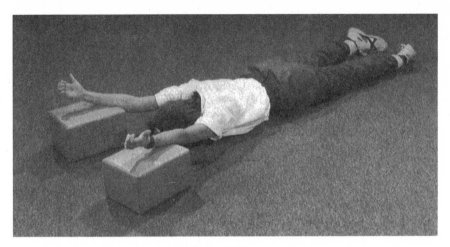

Figura 8-10 a.

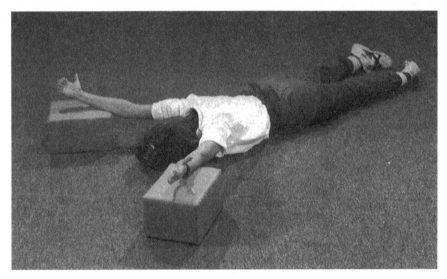

Figura 8-10 b.

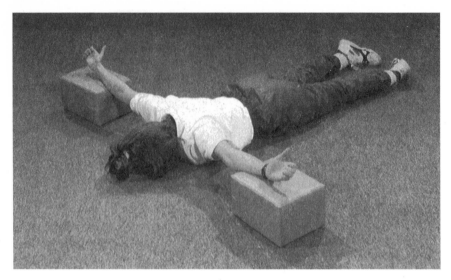

Figura 8-10 c.

Uno: acuéstate boca abajo con los brazos extendidos por encima de tu cabeza y los pies torcidos hacia dentro (a). Posa los brazos (sobre las muñecas) en cubos de quince centímetros, empuña las manos (sin apretarlas demasiado) y apunta los pulgares al techo. Rota tus brazos hacia esta posición desde los hombros, no desde los codos. Apoya la frente en el piso y mantén relajados el cuello, los hombros, las nalgas y el abdomen. Permite que tus caderas se adelanten sobre el suelo. Permanece en esta primera posición durante un minuto.

Dos: conserva la misma posición (b). Desliza los brazos —junto con los cubos— hacia ángulos de cuarenta y cinco grados. No olvides mantener relajados cuello, hombros, nalgas y abdomen. Como en la posición uno, tus brazos deben rotar desde los hombros para apuntar los pulgares al techo. Permanece así durante un minuto.

Tres: mantén la misma posición (c). Vuelve a deslizar los brazos hasta formar ángulos de noventa grados. Mantén relajados cuello, hombros, nalgas y abdomen. Gira los brazos desde los hombros. Permanece así durante un minuto.

• EXTENSIÓN ESTÁTICA

Las instrucciones de "Extensión estática" aparecen en el capítulo 4 (página 87). Este e-jercicio restablece los enlaces de la cabeza a la cadera.

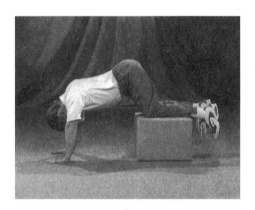

• EN CUCLILLAS
(Figura 8-11)

Sujétate de un barandal, poste o perilla, dobla las rodillas y arquea la espalda baja. Mantén erguido el torso. Baja el cuerpo de tal forma que las rodillas y las caderas estén en paralelo. Los brazos deben mantenerse extendidos y las rodillas alineadas con las caderas y los pies. El torso debe estar en posición vertical en todo momento. Permanece así durante uno o dos minutos.

Este e-jercicio pone en operación los músculos y estructuras apropiados de la parte inferior del cuerpo para efectuar el movimiento, mientras que la parte superior se mantiene bajo una carga vertical adecuada.

¿Qué puede decirse de la curva cervical? Ya la mencioné brevemente, aunque los síntomas de disfunciones de la curva cervical (igual que los de disfunciones de la lumbar y la torácica) se manifiestan en el cuello. En realidad, la curva cervical es el cuello, ya que sus siete vértebras se extienden de los anillos de los hombros a la base del cráneo. La trataré en detalle en el capítulo 11.

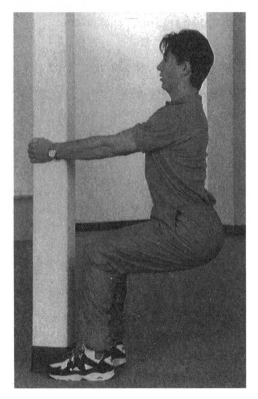

Figura 8-11.

Cinco personajes "de fricción" y una trama estructural

Páginas antes hice esta rotunda afirmación: "El dolor no es un problema estructural". Cuando escribí eso, supe que me exponía a que alguien me dijera: "¿Y la estenosis, la espondilolistesis, la espondilolisis, la espondilosis y la escoliosis?". La respuesta es que también estas afecciones son musculares.

Las cuatro primeras son términos innecesariamente intimidatorios. Por lo general, la estenosis implica la formación de depósitos de calcio como resultado de fricción causada por una mala alineación músculo-esquelética. El cuerpo reacciona a la fricción siempre. Tiene que hacerlo, pues de lo

176

contrario componentes vitales se desgastarán. El mecanismo de defensa de los huesos contra la fricción es generar una capa o glóbulo extra de calcio. Pero esta solución no es ideal, puesto que el calcio interfiere en el movimiento de las vértebras. En presencia de fricción y calcio suficientes, el proceso deriva en nervios machucados. El remedio quirúrgico estándar es retirar la lámina de las vértebras —básicamente una pendiente del arco o cresta que corre a lo largo de la cara posterior de la columna—, entrar en el canal y raspar el calcio.

He visto muy pocos casos de estenosis en los que este procedimiento fuera realmente necesario. Sí, hay calcio en el canal espinal y nervios machucados. Pero si las curvas lumbar, torácica y cervical son devueltas a un estado funcional, la médula espinal y las raíces nerviosas suelen tener suficiente espacio para operar sin interferencia.

La espondilolistesis, la espondilolisis y la espondilosis pueden tratarse de la misma manera. En la espondilolistesis, un desplazamiento de las vértebras angosta el canal espinal. La espondilolisis es la degeneración y fusión de la parte articulatoria de una vértebra; la espondilosis consiste en lesiones de la columna. Todas estas dolencias ocurren debido a la disfunción muscular, cuando músculos débiles y compensatorios permiten que la estructura de la columna sea desplazada y perjudicada.

Un fenómeno levemente distinto sucede en la escoliosis. Aun así, también esta afección es muscular, no estructural. Suele afectar a adolescentes que experimentan súbitos arranques de crecimiento. En la pubertad, los músculos y sus funciones pueden tener dificultades para seguir el paso a la cambiante estructura esquelética, en particular cuando el joven cambia sus patrones de conducta establecidos, que es justo lo que los adolescentes hacen. La escoliosis afecta a las mujeres más que a los hombres, debido, sobre todo, a que el físico femenino puede pasar por una transición más abrupta. Las dos posibilidades extremas son que una chica con actividades muy activas y masculinas se convierta en una "damita" correcta y que una chica que ha mostrado escaso interés en los deportes descubra de repente su talento atlético. En ambos casos, la coincidencia con el crecimiento es una modificación drástica en la demanda sobre el sistema músculo-esquelético.

DIESTROS Y ZURDOS

El efecto de ser diestro o zurdo se deja sentir principalmente en el contexto de funciones menos desarrolladas en el costado no dominante. En un entorno rico en movimiento, esto no es ningún problema; hay estímulo suficiente para ambos lados. Pero como en nuestros días todos estamos privados de movimientos, jamás ejercites una función del lado derecho sin dar igual tratamiento al izquierdo (y viceversa).

Los adolescentes pasan en un instante de los libros al basquetbol o de las barras de ejercicio al rímel. Estos cambios toman al cuerpo por sorpresa, haciéndolo olvidar que es bilateral. Los chicos, debo agregar, frecuente aunque no invariablemente tienen una transición más gradual desde sus patrones de conducta previos a la pubertad. De ahí que sus funciones bilaterales se vean menos amenazadas. Sin embargo, la columna de un adolescente a quien se le diagnostica escoliosis está bajo presión extrema. Varias funciones —algunas recién fortalecidas, otras debilitadas por falta de uso— tiran de él (u ofrecen poca resistencia opuesta) al punto de causar que empiece a curvarse lateralmente.

La escoliosis se puede tratar con un programa de estimulación muscular balanceada. En la clínica, nosotros le recordamos al cuerpo que es una máquina bilateral. Lo que sucede en el costado derecho también debe tener lugar en el izquierdo. En ésta y todas las demás circunstancias que el cuerpo enfrenta, el antiguo lema arquitectónico es totalmente cierto: la forma sigue a la función. Si se reintroduce la función original adecuada, la forma —la estructura— no representará problema alguno. El dolor de espalda, sin importar cómo se llame, es la mayoría de las veces un síntoma de deterioro de la forma generado por una pérdida de función. El hecho que lo precipita puede ser hormonal o circunstancial: un nuevo empleo, un cambio de rutina física o una enfermedad. Cualesquiera que sean los factores contribuyentes, un tratamiento que comienza con la función rara vez requerirá ocuparse de la forma del cuerpo.

9

HOMBROS:
ENCERRADOS EN LA CAJA

Tu bolso pesa una tonelada. O tu antiguo tiro en el basquetbol ya no es el de antes. Tal vez esto se debe a que tus hombros ya no son los de antes. En las páginas siguientes abordaré un doloroso acto de desaparición anatómica que amenaza con cambiar la definición de lo que es un ser humano.

Darwin en reversa

Si hay que mencionar un componente músculo-esquelético que pasa por el más serio retroceso, ése sería los hombros. En nuestros días no los usamos mucho. Nuestros movimientos se han reducido a una caja invisible que flota en el aire frente a nosotros y que cubre un área de ciento veinte por noventa centímetros y que va de la mitad de los muslos a las axilas. Nos movemos en esta área para contestar el teléfono, ajustar la televisión y abrir la puerta del auto. Hacemos poco fuera de esta caja; la llevamos con nosotros dondequiera que vamos.

Mediante este patrón invisible que guía el movimiento moderno, hemos olvidado usar rutinariamente más de cincuenta por ciento de las funciones del hombro. En consecuencia, cuando se presenta una tarea que

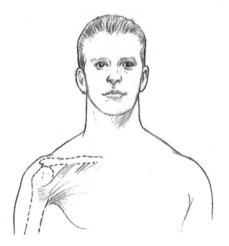

Figura 9-1. *Articulación del hombro.*

el hombro está diseñado para hacer, pero que se encuentra fuera de esa caja, empezamos a sentir dolor. ¿Pintar la casa? ¿Bajar equipaje del maletero de un avión? ¿Podar el manzano? ¿Rastrillar las hojas? ¿Golpear una pelota de tenis? Estas tareas no son la gran cosa; tenemos los músculos, las articulaciones y los huesos necesarios para hacerlas fácil e inofensivamente. Lo que nos falta es una gama de movimientos plenamente funcional, capacidad con la que nacemos y que desarrollamos de pequeños, pero que después perdemos y no a causa de la edad, sino porque restringimos nuestros movimientos a esa caja y lo hemos hecho así durante años. Suprimimos funciones de nuestro hombro como si fuesen triciclos, patinetas y zancos abandonados en el césped para que se oxiden. El dolor es el precio que los hombros nos cobran por descuidarlos.

Una serie de fotografías en secuencia mostraría que aquella caja se reduce conforme la cabeza se adelanta, los hombros se encorvan y la columna adopta la forma de una C (Figura 9-2). En la configuración final, algunos de los músculos quedan paralizados por completo, mientras otros intentan activar articulaciones que han sido casi inmovilizadas por la fricción y restricciones biomecánicas. En estas condiciones, el dolor episódico de los hombros es una advertencia: "¡No rebases los límites, mantente dentro de la caja!". Y el dolor crónico de hombros nos dice que la caja, constantemente en contracción, se ha vuelto ahora demasiado peque-

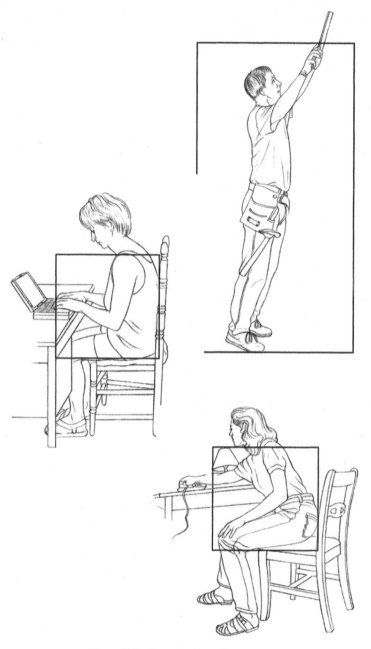

Figura 9-2. *Gama moderna de movimientos.*

ña para dar cabida incluso a los movimientos más limitados y rutinarios. "De haber sabido…" es un lamento para toda ocasión que médicos, terapeutas y quiroprácticos oyen a diario. La frase se complementa con expresiones como: "…que tenía que llevar al viaje mi laptop aparte de mi maleta", "…que iba a jugar treinta y seis hoyos de golf el sábado pasado". Y la conclusión siempre es: "¡Y ahora el hombro me está matando!". De los diversos síntomas de dolor de la disfunción músculo-esquelética, el de hombros parece ser el más sorpresivo de todos. Es como si diéramos por supuesto que nuestra espalda, caderas y rodillas nos dolerán de vez en cuando, pero no los hombros. Nuestra sorpresa tiene dos explicaciones: una, los hombros son eficientes para el uso indoloro de una gama de movimientos cada vez más reducida, ingeniosamente sostenida por la tecnología moderna. Dos, el dolor de hombros produce una ansiedad enorme porque parece amenazar de manera directa nuestra sobrevivencia. Gran parte de esta actitud procede de donde estamos ahora y cómo llegamos aquí.

Los cazadores y recolectores primitivos dependían de sus pies y sus piernas como vehículos para llevarse objetos comestibles hasta sus poderosas mandíbulas y afilados dientes. Comían únicamente quienes pudieran atraparla. Pero cuando emergieron los agricultores, guerreros y artesanos, ya usaban sus manos para efectuar labores complejas. Cuando los seres humanos pasaron de ser criaturas que comían gracias al movimiento de sus pies y manos a ser criaturas que comían gracias a movimientos complejos de las manos, la función de los hombros se volvió más esencial todavía. Los hombros y las extremidades superiores colaboraban con las piernas y los pies en igualdad de condiciones.

Nuestra transformación fue un paso reducido y, literalmente, una gran extensión de los hombros.

El refinamiento de la función de los hombros continuó con acciones como cargar (hijos y provisiones), lanzar (armas) y manipular (herramientas). Sin unos hombros funcionales, ninguna de esas cosas puede ocurrir.

Pocos sospechan que la rigidez o el dolor podrían relacionarse con el hecho de que antes de su encuentro con la brocha, el palo de golf o la maleta no habían realizado ningún movimiento fuera de la caja durante meses, incluso años. Estaban atrapados ahí sin levantar los brazos, jalar empujar, balancear, flexionar o extender por completo las extremidades superiores.

LA MANO A LA BOCA

Muchos antropólogos creen que el desarrollo de características sociales humanas clave comenzó cuando nos llevamos el alimento a la boca en vez de llevar la boca al alimento.

Sin embargo, cuando esas personas llegan al consultorio preguntan: "¿Qué pasa con mis hombros?". La respuesta usual es tendinitis. Las enfermedades con *-itis* son muy comunes en la actualidad. Técnicamente, *-itis* es un sufijo que puede añadirse a cualquier sustantivo: *gatitis*, por ejemplo. ¿Qué significa? "Como un gato", pues denota semejanza. No obstante, en cierto momento *-itis* empezó a usarse para denotar inflamación, y ése es el significado al que hoy nos apegamos; un bonito sufijo que significa menos de lo que implica cuando se agrega a un nombre. Un médico que te dice que tienes tendinitis no hace propiamente un diagnóstico; ofrece la vaga observación de que tienes inflamación y dolor.

Tal vez ya te percataste de que la palabra *tendinitis* me exaspera. No me agrada la sugerencia de que el dolor de hombros o de articulaciones es una enfermedad, algo que una persona contrae, como la influenza o la tuberculosis, o a lo que está predispuesta genéticamente, o que ocurre de manera incidental. Dolor e inflamación en los hombros son síntomas de mala alineación músculo-esquelética. Son síntomas de que se vive dentro de la caja. Calcula por ti mismo cuánto tiempo pasas en ella. Haz una lista de tus actividades de rutina: teclear, leer, conducir, etcétera. Identifica las que realizas en la caja y las que haces fuera de ella. Es probable que predominen las primeras. Sal deliberadamente de la caja y ve cuánto tiempo puedes permanecer así. Tómate el tiempo. La mayoría de las actividades "productivas" se efectúan dentro de la caja. Para escapar de ella durante un periodo cualquiera, descubrirás que es necesario que tengas una vida que te permita bailar, boxear, pasear y actuar en general "como niño".

Revisa el recuadro siguiente y responde claramente cada pregunta —no con "Desde hace tiempo" sino con la cantidad de tiempo que le dedicas a esta actividad—, creo que te asombrarás. Habrá actividades que no

¿CUÁNDO FUE LA ÚLTIMA VEZ QUE...

...te sentaste en el suelo?

...te colgaste de tus manos?

...gateaste?

...lanzaste una pelota por encima de tu cabeza?

...lanzaste una pelota sin levantar el brazo sobre el hombro?

...trepaste a un árbol?

...cargaste algo poniéndolo sobre tu cabeza?

...trataste de tocar la parte posterior de tu cuerpo, ¿a la izquierda o a la derecha?

...hiciste girar los brazos en las cavidades de tus hombros?

....usaste una pala?

...pasaste por encima de una cerca?

...pasaste por debajo de una cerca?

...te paraste de puntas?

...rastrillaste hojas o podadura de pasto?

...empujaste un objeto pesado?

...jalaste un objeto pesado?

...balanceaste un bat con ambas manos?

...balanceaste un bat o una raqueta con una mano?

...cargaste más de cinco kilos con cada mano?

...levantaste más de diez kilos con ambas manos desde el suelo?

...lanzaste un tiro enérgico con el brazo y la mano?

...alzaste ambos brazos hasta arriba y los extendiste a los lados?

...pusiste ambas manos sobre tu cabeza?

...te balanceaste en un solo pie?

...te balanceaste en un solo pie, arriba de algo (un tocón o banca)?

...subiste un tramo de escaleras?

...abarcaste más de un peldaño a la vez (al subir o bajar)?

...bailaste?

has practicado en años, y no porque sean difíciles, peligrosas o físicamente gravosas. Pocas personas levantan los brazos más de un par de veces al año, y menos todavía soportan un peso cualquiera en esa posición. Pero todos disponemos de un mecanismo cuidadosamente calibrado para hacer eso. ¿Qué sucede cuando no lo usamos? La función se pierde.

LA ARTICULACIÓN OLVIDADA

El movimiento moderno es tan limitado y se basa en patrones repetidos tanto que hemos eliminado las funciones de los hombros de la mayoría de las actividades de rutina. Suponemos que nuestros hombros trabajan bien... porque no trabajan mucho. Nos llevamos una sorpresa cuando les pedimos hacer algo simple y obtenemos dolor a cambio.

Esto podría no parecer gran cosa. Después de todo, si no necesito levantar los brazos, no tiene sentido que posea esa función, ¿verdad?

Mantenernos en la caja durante el curso de nuestras actividades laborales y deportivas, encogernos de hombros y golpear una pelota de golf —por más repetitiva o enérgicamente que se haga— no basta para mantener funcionales los músculos con los que quisiéramos tocar el cielo. Si esos músculos se vuelven disfuncionales, otros músculos de postura implicados en mantener erguidos nuestros hombros, elevada la cabeza y la curva en forma de S de la columna también se verán impedidos de hacer su labor. La inactividad inhabilita ambos juegos de músculos. La unidad entera se estropea. Lo mismo ocurre para cada una de las actividades en mi lista: los músculos indispensables para lanzar adecuadamente una pelota; mantener extendidos los brazos a derecha e izquierda; empujar un objeto pesado, etcétera, son miembros del mismo equipo. Si cualquiera de ellos no se presenta, el resto se ve condenado a jugar una partida perdida de antemano.

MÁS QUE MÚSCULOS

La sensación cinestésica no se limita a los músculos. Implica también a todos los demás sistemas y subsistemas del cuerpo. El sistema linfático, por ejemplo, responde directamente a la función y disfunción. Las glándulas linfáticas están dispersas en todo el cuerpo, incluyendo entre las fibras de los músculos. El músculo ayuda a que una glándula segregue líquido linfático. De ahí que los músculos inactivos tengan impacto en la función linfática.

El recuadro de la página 184 es un magnífico instrumento de diagnóstico porque consta de elementos realizables. Todos "podemos" realizar cada una de esas actividades —el cuerpo humano es capaz de ejecutarlas—, pero pocos las hacemos. Sea cual sea el pretexto —desde "Es indigno" hasta "No tengo ganas"—, si no nos sentamos en el suelo, no nos balanceamos sobre una pierna o no saltamos una cerca tenemos que examinar eso como lo que es: un síntoma de mala salud. Las funciones músculo-esqueléticas que no se usan con regularidad se vuelven inaccesibles. Así, el resultado es devastadoramente simple: quienes pueden, las ejercen; quienes no pueden, no las ejercen. La capacidad no tiene nada que ver con la coordinación, la habilidad deportiva o la fuerza. El único requisito es la función. Terminamos moviéndonos dentro de la caja porque no podemos vivir sin dolor fuera de ella.

LOS ALTIBAJOS DE LA FUNCIÓN DE LOS HOMBROS

La clave para superar el dolor de hombros —y evitarlo por completo— es redescubrir su función. Digo "redescubrir" porque las funciones nunca se pierden del todo. Están desplazadas, a veces durante la mitad de la vida o más, pero pueden recuperarse, aunque esto podría implicar una búsqueda ardua. Hace poco un paciente, K.C., me dijo que quizá no se había echado en el suelo durante al menos treinta años. Como consecuencia de su dolor de hombros y otras afecciones, apenas podía caminar o mantenerse erguido. Durante sus primeras visitas a mi clínica, todo lo que le pedimos hacer fue tenderse en el suelo y pararse otra vez. Esto no era fácil para él, pero después de la primera hora se sentía más fuerte y me dijo que estaba eufórico. Lo asombroso de estas funciones básicas —perdidas— es que sin ellas nos vemos desprovistos de la alegría que experimentábamos de niños, cuando trepábamos a un árbol o gateábamos y nos divertíamos a rabiar. Lo que K.C. experimentaba como euforia era un retorno a su juventud. Había dado marcha atrás al reloj. El sentido cinestésico, cuán saludable se siente el movimiento, desde la liberación de endorfinas y la interacción muscular con el sistema linfático hasta el aumento de la respiración y la circulación, hizo aparición. K.C. no se había sentido así en años. Y no había corrido un maratón; se movía en una distancia de alrededor de 1.20 metros.

Algunos músculos y articulaciones tienen rasgos distintivos de dolor, pero los hombros no. Constante o intermitente, agudo o adormecido, punzante, ardiente o trepidante: las características varían. Con frecuencia, la rigidez toma el lugar del dolor. Al menos dos veces a la semana, un nuevo paciente llega a mi clínica con un hombro inmovilizado o "congelado" que no duele, pero que se niega a moverse más allá de cierto punto. No importa si hay rigidez o dolor; casi todos los problemas de hombro, con excepción de accidentes *graves* que resultan de un alto impacto, son causados por el hecho de que el hombro no está en su posición apropiada. ¿Por qué no lo está? Por la razón clásica: los músculos lo han movido ahí.

LLAMADO DE ALARMA

Despertar a medianoche con hormigueo o entumecimiento en los brazos suele ser síntoma de mala alineación del hombro. Lo cual impide la circulación de la sangre. Puede haber causas más graves, pero si la sensación regresa rápido cuando cambias de posición o mueves la extremidad, es lógico suponer que hay factores músculo-esqueléticos implicados.

Por lo tanto, antes de buscar tratamiento para el dolor de hombros es necesario hacerse una idea de lo que hace la articulación del hombro en relación con las *demás* articulaciones de carga. La mayoría no se percata de ello, pero los hombros son articulaciones de carga. Participan con las caderas, las rodillas y los tobillos sosteniendo el peso del cuerpo. Un hombro, por ejemplo, se moverá hacia delante para contrarrestar una cadera inestable que se ha deslizado hacia atrás; el otro hombro también podría moverse en esa dirección, seguir la opuesta o mantenerse inmóvil. Si ignoramos ese contexto y tratamos el hombro en aislamiento, los problemas persistirán.

Lo primero por hacer, entonces, es adoptar la posición de la "Espalda estática" (véase capítulo 5, página 104) durante unos minutos. No permanezcas en ella tanto tiempo que la gravedad termine por aplanar tu espalda; en este caso, lo que queremos es ver lo que los músculos hacen con los huesos. Determina si tienes un arco en la espalda baja. ¿Puedes deslizar la mano debajo de ella? Luego evalúa los hombros: ¿están erguidos y sin tocar el suelo, con el peso apoyado en la parte trasera de la cabeza y los omóplatos? De ser así, haz los siguientes e-jercicios.

> **Tiempo total: este menú puede consumir mucho tiempo a causa del estiramiento "Ingle progresiva en decúbito dorsal". Si el dolor es severo, dedica a este estiramiento de cuarenta y cinco minutos a una hora; si es leve, bastarán de quince a veinte minutos.**
>
> **Frecuencia: una vez al día en la mañana.**
>
> **Duración: haz estos ejercicios todos los días hasta que el dolor disminuya por veinticuatro horas. Una vez que desaparezca, continúa una semana con este menú antes de pasar al programa de acondicionamiento general del capítulo 13. Para síntomas sin dolor, como mala postura, usa este menú de e-jercicios durante tres semanas y pasa después al programa de acondicionamiento.**

- ESPALDA ESTÁTICA

Sigue las instrucciones de "Espalda estática" en el capítulo 5 (página 104). Permanece en esta posición durante al menos veinte minutos mientras la gravedad extiende tu espalda y tus caderas.

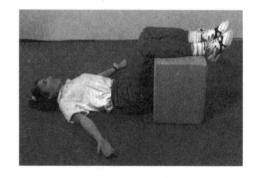

• INGLE PROGRESIVA EN DECÚBITO DORSAL

Las instrucciones de "Ingle progresiva en decúbito dorsal" pueden encontrarse en el capítulo 6 (página 130). No hagas trampa; ¡hazla en ambos lados! Este e-jercicio alienta a los potentes músculos de la ingle a liberar la cadera. Fíjate en qué forma ambos hombros reaccionan diferente a este e-jercicio.

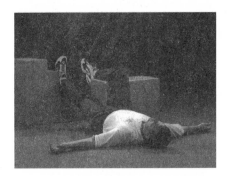 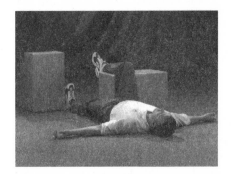

• BANCO DE AIRE

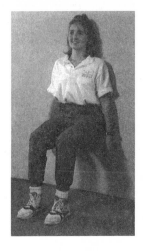

Sigue las instrucciones de "Banco de aire" en el capítulo 4 (página 88). Mantén los hombros pegados a la pared. Aprieta las caderas, derecha e izquierda, contra la pared de manera uniforme. Respira. Permanece así durante dos minutos y aumenta gradualmente a tres. Este e-jercicio permite que tenga lugar la carga vertical, al tiempo que ocurre una alineación mayor de la columna y las articulaciones implicadas en la postura.

Estos e-jercicios deberían brindar inmediato alivio del dolor a menos que tengas desgarrado el manguito rotador. Éste (compuesto por cuatro músculos) permite al hombro rotar por medio de la articulación de esfera y la cavidad que contiene la cabeza del húmero, hueso del brazo. Cuando mueves enérgicamente los brazos fuera de la caja, la gama de movimientos de la que ya hablamos, la musculatura puede dañarse si el hombro se

189

PRUEBA DE LA ARTICULACIÓN BIFUNCIONAL DEL HOMBRO

Haz la prueba: permanece sentado, encorva los hombros, tensa los músculos para mantener tus hombros ahí y levanta los brazos hasta arriba. ¿No
puedes subirlos demasiado? Extiéndelos a los lados y vuelve a intentarlo.
Todavía un poco difícil... Sin embargo, advierte que los codos no parecen verse afectados; lo están, pero eso no es obvio por ahora. Así, para
obtener la movilidad y articulación del brazo, desplazamos funciones de
los hombros a los codos. En esta etapa, el manguito rotador hace un
trabajo extra y en forma disfuncional —¡y dolorosa!— mientras intenta
sincronizar la rotación del húmero y el omóplato.

---

adelanta bastante para restringir la función rotacional. Partir leña con un
hacha, golpear una pelota de tenis y lanzar una caña de pescar son sólo
algunos ejemplos de demandas rotacionales que el hombro está diseñado para realizar con facilidad, pero que no podrá llevar a cabo si está varado
en una posición de bisagra abierta. El hombro gira y rota; pero viviendo dentro de la caja, girar se convierte en la función predominante, ya que,
para satisfacer la mayoría de las demandas de rotación, terminamos usando
nuestros codos mediante la flexión y extensión de los antebrazos.

Los tres e-jercicios que inician en la página 191 suprimirán gran
parte del intenso dolor del manguito rotador al eliminar la obstrucción, pero
un manguito rotador desgarrado indica que hay daño en el tejido. En ese
caso, el proceso de curación será más lento, y hasta que el tejido dañado se
repare, perdurará incomodidad en el área de uno o ambos omóplatos. No
obstante, es imposible que el manguito rotador se recupere apropiadamente
hasta que la restricción sea eliminada. Los remedios quirúrgicos que no
toman en cuenta este principio fracasarán. El menú de e-jercicios vuelve a
alinear la estructura del hombro y reactiva la función muscular. Síguelo hasta
que desaparezca el dolor; pasa después a la rutina de acondicionamiento del
capítulo 13 para conservar el progreso alcanzado.

La siguiente serie de e-jercicios es para aquellos que, al hacer la
"Espalda estática", descubren que su espalda se aplana sobre el suelo sin
formar un arco y que sus hombros están erguidos y no tocan el piso. Estas
condiciones significan que hay que trabajar en la eliminación de la flexión en
la espalda y las caderas con el fin de acceder a las funciones de los hombros.

> **Tiempo total:** este menú puede consumir mucho tiempo a causa del "Estiramiento de la ingle sobre toallas en decúbito dorsal". Si el dolor es severo, dedica a este estiramiento de cuarenta y cinco minutos a una hora; si es leve, bastarán de quince a veinte minutos.
>
> **Frecuencia:** una vez al día en la mañana.
>
> **Duración:** haz estos ejercicios todos los días hasta que el dolor disminuya por veinticuatro horas. Una vez que desaparezca, continúa una semana con este menú antes de pasar al programa de acondicionamiento general del capítulo 13. Para síntomas sin dolor, como mala postura, usa este menú de e-jercicios durante tres semanas y pasa después al programa de acondicionamiento.

- PRESIÓN DE UN COJÍN CON LAS RODILLAS ESTANDO SENTADO

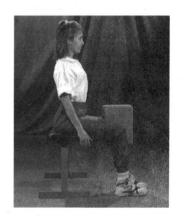

Sigue las instrucciones de este e-jercicio en el capítulo 6 (página 129). Mantén rectos los pies y no permitas que tu cabeza y hombros se adelanten. Haz tres series de veinte. Este e-jercicio da a los abductores/aductores algo que hacer aparte de rotar la cadera.

- CONTRACCIÓN ESCAPULAR SENTADO (Figura 9-3)

Siéntate en el borde de una banca o silla con las caderas en extensión, es decir, rotada hacia delante con la espalda arqueada y la cabeza y los hombros erguidos. Junta lenta y uniformemente los omóplatos y suelta. Haz tres series de veinte.

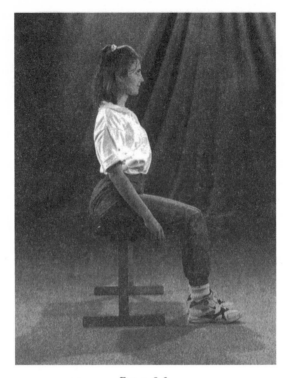

Figura 9-3.

Los omóplatos paralizados interfieren en la flexión-extensión de las caderas y este e-jercicio ataca ese problema.

• SENTARSE EN EL SUELO

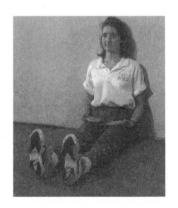

Sigue las instrucciones de "Sentarse en el sue-lo" en el capítulo 6 (página 129). Confirma que tu cuerpo sea bilateral; no trabajes un lado más que el otro. Permanece en esta posición durante cinco minutos.

Este e-jercicio obliga a que una fun-ción simple tenga lugar en un estado vertical con las rodillas y los tobillos semidescargados.

- ## ESTIRAMIENTO DE LA INGLE SOBRE TOALLAS EN DECÚBITO DORSAL

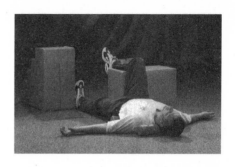

Sigue las instrucciones de este ejercicio en el capítulo 6 (página 127). Las toallas deben mantener niveladas tus caderas en ambos lados. Si no adiestramos los músculos de las ingles, continuarán haciendo rotar las caderas y al tronco con ellas. Permanece de diez a quince minutos en esta posición por cada pierna.

CADERAS: OREJAS DE ELEFANTE Y SILLONES RECLINABLES

La pelvis tiene dos huesos en forma de media luna, uno en el costado derecho y otro en el izquierdo. Ambos están unidos al sacro, que es aproximadamente triangular y forma una base de apoyo para la columna. Los huesos de esta estructura pélvica, carente de carne, parecen la cabeza de un elefante vista de frente. Las dos caderas son las orejas, mientras que el sacro es el contorno de la frente, cara y trompa del animal. Al igual que las orejas del elefante, las caderas pueden moverse independientemente entre sí; la derecha oscila al frente mientras la izquierda permanece en su lugar o se dirige hacia atrás. También la parte superior de las caderas puede subir o bajar en forma independiente, ya que una articulación en el sacro permite cierto grado de movimiento. Además, el sacro mismo se inclina a derecha e izquierda, adelante y atrás, lo que cambia la posición de las caderas (al modo en que el elefante mueve la cabeza). Por último, las caderas funcionan como un par de sillones reclinables. Los extremos inferiores oscilan hacia fuera y arriba, tal como se mueven los descansapiés, mientras que el respaldo se inclina hacia atrás. Ambos pueden seguir también la dirección contraria y lo hacen sin considerar la posición de su contraparte. Uno puede ir adelante y el otro atrás, o ambos hacia el mismo sentido. Todo esto podría parecer confuso, pero tiene perfecto orden en términos del diseño del cuerpo. Las caderas deben asumir muchas posiciones para funcionar bajo numerosas demandas distintas. Los problemas surgen cuando las caderas dejan de moverse libremente de un lugar a otro y se estancan arriba o abajo, adelante o atrás.

La última serie de e-jercicios es para aquellos cuyo dolor crónico de hombros es provocado por la elevación de una de las caderas, afección cada vez más común en la que una cadera se reubica más alto que la otra.

Tú puedes detectar variaciones en la elevación de tus caderas midiendo las piernas de un par de pantalones recién ajustados del largo. Si una de ellas es más larga que la otra, el sastre ha hecho un ajuste para la variación en la posición de las caderas. Las mujeres suelen descubrir, cuando se miran a un espejo de cuerpo entero, que el dobladillo inferior de sus faldas se ve disparejo; si esto te ocurre con frecuencia, ése es otro indicio de que una cadera es más alta que la otra. Si tu ropa no te lo señala, quizá la realidad lo hará. Desvístete, párate frente al espejo, pon un pulgar en cada hueso de la cadera y echa un vistazo largo y detenido. ¿Todavía lo dudas? Podrías pedirle a alguien que mida desde cada hueso de tu cadera al piso.

Una cadera elevada y dolor crónico de hombros son básicamente causa y efecto puros. Cuando la cadera asume una posición elevada o descendida, el hombro tiende a reaccionar. Sube o baja, se adelanta o atrasa. Sin estabilidad en la articulación de carga de la cadera, el hombro se vuelve inestable.

Así sea la cadera derecha o la izquierda la que está elevada, estos e-jercicios son apropiados.

Tiempo total: este menú puede consumir mucho tiempo a causa del "Estiramiento de la ingle sobre toallas en decúbito dorsal". Si el dolor es severo, dedica a este estiramiento de cuarenta y cinco minutos a una hora; si es leve, bastarán de quince a veinte minutos.

Frecuencia: una vez al día en la mañana.

Duración: haz estos ejercicios todos los días hasta que el dolor disminuya por veinticuatro horas. Una vez que desaparezca, continúa una semana con este menú antes de pasar al programa de acondicionamiento general del capítulo 13. Para síntomas sin dolor, como mala postura, usa este menú de e-jercicios durante tres semanas y pasa después al programa de acondicionamiento.

• CONTRACCIÓN DE LOS GLÚTEOS ESTANDO DE PIE

Ve las instrucciones de este e-jercicio en el capítulo 6 (página 124). No olvides usar los músculos de las nalgas y no los muslos ni los abdominales. Haz tres series de quince con los pies en paralelo y tres series de quince con los pies evertidos (hacia fuera).

Este e-jercicio reactiva los músculos de los glúteos.

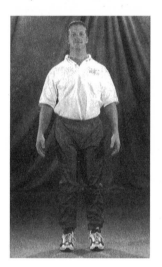 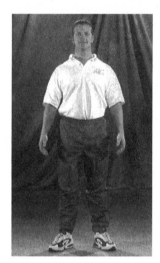

• PRESIÓN DEL TOBILLO EN DECÚBITO PRONO
   (Figura 9-4)

Acuéstate boca abajo, apoya el mentón en las manos y dobla las rodillas a noventa grados. Sepáralas un poco más de lo ancho de tus caderas y aprieta un cojín entre tus tobillos, activando uniformemente los músculos de las nalgas. Haz tres series de quince.

Este e-jercicio pone a trabajar en común los músculos posteriores y anteriores.

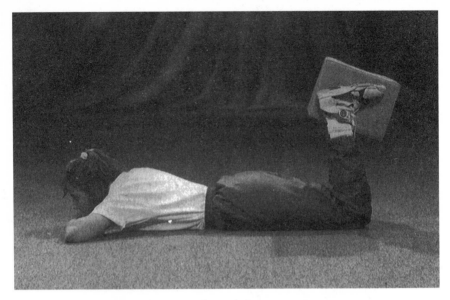

Figura 9-4.

- CAÍDA POR GRAVEDAD
  (Figura 9-5)

Ponte calzado de suela de hule para disponer de tracción y párate en un escalón o peldaño como si fueras a subirlo. Tus pies deben estar en paralelo y separados a todo lo ancho de los hombros. Con una mano, sujétate del barandal u otro objeto y hazte para atrás hasta que tus talones estén fuera del escalón y floten en el aire. Continúa recorriéndote hacia atrás hasta que más de la mitad del pie esté fuera del escalón. Confirma que tus pies sigan en paralelo, apunten al frente y estén separados a todo lo ancho de las caderas. Permite que tu peso caiga sobre tus talones para comprometer los músculos posteriores de la pierna. No dobles las rodillas. Permanece así durante tres minutos.

Este e-jercicio rediseña el enlace entre el talón y todas las articulaciones hasta los hombros.

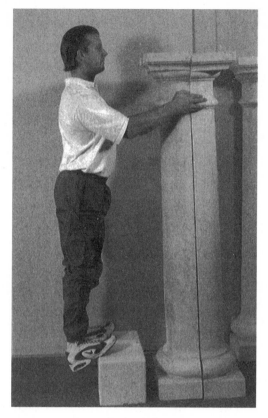

Figura 9-5.

- ESTIRAMIENTO DE LA INGLE SOBRE TOALLAS EN DECÚBITO DORSAL

Sigue las instrucciones de este e-jercicio en el capítulo 6 (página 127). Permanece de diez a quince minutos en esta posición por cada pierna. Conforme pasa el tiempo, sentirás que los músculos del frente de tu muslo se liberan de los músculos de las ingles.

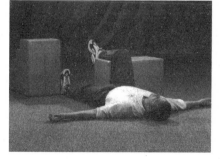

En general, no esperes que el dolor de hombros se localice necesariamente del mismo lado que la cadera elevada; muchas veces es así, pero no siempre. El cuerpo posee numerosas formas de compensar la inestabilidad de las caderas y los hombros. Por ejemplo, el hombro y la cadera izquierdos podrían estar elevados y, para compensar, tú podrías balancear el hombro derecho hacia delante y tensar el mecanismo del manguito rotador, lo que empezaría a causar dolor. En este caso, la cadera derecha sería el lugar equivocado para buscar elevación. Sin embargo, dondequiera que ésta se encuentre, el tratamiento es el mismo.

Geometría simple o geometría del dolor

Imagina al tronco humano como compuesto por dos triángulos tridimensionales balanceados de punta a punta. Una base forma las caderas y la otra los hombros (Figura 9-6).[1] Esta imagen te da una idea de por qué la interacción de las articulaciones es tan importante. La potente musculatura que une e interconecta los triángulos afecta constantemente la estructura esquelética y, a su vez, es afectada por ella. Nada sucede en aislamiento.

UNA RÁPIDA REVISIÓN DE RESTRICCIONES DE LOS HOMBROS

Siempre que quieras saber si tus hombros están alineados y son bilaterales, haz el ejercicio siguiente. Párate con los pies apuntando hacia fuera como un pato y encorva los hombros. Levanta hasta arriba el brazo derecho y permanece así diez segundos. Bájalo y haz lo mismo con el izquierdo. Si hubo una diferencia detectable entre los dos —si sentiste un brazo más pesado o más rígido que el otro, o algo por el estilo—, sabrás que tienes una restricción en un hombro que está ausente en el otro. Pero aun si los sientes iguales, la sensación compartida fue forzada, ¿no? Ahora haz lo mismo, pero esta vez pon los pies con las puntas hacia dentro y mantén erguidos los hombros. Probablemente es mucho más fácil de esta manera en ambos lados. En el segundo caso, la cadera está puesta en extensión donde corresponde; la base del triángulo inferior se ha adelantado.

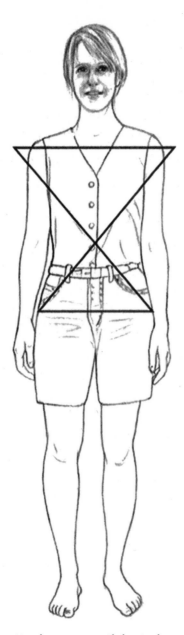

Figura 9-6. *Los triángulos son una unidad músculo-esquelética básica.*

Cuando pasamos sentados gran parte de nuestra vida, la posición de las caderas inevitablemente toma la forma de una silla, ya que se desplazan hacia atrás y jalan con ellas la base del triángulo inferior. Los hombros no tienen otra opción que reaccionar, y es esta reacción lo que tiene consecuencias.

Un escéptico podría decir: "Por más que me duela el hombro, no voy a andar con las puntas de los pies para dentro todo el tiempo". No tienes que hacerlo. Esta posición duplica mecánicamente lo que se supone que tus músculos hacen natural y automáticamente. Esos músculos deben ser comprometidos y su función restaurada. Cuando tal cosa suceda, eliminarás el dolor y estarás fuera de la caja.

10

CODOS, MUÑECAS Y MANOS:
EL DEDO ACUSADOR...

Todas las articulaciones son iguales, pero algunas son verdaderas aristócratas. El codo, la muñeca y las articulaciones de la mano son las articulaciones "jeffersonianas": elegantes, gráciles y refinadas. Son el medio para escribir sonetos, volver a adherir retinas y volar transbordadores espaciales. Sin embargo, no hay nada precioso ni frágil en ellas. El pulgar y el índice son donde la teoría y la experiencia convergen. Capaces de un tacto ligero o de un golpe mortífero, de orar o dar un puñetazo, estas articulaciones sintetizan la evolución del hombre. Cuando duelen, les prestamos atención.

LA DIFERENCIA ENTRE LA FUENTE Y LA SEDE DEL DOLOR

Cassie prestaba mucha atención a su muñeca derecha. Llegó a mi clínica hace unos años porque esa muñeca se encontraba en muy mal estado. Rígida y adolorida, la había obligado a tomar un prolongado permiso en su empleo como trabajadora social.

Su visita duraba ya una hora cuando ella mencionó casualmente que también la espalda baja le dolía mucho. Pero su prioridad era la muñeca; todo lo demás, dijo, era de importancia secundaria, pues el dolor de hombro,

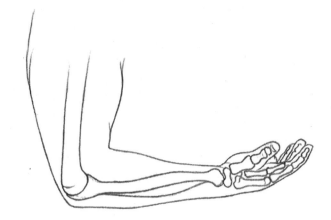

Figura 10-1. *El brazo, flexionado en el codo, con la muñeca y la mano.*

codo, muñeca o manos puede ser particularmente perturbador. Más allá de la incomodidad, plantea también la perspectiva de pérdida del empleo, un cambio drástico en el estilo de vida e indefensión. Cassie quería regresar a trabajar lo más pronto posible. Por lo que a ella se refería, el dolor de espalda no interferiría en esa meta. Podría soportarlo o hacer más tarde algo al respecto.

Lo que no comprendió en un principio fue que su dolor de muñeca y de la espalda baja eran dos síntomas del mismo problema: había perdido su capacidad de carga vertical. Ella partía del supuesto de que el sitio del dolor era también la fuente del dolor; le hice una rápida demostración para convencerla de lo contrario.

—Párate aquí con los dedos torcidos hacia dentro —le pedí. Ella movió un poco los pies—. ¡Vamos, todavía más! Haz torsión con esas rodillas para que apunten hacia dentro —bajó los hombros e inclinó hacia delante la cintura—. Los pies están perfectos, pero endereza la cabeza y los hombros; así está bien.

—Siento como si me fuera a caer hacia la derecha —dijo ella.

—No te preocupes, no te va a pasar nada. Pero la razón de que te sientas así es que la mayor parte de tu peso la carga el lado izquierdo de tu cuerpo y esta posición lo redistribuye bilateralmente. El lado derecho no participa en esa repartición del trabajo —ella asintió tentativamente, acostumbrándose apenas a esa incómoda posición—. ¿Cómo sientes la espalda? —le pregunté.

—Supongo que bien.

—¿Te duele?

—En este momento no.

—¿Por lo general te duele cuando estás de pie?

Dudó un instante.

—Constantemente.

—¿Pero no ahora?

—No.

Le di tiempo para pensar en eso.

—¿Cómo está tu muñeca?

Levantó el brazo y lo miró. Extendió la mano con la palma hacia abajo y los dedos rectos.

—Igual —dijo.

—Trata de doblarla.

Cassie cerró lentamente los dedos en un puño y los abrió. Luego permitió que su mano abierta cayera desde la muñeca y lenta, muy lentamente, la flexionó hacia arriba. La mano se mantuvo con la palma levantada durante treinta segundos y después ella la movió rápidamente arriba y abajo y de un lado a otro, sin decir palabra.

—¿Entonces? —pregunté por fin.

—¡Fabulosa!

El problema de Cassie no era su muñeca, cuello u hombro. Muñequeras y teclados ergonómicos no le habrían servido de nada. La causa de su dolor de muñeca estaba en la cadera. Cuando hice que adoptara esa incómoda posición, su afirmación de que sentía que se iba a caer hacia la derecha resultó ser información importante. La falta de equilibrio siempre es un mensaje. En este caso, me indicó que su cadera derecha era inestable; el pie derecho girado hacia fuera lo confirmó y estableció que la cadera estaba inclinada hacia atrás en flexión. Para ajustar el centro de gravedad y caminar en línea recta, Cassie rotaba inconscientemente su hombro derecho hacia delante y adentro. Sin el apuntalamiento de las articulaciones de carga, su hombro se combaba y comprometía la función de la esfera y cavidad.

> ### FUERZA Y RESISTENCIA ESTRUCTURALES
>
> La mayoría de los dolores crónicos de muñeca son fáciles de tratar volviendo a alinear el hombro con la cadera, la rodilla y el tobillo. A menos que haya una fractura de hueso o una dislocación traumática de una articulación, es raro que exista un daño estructural.

La biomecánica es sencilla. Como señalé en el capítulo anterior, el hombro está diseñado tanto para girar como para rotar. Cuando su capacidad de rotación es restringida, delega al codo dicha tarea. Para tener una idea de lo que sucede, extiende el brazo derecho al frente, a la altura del hombro y con la palma hacia abajo. Sin doblar el brazo, rótalo de tal manera que la palma quede hacia arriba. Si no has perdido por completo la función del hombro, todo el brazo se moverá y habrá movimiento y actividad muscular detectable en el área del hombro mientras participa en la rotación. Con la otra mano, aprieta suavemente el brazo derecho, de la muñeca al hombro, al tiempo que haces esa rotación. Sentirás en operación muchos mecanismos músculo-esqueléticos. Advierte que el codo rueda abajo en un semicírculo. Ahora dobla el codo, pégalo a tu costado y rota la palma abajo y arriba de la misma manera. El hombro no interviene en esto, igual que la mayoría de los músculos del brazo. El codo realiza trabajo extra haciendo girar el cúbito y el radio, los dos huesos del antebrazo diseñados para tenderse en paralelo entre sí hasta cruzarse uno sobre el otro (Figuras 10-2 y 10-3).

Prueba esto también: mantén extendida la mano con la palma hacia abajo y cruza el dedo medio sobre la punta del índice. Este movimiento es casi igual al del radio en relación con el cúbito cuando el antebrazo y la muñeca rotan. Ese enérgico *pas de deux* biomecánico se repite cada vez que la mano y la muñeca recorren su gama básica de movimientos rotacionales. Además, los componentes músculo-esqueléticos del antebrazo se compactan en la muñeca. Con la rotación extra generada por el codo, los huesos, músculos, tendones, ligamentos y nervios no tienen suficiente espacio para hacer su trabajo sin interponerse uno con otro. Todavía existe rotación, pero con más fricción, y ésta hace cosas curiosas. Frota ocasionalmente dos

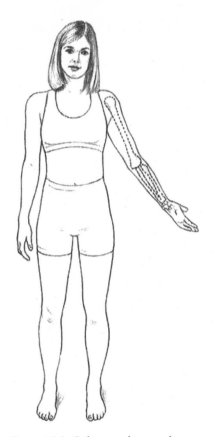

Figura 10-2. *Cúbito y radio cruzados y en paralelo.*

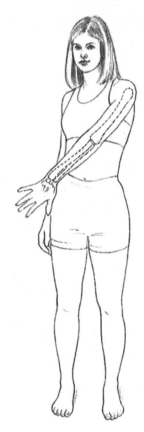

Figura 10-3. *Palma en pronación.*

varas entre sí y no ocurrirá nada; frótalas de modo constante y habrá fuego. Cuando le pregunté a Cassie acerca de su codo, dijo tener en él a menudo una sensación de ardor.

EL RESPONSABLE ESTÁ AQUÍ... Y ALLÁ

Al igual que la rodilla, el codo es un mecanismo de sincronización. Así como la rodilla trabaja con las caderas y el tobillo, el codo coordina y media el

205

movimiento del hombro y la muñeca. También, igual que la rodilla, el codo es un mecanismo de reducción. Traduce el potente movimiento del hombro a una intensidad que la muñeca y la mano puedan usar para llevar a cabo una labor de precisión controlada. Pero si el hombro está desvinculado a causa de una mala alineación, el codo debe compensar la potencia perdida del hombro o trasladar el problema a la muñeca, o ambas cosas.

CÓMO SE ENLAZAN LA MUÑECA Y EL CODO

Para ver y sentir en acción la mala alineación del codo, vuelve a adoptar la posición con el codo doblado en noventa grados, pegado a tu costado y con la palma hacia arriba. Rota el antebrazo con la palma hacia abajo, pero confirma que el codo permanezca en su sitio. Advierte la tensión en el interior de tu muñeca; el pulgar no quiere completar su trayectoria. Hazlo para atrás hasta que apunte arriba; si intentas tensar la muñeca, no encontrarás mucha fuerza y estabilidad. En efecto, el codo le dice a la muñeca que tendrá que vérselas con una fricción rotacional adicional, esto explica la tensión en la muñeca. Ésta se origina porque el codo ha sido privado de la función del hombro requerida para rotar hacia dentro y arriba, donde puede estabilizarse y utilizar el brazo entero, el torso alto y la espalda.

Las extremidades superiores toman su dinámico poder de la estructura músculo-esquelética del torso. La complejidad de esta armonización muscular hace que, en comparación, la interacción de una orquesta sinfónica parezca simple. Pero la mayoría de nosotros usamos sólo la mitad de nuestros brazos: los antebrazos. Esto quiere decir que hemos abierto una brecha biomecánica de alrededor de treinta centímetros entre el codo y el resto del cuerpo. La sangre circula y señales neurales son transmitidas a través de esta zona (aunque también esas funciones se ven comprometidas), pero el abanico completo de actividad muscular y biomecánica se ve drásticamente reducido. En estas circunstancias, el dolor de muñeca y codo es inevitable.

UNA TRANSFERENCIA DE PODER

Cuando se trata de la gama de movimientos, tal como enfaticé en el capítulo sobre el dolor de hombros, la mayoría estamos encerrados en una caja de ciento veinte por noventa centímetros. Al igual que el antiguo cepo que se usaba para castigar a los malhechores en el siglo XVII y principios del XVIII, hemos insertado nuestras manos, muñecas, brazos y hombros en esta caja, donde los hemos confinado de por vida. Nótese lo cerca que tus codos permanecen de tus costados. De las docenas de movimientos que ejecutas en un periodo de quince a veinte minutos, los codos sólo en ocasiones se elevan cerca del nivel de los hombros. Hemos encontrado la manera de realizar nuestras actividades laborales y recreativas justo en el centro de esa caja: teclados, volantes, videojuegos, el control remoto de la televisión y las bicicletas de montaña. Así, hemos convertido al codo, la muñeca y la mano en los esclavos de la mitad superior del cuerpo. Cuando el diseño músculo-esquelético opera en forma apropiada, la mera flexión de la cintura causa que la capacidad de flexión-extensión del torso casi duplique el alcance de nuestros brazos. Pero cuando ese diseño no opera apropiadamente —lo que

---

AISLAR LAS MUÑECAS Y LOS CODOS PROVOCA DOLOR CRÓNICO

Detente un momento a pensar en las consecuencias que sufren los codos, muñecas y manos en la cadena de disfunción que va de las caderas a los hombros. Casi la totalidad de los músculos y estructuras biomecánicas principales del tronco se ve comprometida. Su trabajo se desplaza a los codos, muñecas y manos. Imagina que te estiras para levantar un pesado diccionario de un estante frente de ti a la altura de tu pecho y a un metro de distancia. Si tus caderas ya están en flexión adelantada, el brazo se usará para cubrir la distancia en lugar de que la cintura se doble para acortarla. Como tu hombro está encorvado, no puede sostener el peso del volumen, así que se apoya en el codo y la muñeca. Esta secuencia se repite cientos de veces al día. El dolor crónico es inevitable.

---

se refleja en el dolor de muñeca y codo—, dicha facultad se transfiere a los codos, muñecas y manos, junto con el movimiento lateral y rotacional del tronco.

Las caderas y el torso permanecen en su lugar mientras el codo cambia de posición para ejecutar un número infinito de movimientos rutinarios. Entre tanto, los hombros, diseñados para empujar, jalar, estirar y levantar, se adelantan y quedan inertes. La labor de mover cualquier peso se delega a los codos y las muñecas. Esto no representaría ningún problema en un cuerpo totalmente funcional. Esa es una de las razones de que tengamos poderosos bíceps y tríceps (así como los demás músculos flexores-extensores de los brazos). Pero en un cuerpo "encajonado", con disfunción y dolor en los hombros, la capacidad de los músculos de los brazos para participar en una plena gama de movimientos —subir y bajar el antebrazo en un arco de ciento sesenta y cinco grados— se reduce a un tercio o a la mitad. Llevarse a los labios una taza de café o un vaso y bajarlo se convierte en un gran desafío.

No es sólo levantar, empujar y jalar lo que sufre restricciones. La pronación y supinación de los antebrazos necesita de la intervención de los hombros. Sin el hombro, la mayor parte de la función tiene lugar en el codo y la muñeca. La posición de nuestras manos determina el tipo de trabajo que hacemos y, en definitiva, quiénes somos. Tómese como ejemplo una escena clásica de una comedia de salón o un *drama de época*: un pueblerino es invitado a tomar té en un salón elegante. Lleva a sus labios la delicada taza de porcelana levantando el codo a la altura de la oreja. Entre tanto, la anfitriona agita las pestañas en señal de reprobación y el anfitrión resopla. La refinada pareja alza sus tazas con los codos recatadamente encogidos y descendidos. El pueblerino posee un hombro funcional, mientras que sus ilustrísimas no. Él ejecuta la pronación de la mano con su hombro, codo y muñeca; sus anfitriones usan principalmente sus muñecas.

¿Asociamos de manera inconsciente las características físicas disfuncionales y funcionales con ciertos grupos sociales? Por supuesto, e irónicamente muchas disfunciones se consideran elegantes y sofisticadas. En cada temporada de modas de primavera y otoño, vuelve a impresionarme la "apariencia" que los diseñadores crean usando modelos cada vez más encorvadas, cuya cabeza cuelga y cuyo torso se inclina hacia delante. Ellas

---

PRONACIÓN Y SUPINACIÓN

Estos términos se usan para funciones importantes tanto en el tobillo como en el antebrazo. Se derivan de *prono* y *supino*. Si te acuestas boca abajo, estás en decúbito prono; si ruedas para tenderte bocarriba, te encuentras en decúbito dorsal (supino). Cuando el antebrazo se mueve en pronación, la palma de la mano está hacia abajo (si el codo está en un ángulo de noventa grados) o hacia atrás (cuando los brazos están en los costados).

---

se agachan así en las pasarelas de París, Nueva York y Londres, con los pies evertidos y las caderas retrasadas en flexión.

La próxima vez que veas un desfile de modas, cuando las modelos se acerquen fíjate en que el dorso de sus manos apunta al frente. Esto es evidencia de desvinculación de los hombros. Sin un apropiado movimiento en los omóplatos y el húmero, sus antebrazos y muñecas rotan hacia dentro. Los músculos pronadores de los antebrazos se ponen en flexión; en consecuencia, se ven involucrados en el movimiento cruzado del radio y el cúbito que ya mencioné. Esto significa que la muñeca, el antebrazo y el codo operan en condiciones de máxima restricción y congestión. La estructura músculo-esquelética no retorna nunca a una posición neutral. La fricción extra es constante. El fuego —el dolor— seguramente ocurrirá.

Los peligros y dolores del doctor Compras

El cuerpo intenta extinguir el fuego de varias formas. Una de ellas es segregar líquidos que limiten la fricción actuando como cojinetes y mecanismos de freno. Esta secreción ocurre en la articulación sinovial del codo. Bolsas o quistes de líquido sinovial se formarán detrás del codo, lo que dificultará doblar o rotar la articulación. Algunas personas "drenan" sus codos tan frecuentemente como cambian el aceite de su automóvil, aunque en forma algo más dolorosa.

De igual manera, las bolsas sinoviales estratégicamente colocadas en puntos de fricción (es decir, donde los tendones están en contacto con los huesos), se llenan y restringen el movimiento. El revestimiento de los tendones puede irritarse e inflamarse, y a veces el tendón se "desliza". Esta afección se conoce como epicondilitis, pero en realidad el tendón no se ha deslizado; más bien, los músculos compensatorios reubican los huesos en relación con el tendón. El remedio quirúrgico es buscar otra ruta para éste, la cual ofrezca menos fricción.[1] Pero este enfoque sólo incrementa la disfunción del codo, porque la articulación fue diseñada para tener el tendón en su lugar original.

El arma principal del departamento de bomberos es cancelar la articulación volviendo demasiado doloroso moverla. Cuando el codo y la muñeca se tensan, restringen y duelen, el movimiento disminuye poco a poco. Todos sabemos instintivamente que éste es el último recurso, y a corto plazo la fricción desaparece. Sin embargo, el codo y la muñeca son tan importantes para nuestra vida moderna que perder su uso es una crisis mayor. En consecuencia, lo usual a largo plazo es un periodo de relativa inactividad del codo o la muñeca con el fin de mitigar los síntomas de dolor, seguido por una reanudación de la actividad que causó la fricción en primer término. Gradualmente, el alivio obtenido durante los periodos de inactividad se reduce hasta desaparecer, en tanto que el dolor se vuelve constante.

Nuestro impulso habitual es "vencer el dolor". El mejor ejemplo de esa actitud es un campeón de handball que hace varios años acudió a mí, como último recurso, en busca de ayuda para un codo inflamado. Durante mucho tiempo, para poder seguir jugando se había inyectado cortisona con regularidad. Cualquier médico competente te dirá que las palabras *cortisona* y *regularidad* no deberían aparecer en la misma frase. La cortisona puede ser eficaz como analgésico, pero dosis repetidas tienen graves efectos secundarios. Este hombre, Gil, aparentemente sobornaba a determinados médicos para que accedieran a inyectarlo sin hacer demasiadas preguntas. Cuando ellos se negaban a aplicar una segunda o tercera dosis, él buscaba en otra parte. A la larga, el exceso de cortisona le afectó. Cuando lo recibí por primera vez, estaba desesperado por participar en un importante torneo pese al dolor extremo. Admitió que había recibido numerosas inyecciones de cortisona y que recurría a mí porque ningún médico aceptaría administrarle una más.

—¿Por qué no? —pregunté.

—Toque mi codo.

NÓDULOS

La fricción en o cerca de las articulaciones producirá inflamación o nódulos . Puedes sentirlos con la palma; a veces también hay una visible mancha roja. Podrían no doler, pero son síntomas de disfunción que no deben ignorarse. Los e-jercicios para la articulación importante más cercana serán de utilidad.

Tomé su codo derecho y lo apreté ligeramente. Mi pulgar resbaló dentro de la articulación, empujando la piel como si me estuviera poniendo un guante. El codo es una imponente articulación triple, llena de cartílago, ligamentos, cóndilos óseos y tendones. Pero mi pulgar se introdujo más allá del nudillo en el codo de Gil. Por efecto de la cortisona, el mecanismo de la articulación de su codo se había colapsado. El analgésico le había permitido seguir jugando un año tras otro, mientras el hueso y otros tejidos eran reducidos a nada. Lamentablemente, no había algo que yo pudiera hacer por él. Es muy difícil tratar el dolor de codo cuando ya no queda nada de esa articulación. Gil había optado por aniquilar el dolor e ignorar su mensaje y terminó aniquilando su codo.

Tratamiento del dolor de codo

Pocos de nosotros nos obstinamos tanto como Gil en vencer el dolor, o somos tan insensatos como él abusando de la cortisona; cabe suponer que tu codo sigue vivo. Estos cinco e-jercicios están diseñados para restaurar el enlace entre codo, hombro, torso y cadera. Igual que los e-jercicios de los demás capítulos, llévalos a cabo siguiendo el mismo orden en que aparecen aquí.

Tiempo total: este menú puede consumir mucho tiempo a causa del "Estiramiento de la ingle en decúbito dorsal". Si el dolor es severo, dedica a este estiramiento de cuarenta y cinco minutos a una hora; si es leve, bastarán de quince a veinte minutos.

Frecuencia: una vez al día en la mañana.

Duración: haz estos ejercicios todos los días hasta que el dolor disminuya por veinticuatro horas. Una vez que desaparezca, continúa una semana con este menú antes de pasar al programa de acondicionamiento general del capítulo 13.

• CAÍDA POR GRAVEDAD

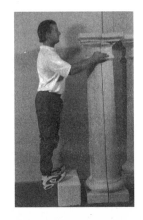

Sigue las instrucciones de "Caída por gravedad" en el capítulo 9 (página 196). No olvides que tus pies deben estar en paralelo y apuntar al frente; podrían tratar de evertir. Concéntrate en igualar tu peso en ambos lados y caer sobre tus talones. Permanece así durante tres minutos. Imagina que tus talones y tu cabeza pegan contra una pared invisible. Esto alineará tu torso, hombros y cabeza con las caderas.

• EXTENSIÓN ESTÁTICA

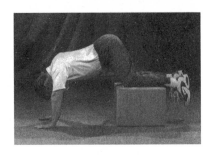

Sigue las instrucciones de "Extensión estática" en el capítulo 4 (página 87). Dedícate a mantener la unión de los omóplatos. También es importante dejar que la cabeza cuelgue; confirma que los músculos de tu cuello y espalda baja estén relajados. Permanece así durante un minuto y aumenta paulatinamente a dos.

La "Extensión estática" elimina la C de tu columna y le recuerda a la articulación de los hombros que debe girar adelante y atrás.

- CIRCUNDUCCIÓN
  (Figura 10-4)

Necesitarás una banca de baja altura que te permita pararte a su lado con una pierna extendida y la otra doblada en noventa grados apoyada en su superficie. Flexiona la cintura y pon la mano opuesta a la pierna extendida sobre la banca con la palma hacia abajo, en busca de apoyo. Coloca una pesa de 2 kilogramos bajo la mano desocupada de tal manera que puedas agacharte para tomarla. La pesa debe estar en posición vertical a fin de que puedas sujetarla por su extremo. Tómala con suavidad —no aprietes la mano ni contraigas en exceso los músculos del brazo— oscilando el brazo extendido en un pequeño círculo. Permite que el brazo se deje llevar por el impulso para formar círculos. Tu brazo no oscila hacia arriba o hacia ti

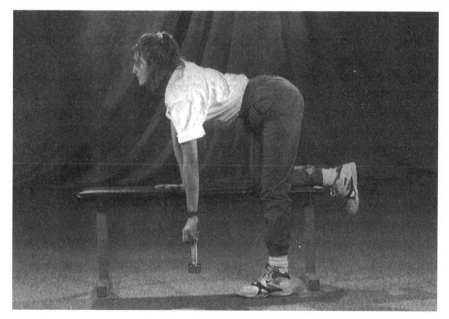

Figura 10-4.

por el contrario, traza círculos y reducidos en el suelo. Haz veinte giros en el sentido de las manecillas del reloj y veinte en el sentido contrario; repite del otro lado. Haz dos series por cada brazo.

La circunducción restaura la función de esfera y cavidad de una articulación de hombro que se ha paralizado en la posición de bisagra hacia delante.

- RELOJ DE PARED
  (Figuras 10-5 a, b y c)

Éste es un e-jercicio en tres posiciones. Debes sentirlo en la articulación acromioclavicular (AC) del hombro (el mecanismo donde el húmero se encuentra con la clavícula y el omóplato) y en los omóplatos. Si la posición tres intensifica tu dolor de codo, elimínala inicialmente de la secuencia. Pruébala de nuevo uno o dos días después de haber hecho las posiciones uno y dos; cuando ya no ocasione dolor, intégrala a la serie.

Posición uno (a): ponte frente a la pared y tuerce los pies hacia dentro. Levanta los brazos en la posición de las manecillas del reloj a las doce en punto, y permanece así durante un minuto. Tus codos deben estar rectos y los hombros separados de la pared mientras los pulgares apuntan hacia fuera.

Posición dos (b): conserva la misma posición. Coloca los brazos en la posición de las diez y diez. Tus codos deben estar rectos y los hombros separados de la pared mientras los pulgares apuntan hacia fuera. Permanece así durante un minuto.

Posición tres (c): mantén la misma posición. Coloca los brazos en la posición de cuarto para las tres. Tus codos deben estar rectos y tus hombros separados de la pared mientras los pulgares apuntan hacia fuera. Permanece así durante un minuto.

El "Reloj de pared" se ocupa de los omóplatos. Se supone que éstos deben moverse arriba y abajo, adelante y atrás y en el sentido de las manecillas del reloj y al revés. Cuando no lo hacen, se pierde gran parte de la interacción dinámica con el torso y la mitad de la capacidad biomecánica del hombro no está disponible.

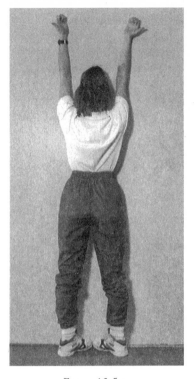

Figura 10-5 a.

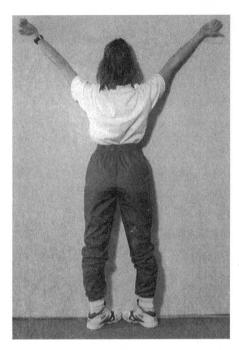

Figura 10-5 b.

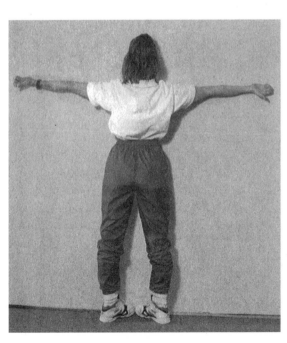

Figura 10-5 c.

- ## ESTIRAMIENTO DE LA INGLE EN DECÚBITO DORSAL

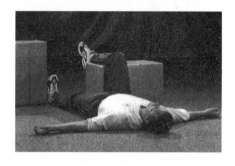

Las instrucciones para "Estiramiento de la ingle en decúbito dorsal" aparecen en el capítulo 5 (página 105). El problema en este caso es quedarse corto. Concede bastante tiempo a este e-jercicio a fin de que surta efecto. Permanece así al menos diez minutos por lado. Los músculos de la ingle son muy potentes, y convencerlos de liberarse consume mucho tiempo.

Muñecas y manos

Dejé deliberadamente el tema del síndrome del túnel carpiano (stc) para después con el fin de obligar a los lectores con síntomas asociados al mismo a enfrentar lo que realmente causa su dolor. El stc no es provocado por lo que hacemos con nuestros codos, muñecas o manos, sino por lo que no hacemos. Al no involucrar a los hombros y perturbar la capacidad de carga del cuerpo, nuestras extremidades superiores libran una batalla perdida contra el dolor. No tienen acceso al sutil poder muscular e interacción biomecánica requeridos para mantenerse sanas. Y no hay sustituto para esas funciones. Ninguno. Por eso el rediseño ergonómico del centro de trabajo —y de herramientas de jardinería, juguetes y colchones— raya en el fraude. Instalar un apoyo para la muñeca en un teclado o elevar la superficie de una mesa de trabajo sólo desplaza el exceso de fricción a otro lugar en el codo, muñeca o mano del individuo. En poco tiempo, la fricción volverá a encender el "fuego". Como en el caso de las inyecciones de cortisona de Gil, los oficinistas pueden seguir obteniendo ingresos gracias a la inventiva ergonómica, pero sus estructuras músculo-esqueléticas continúan deteriorándose bajo la tensión de las disfunciones con las que llegan a su puesto. Los paliativos ergonómicos son tan letales como la sobredosis de analgésicos.

> ## COME, DUERME... Y MUÉVETE
>
> **Así como dedicamos una hora al día a comer u ocho horas a dormir, también es necesario darnos tiempo para abastecer nuestro cuerpo de suficiente movimiento a fin de mantener las funciones músculo-esqueléticas básicas.**

Dejando de lado prácticas muy riesgosas o inhumanas y accidentes graves, injustamente se atribuye a las tareas del trabajo lesiones que, en realidad, son síntomas de disfunción músculo-esquelética. Estas afecciones pueden ser corregidas por cualquier persona dispuesta a nutrir a su cuerpo de movimientos.

El entorno no lo hará por nosotros, y no debido a jefes desalmados, sino porque la increíble y exuberante vida que nos hemos forjado como hombres y mujeres del siglo XXI no nos proporciona de manera automática movimiento suficiente para mantenernos sanos.

Asumir la responsabilidad del movimiento no consiste en forjar grandes músculos o someterse a ejercicios brutales. Observa la Figura 10-6 para ver en qué consiste el síndrome del túnel carpiano. El modelo de la izquierda es funcional. Es bilateral, su peso está distribuido en partes iguales de izquierda a derecha, las articulaciones de carga guardan alineación vertical y las líneas horizontales siguen una trayectoria paralela a lo largo de esas articulaciones. En la mayoría de nosotros, esta condición funcional ya no ocurre naturalmente, así que tenemos que trabajar para alcanzarla. El modelo de la derecha ofrece una configuración muy distinta. Un amigo mío que vio este libro mientras lo escribía opinó que esta comparación era demasiado tajante. Dijo: "Nadie luce tan mal". Fuimos a caminar al conjunto de oficinas donde se ubica mi clínica y en menos de quince minutos él ya había visto un par de docenas de personas que se veían "así de mal". Pude haber detenido al azar a cualquiera de ellas para que contestara algunas preguntas, y escuchado: "Sí, mi muñeca se ha tensado últimamente" o "Me duelen los antebrazos". En estos dibujos y en la vida real, la posición de la cabeza, hombros y brazos explica lo que sucede en el síndrome del túnel carpiano.

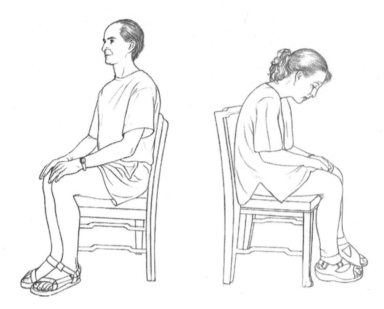

Figura 10-6. *Dos modelos, uno funcional y el otro con síntomas de síndrome del túnel carpiano.*

Comencemos con la columna encorvada. Párate cerca de tu escritorio. Baja los hombros y la espalda y pon los brazos sobre la superficie con las palmas hacia abajo, con los codos doblados en noventa grados cerca del torso. Apoya las muñecas en la mesa. Arquea lentamente la columna y jala tu cabeza hacia atrás (deja los hombros donde están). Nota cómo tus antebrazos se elevan y levantan tus muñecas de la mesa. Es decir, la posición de tu espalda afecta la posición de tus muñecas. El solo hecho de arquear la espalda reduce la fricción en las muñecas y las dispone para cumplir suavemente la extensión de los dedos en vez de acentuar la flexión del mecanismo (es decir, de aplanar la muñeca).

Considera ahora tus hombros. Encorvados, ponen los brazos, por medio de los codos en pronación permanente, sólo que las muñecas preferirían no estar en pronación permanente. Quieren rotar hacia fuera para permitir que las manos puedan sujetar (más que agarrar). La pronación genera una fricción que se complica con la supinación contrapuesta. Cuando la mano se mueve, una acción de aserrar entre los músculos pronadores y supinadores tensa la muñeca. Pon tus manos en el teclado de una computadora y notarás

---

TECLEA CON LOS HOMBROS

Entre más se involucren los hombros al teclear, mejor. Ayuda a los músculos de tu mano, muñeca y antebrazo comprometiendo los músculos de la espalda alta y los hombros. Oprime las teclas con energía, pese a que tu maestra de mecanografía lo hubiese reprobado. Y no tires del dorso de tus manos hacia las muñecas al teclear; esto obstruye los tendones.

---

que quieren desplazarse hacia fuera en vez de permanecer extendidas sobre las teclas. Si involucras a tus hombros, ellos contribuirán a la pronación de la mano; si no participan, el codo y la muñeca deberán desempeñar ese papel y el resultado es fricción extra.

Haz otro experimento. Plántate cerca de tu escritorio, dobla los brazos en los codos a noventa grados y extiende las palmas y las muñecas sobre la superficie; encorva la espalda y los hombros. Sube las manos y flexiónalas hacia atrás al tiempo que mantienes las muñecas en su sitio; haz esto cuatro o cinco veces. El trabajo muscular y mecánico que produjo este movimiento probablemente fue desempeñado debajo de las muñecas, donde hay tan poco espacio para maniobrar que los tendones se frotan. Si arqueas la espalda y te enderezas, la misma acción se desplazará al extremo superior de tus antebrazos, donde le corresponde.

Un experimento más. Extiende los brazos sobre el escritorio y acerca la cabeza a la superficie para que puedas ver el arco bajo tu muñeca derecha. Si no se ve, sube y baja un poco el hombro derecho; se abrirá un espacio bajo la muñeca, donde empieza la parte carnosa de la palma. Bajar el hombro y acercarlo al dorso de la mano aplanará este arco sobre la mesa. Lo mismo ocurre cuando el hombro está en posición de bisagra hacia delante y la mano teclea o toca el piano. Los teclados modernos, los de los pianos incluso, son tan sensibles que brazos y hombros no tienen que participar en la opresión de las teclas. En consecuencia, el tecleo es ejecutado casi enteramente por los músculos de los dedos. Estos músculos tienen cavidades localizadas en el antebrazo que reducen la masa de la mano y preservan su flexibilidad. Al obstruir las rutas de los tendones por los huesos del carpo en las manos hasta los dedos —justo lo que sucede cuando se aplana el arco de la muñeca—, hacemos que los tendones se raspen con el hueso a cada movimiento de los dedos.

La causa primaria del síndrome del túnel carpiano es la misma que la del dolor genérico de muñeca y codo. Es grave que les demos nombres llamativos a síntomas que se relacionan con la sede del dolor y no con la fuente. A fin de sanar y mantenernos así, debemos aprender a dudar de cualquier tratamiento de dolor crónico que se centre estrictamente en la articulación o área que duele.

¿Realmente es artritis?

He mencionado la artritis en otros capítulos, pero también debe abordarse aquí, puesto que esta afección puede impactar a los codos, muñecas y manos. Algo que debería comprenderse acerca de la artritis es que una vez que se establece en una articulación causando inflamación y deterioro de los tejidos, los efectos suelen ser relativamente constantes. Lo que quiero decir es que la artritis —sea que cause dolor, rigidez o hinchazón— no tiende a activarse y desactivarse. Está ahí todo el tiempo. ¿Por qué entonces el dolor que causa va y viene? Porque en muchos casos su dolor es en realidad muscular. Cuando trabajo con pacientes con artritis, invariablemente descubro que el dolor que juzgan de naturaleza artrítica puede desactivarse alterando la configuración de su estructura músculo-esquelética. Les pido hacer quince o veinte minutos de e-jercicios específicos (que aparecerán más adelante). Por lo que a mí respecta, aunque ésa no es una cura de la artritis, es mucho mejor que vivir con un dolor extenuante o con los graves efectos secundarios de las medicinas y los tratamientos quirúrgicos.

Hace unos años, durante un receso en una reunión de negocios en Nueva York, me fijé en una joven a un lado de la sala. Era obvio que sentía dolor, aunque hacía todo lo posible por ocultarlo.

—Le duelen las manos, ¿no es así? —le pregunté. Ella asintió, apretando lentamente los dedos de ambas manos—. ¿Ha visto a un médico?

Ella sonrió.

—A miles. He tenido artritis desde niña.

EL PELIGRO DE LAS MUÑEQUERAS

Igual que las rodilleras, las muñequeras deben evitarse. No pueden inmovilizar por completo la estructura, sólo limitar y cambiar la naturaleza del movimiento, el cual también está determinado por la disfunción muscular. Además, la muñeca, el radio y el cúbito se mueven en una relación diferente a la del húmero en la articulación del codo. Una muñequera no resuelve el problema; lo desplaza al codo.

—El dolor es más intenso en los nudillos, ¿verdad?

—Así es. Y me está matando ahora.

—¿Quiere que se detenga? —en ese momento, varios de los participantes en la reunión ya se habían congregado en torno nuestro y ella estaba avergonzada. Todo lo que obtuve como respuesta fue un nervioso encogimiento de hombros—. Deme su mano, por favor —le dije. Me la dio. Tomé con delicadeza su dedo índice—. ¿Le duele? —ella asintió. Jalé el siguiente—. ¿Le duele?

Volvió a asentir y siguió haciéndolo cada vez que repetí el procedimiento con el resto de sus dedos.

Luego le pedí que se parara con los pies torcidos hacia dentro, se enderezara y arqueara la espalda.

Seguí sosteniendo su mano y jalé el índice.

—¿Le duele?

—No.

El siguiente.

—¿Le duele?

Ella titubeó.

—No.

Otra vez.

—¿Le duele?

—No.

Cuando terminé, sus ojos estaban humedecidos, aunque no de dolor.

—¿Qué le dice esto acerca de su dolor de manos?

Ella bajó los ojos para mirarlas.

—Que su causa no es la artritis.

Y tenía toda la razón. Pese a que esta mujer sí padecía artritis en las manos, su dolor procedía, en gran medida, de la compensación y disfunción musculares. Sus manos y muñecas no recibían ninguna ayuda de los hombros. Ella y millones de personas más con artritis limitan y controlan inconscientemente la forma en que su cuerpo se mueve en respuesta a la afección. Con el paso del tiempo, el resultado es un dolor muscular agudo mucho más tratable que la misteriosa enfermedad que llamamos artritis. Soy de la opinión de que muchas personas que sufren este mal podrían reducir su consumo de medicamentos y restaurar sus capacidades físicas mediante un programa centrado en las disfunciones músculo-esqueléticas.

A modo de confirmación, en 1996 un estudio clínico de dieciocho meses de duración financiado por el National Institute on Aging de Estados Unidos determinó que un programa de ejercicios moderados —de una hora y tres veces a la semana— para personas con osteoartritis de rodilla resultaba en menor dolor y discapacidad, y mejor desempeño físico. Los resultados, según se informó en el *American Journal of Medicine*, fueron descritos como "modestos pero sistemáticos". Yo afirmaría que si la corrección de disfunciones músculo-esqueléticas se hubiese incluido en tal programa, la mejora habría sido drástica, como la que veo todo el tiempo en mi clínica. Sin esa corrección extra, los resultados del estudio fueron menores para los participantes menos funcionales, cuyas rodillas operaban en formas que producían un dolor y restricción equivocadamente supuestos como síntomas de artritis. La idea es eliminar la fricción y tensión de la articulación, para permitir su interacción biomecánica apropiada. El sistema músculo-esquelético funcional tiene una asombrosa capacidad para "controlar" la acción de las articulaciones, pese a grandes obstáculos. No deberíamos suponer que la artritis es la excepción de esta regla.

TRATAMIENTO PARA EL DOLOR DE MUÑECAS Y MANOS

En los tres e-jercicios siguientes para el dolor de muñecas y manos restableceremos la cadena cinética que une a la mano, la muñeca, el codo y el hombro; liberaremos y reubicaremos las caderas. Además, alinearemos las caderas, los hombros y la cabeza. Este menú es útil para combatir el síndrome del túnel carpiano, la artritis y otros síntomas de dolor crónico de muñecas y manos expuestos en este capítulo.

> **Tiempo total: este menú puede consumir mucho tiempo a causa del "Estiramiento de la ingle sobre toallas en decúbito dorsal". Si el dolor es severo, dedica a este estiramiento de cuarenta y cinco minutos a una hora; si es leve, bastarán de quince a veinte minutos.**
> **Frecuencia: una vez al día en la mañana.**
> **Duración: haz estos ejercicios todos los días hasta que el dolor disminuya por veinticuatro horas. Una vez que desaparezca, continúa una semana con este menú antes de pasar al programa de acondicionamiento general del capítulo 13.**

- RELOJ DE PARED

Sigue las instrucciones de "Reloj de pared" (página 214). Dedica un minuto a cada posición. Al hacer lo que este e-jercicio te indica, el enlace entre todas las articulaciones de carga, del hombro al tobillo, se hará evidente.

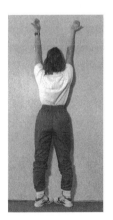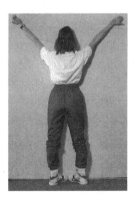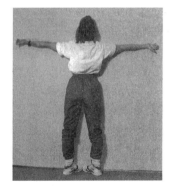

• ESTIRAMIENTO DE LA INGLE SOBRE TOALLAS EN DECÚBITO DORSAL

Sigue las instrucciones de este e-jercicio en el capítulo 6 (página 127). Permanece tres minutos de cada lado. Este e-jercicio parece consumir mucho tiempo y ser pasivo, pero resulta muy provechoso. Al adiestrar los potentes músculos aductores y abductores de la cadera, permite que ésta se reubique.

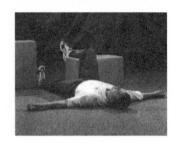

• BANCO DE AIRE

Sigue las instrucciones de "Banco de aire" en el capítulo 4 (página 88). Permanece en esta posición durante un minuto y aumenta gradualmente a dos. Cuando se te facilite hacer el "Banco de aire", felicítate por haber alcanzado un progreso significativo. Esta práctica fortalece los extensores de la cadera que habían sido anulados por los músculos flexores-rotadores. Mientras los tobillos, rodillas y hombros se alinean.

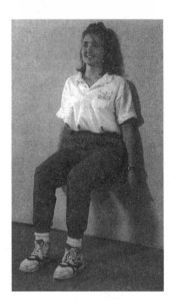

RESPUESTA A UNA EPIDEMIA

Por último, te diré unas cuantas palabras sobre una nueva clase de afecciones llamadas "lesiones por movimientos repetitivos" (el síndrome del túnel carpiano es una de ellas), las cuales han sido oficialmente descritas como "epidemia" en los centros laborales por el Departamento del Trabajo de Estados Unidos. Las articulaciones del cuerpo humano fueron diseñadas para moverse de modo constante. No existe evidencia científica de que nuestras articulaciones tengan una capacidad de movimiento fija y finita. El término *lesión por movimiento repetitivo* implica que nos lastimamos al mover una articulación demasiadas veces seguidas. Pero esto es imposible, porque la simple fatiga muscular se hace sentir mucho antes de que un mecanismo articular sano sufra daño. Lo que realmente sucede con las llamadas lesiones por movimientos repetitivos es que las articulaciones inestables, que han perdido sus conexiones cinéticas, se mueven demasiadas veces. En estas circunstancias, cualquier movimiento, sobre todo el repetitivo, es perjudicial. Esto se reduce a lo rápido que se deterioran los sistemas músculo-esqueléticos. Puede ocurrir un "accidente", pero lo llamaremos "lesión por movimientos repetitivos". El remedio es estabilizar las articulaciones, no sedarlas o reconfigurarlas quirúrgicamente. Si crees que desarrollas síntomas de dolor de movimientos repetitivos, los e-jercicios de este capítulo para la articulación específica (y los de otros capítulos para las demás articulaciones) brindan un paso importante hacia la estabilización.

Podría ser que las manos, muñecas y codos sean las articulaciones que nos permitirán escapar de la caja. Cuando envían un mensaje, como lo hicieron con mi clienta Cassie, cualquiera prestaría atención. Muchas articulaciones del cuerpo humano en las que raramente pensamos con detenimiento —las manos, muñecas y codos— son muy cercanas y personales. Las criaturas que evolucionaron de sobrevivir en dos pies, a sobrevivir con dos manos (las cuales son extensiones de la experiencia, la imaginación y la voluntad) no pueden permitir que la función de la mano se vea fatalmente comprometida. Ése es el motivo por el que yo las llamo articulaciones "jeffersonianas".

11

CUELLO Y CABEZA:
TODO CORRECTO

Hace años, en las tiendas departamentales de las grandes ciudades, los operadores de los elevadores mencionaban las especialidades de cada piso cuando las puertas se abrían estruendosamente, como sólidas cortinas que se corrieran para revelar un nuevo reino mágico: "Blancos para el hogar, mercería, perfumes, lencería para dama...". Ahora que nosotros llegamos al piso más alto del cuerpo, parece apropiado anunciar: "Dolor y rigidez de cuello, mareo, vértigo, dolor de cabeza, DTM (Disfunción de la articulación temporomandibular) y más".

No es muy estimulante, ¿verdad? En vez de mirar hacia arriba, a un rico emporio, bajamos la mirada en dirección a la infame caja, la cual describí en el capítulo 9. Sólo que ahora, junto con nuestras manos, muñecas, codos y hombros, el cuello y la cabeza también son confinados al área de ciento veinte por noventa centímetros justo frente a nosotros, la cual define la gama moderna de movimientos. Pese a su destacada posición en la jerarquía anatómica y pese a nuestra obsesión con los cerebros grandes y las caras bonitas, el cuello y la cabeza son seguidores más que líderes. Han hecho el mismo trayecto, de la función a la disfunción; de la ausencia de molestias al dolor; de una cabeza erguida a una inclinada.

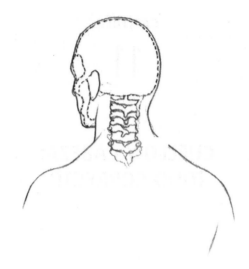

Figura 11-1. *Cabeza y cuello.*

¿QUÉ SUCEDE CON EL CUELLO Y LA CABEZA... Y POR QUÉ?

Cuando el sistema músculo-esquelético asciende más allá de la espalda torácica, su capacidad de carga se vuelve cada vez más dependiente de un cimiento estable de músculos, articulaciones y huesos. Arriba de los hombros, un intrincado acto de equilibrio tiene lugar sin la asistencia directa, en general, de los grandes grupos de músculos y otras estructuras de las caderas y el torso. Este arreglo tiene sentido. Con base en el supuesto de que la integridad vertical de la columna contrarrestará la gravedad, la limitada musculatura del cuello está diseñada para manejar una tarea comparativamente modesta: mover la cabeza de adelante hacia atrás y de un lado a otro. El levantamiento de algo pesado y el soporte lateral no figuran, en gran medida, en este esquema de cosas. Pero nuestra vida moderna de movimiento mínimo alienta a la columna a ponerse en flexión, lo que distorsiona la curva en forma de S hasta convertirla en una C y fuerza a los mecanismos del cuello a hacer un arduo trabajo para evitar que perdamos la cabeza. Con la cabeza inclinada hacia delante, la gravedad nos tiene por la nariz y jala. En consecuencia, bien puede ser que la columna cervical, la sección entre los hombros y la base del cráneo, haga el trabajo más trascendente de cualquier parte del sistema músculo-esquelético, con la menor cantidad de recursos.

¿El precio? Para citar al operador del elevador: "Dolor y rigidez de cuello, mareo, vértigo, dolor de cabeza, DTM... y más". No obstante, la posición del cuello y la cabeza es sistemáticamente menospreciada, incluso ignorada, como causa importante de afecciones, cuya severidad va de una simple inflamación a ser inmediatamente mortales. Ha llegado la hora de dejar de mirar la cabeza y empezar a observarla de verdad, descifrarla y comprender lo que nos dice.

En mi clínica, mis terapeutas y yo solemos ponernos a prueba haciendo a un lado el formato de ingreso de un nuevo paciente sin haber leído el motivo de que se presente con nosotros.

—¿Sufrió recientemente una caída grave? —podría preguntar uno de nosotros.

—Justo el otro día...

O preguntamos:

—¿Tiene dolor de cabeza?

—Sí. Migrañas cada dos semanas.

Nuestras preguntas surgen de observar que la cabeza y el cuello del paciente están mal alineados, de modo que pierden la batalla con la gravedad.

Las personas prácticas que jamás considerarían operar un aparato o una herramienta eléctrica de cabeza o inclinados en ángulo no tienen empacho en pedir a su cuello y su cabeza que funcionen entre los cinco y los cuarenta y cinco grados de inclinación. Lo asombroso del cuerpo humano es que es capaz de trabajar en condiciones que destruirían rápidamente diseños de factura humana. No pensamos dos veces en estirarnos, tensarnos y adoptar posiciones extrañas para limpiar el ático, cambiar el líquido de transmisión o instalar las luces de navidad. Esto forma parte de nuestra conducta más arraigada porque, en un sentido músculo-esquelético —de memoria muscular—, estamos programados para responder a las constantes exigencias del entorno. Durante millones de años fuimos capaces de responder exitosamente a esas demandas, que van de lo simple a lo complejo, de lo usual a lo tortuoso, gracias a que nuestro diseño músculo-esquelético básico estaba intacto y era funcional. Hoy este requisito esencial se ve comprometido; la posición del cuello y la cabeza confirma esa mala noticia.

NEUTRALIDAD

Todas las articulaciones funcionales regresan a un punto de partida neutral. Las articulaciones disfuncionales permanecen comprometidas, sea en flexión, extensión o rotación. Esta pérdida de neutralidad crea conflicto biomecánico y dolor.

Es fácil estirar el cuello para hacer un ajuste de precisión de una válvula. Esto está completamente dentro de la capacidad del cuerpo.

Pero mantener esa posición durante semanas, meses y años es otro asunto. Al asumir posturas atípicas y mantenerse en ellas, el cuerpo desarrolla mecanismos que normalmente podrían no estar involucrados en el movimiento diario. Entre más atípico sea el movimiento, más debe improvisar el cuerpo; la ciencia médica no ha catalogado nunca todas las posibles combinaciones y probablemente nunca lo hará. Supongamos que una válvula es pequeña y necesita una calibración fina. Para afianzar la mano, tu brazo se extiende con el hombro hacia delante para que el omóplato se fije y ayude a estabilizar la muñeca. Entre tanto, la cabeza se adelanta para brindar a los ojos una percepción más próxima del trabajo; la flexión en la espalda torácica reduce el área de expansión del diafragma bajo los pulmones, de manera que la respiración se vuelve superficial, lo que sirve para impedir vibración extra. Esta secuencia cumple la labor. Si el cuerpo no libera después los mecanismos reclutados ni regresa a la posición neutral, la estructura músculo-esquelética se atascará en una configuración especializada. Volver a cargar maletas pesadas, alcanzar el anaquel más alto de la alacena para tomar una lata de duraznos o teclear significaría usar las "herramientas" equivocadas. El cuello y la cabeza, inclinados como para examinar un trabajo de precisión, reciben muy mal trato.

Excederse en un trabajo de precisión, o en cualquier otro tipo de trabajo, no es el problema. Mucho antes de que tuvieras que ajustar esa válvula, la flexión de la columna y los demás mecanismos del tronco inclinaban tu cuello y cabeza en esa postura, donde permanecen ahora, lo que causa una larga lista de afecciones físicas conforme realizas tus imprecisas actividades laborales y recreativas. Debido a la disfunción, la singular habilidad del cuerpo para improvisar se ve obligada a intervenir, no sólo en tareas especiales sino también en labores de rutina.

La cabeza está muy involucrada en la secuencia de movimientos para el ajuste de la válvula. Ése es un aspecto crucial. La cabeza pesa alrededor de 4.5 kilogramos. No parece gran cosa, pero prueba esto: coloca sobre ella un peso de 4.5 kilos; mantenlo ahí con el brazo extendido. Descubrirás que entre más vertical está tu brazo, más fácil resulta sostener el peso. Ahora inclina el peso un poco hacia delante y ve cuánta tensión más se crea. Al adelantarlo unos cuantos grados, el esfuerzo se intensifica. Eso es justo lo que le sucede al cuello al mover la cabeza adelante y abajo.

Cuando Abbie llegó a mi clínica, su cuello y cabeza estaban tan adelantados que ella había perdido casi toda su capacidad para desplazarlos de un lado a otro. Además, era imposible que volteara para arriba con una cabeza tan inclinada hacia abajo. Esto había sucedido de modo gradual; viviendo en un acaudalado entorno suburbano, ella estaba atrapada en la caja de la que ya hemos hablado. Sin notarlo —y sin necesidad de hacerlo—, se había privado lentamente de esas importantes funciones. Lo que empezó como una leve rigidez cuando volteaba por encima del hombro se convirtió en una tortícolis menor, que se perpetuó al paso de los años.

Cuando mis terapeutas empezaron a trabajar con Abbie, le pidieron que hiciera el e-jercicio llamado "Espalda estática" (página 104) usando toallas. Las toallas, enrolladas hasta alcanzar el grosor de un puño, se usan a veces en este e-jercicio en caso de que las curvas lumbar y cervical necesiten apoyo. Para nuestra consternación, ni siquiera dos de nuestras cuñas más gruesas de hule espuma fueron suficientes para apoyar la cabeza de Abbie, ya que su cuello y cabeza estaban inclinados hacia delante nada menos que diez centímetros. Tuvimos que usar otra pieza de hule espuma, ésta en forma de una escalera de mano, para que ella pudiera posar su cabeza y su cuello en el primer peldaño. Treinta minutos después, este e-jercicio liberó su cuello, pero su nueva posición era tan extraña que le produjo espasmos severos. Su cadera y los músculos de su espalda habían olvidado por completo lo que se suponía que debían hacer en esa posición de diseño natural. Los espasmos fueron rápidamente controlados. Pero por desagradables que hayan sido, sirvieron para explicarle a Abbie por qué un año antes había necesitado una cirugía del manguito rotador y por qué sus rodillas y espalda habían sufrido dolor crónico. Hoy su dolor ha desaparecido y cuando visita mi clínica para revisiones periódicas usa toallas, no cuñas ni cubos de hule espuma en forma de escaleras. Mejor todavía, puede volver la cabeza a derecha e izquierda, arriba y abajo.

SILLAS ERGONÓMICAS

Estas sillas han sustituido a tus músculos por su diseño. Te mantienen en una posición que obliga a la columna a adoptar una postura semejante a la de la curva en S, lo que se supone que tus músculos deberían hacer pero no hacen. Sin embargo, eso no hace nada para reforzarlos. Cuando te pones de pie, tus estructuras regresan a su posición disfuncional. Además, estas sillas son tan incómodas que la gente deja de usarlas o busca la manera de alterar su diseño.

La estructura básica del cuello, también conocida como columna cervical, es más o menos la misma que la lumbar y torácica. Las vértebras están apiladas una sobre otra y separadas por discos, las resistentes almohadillas de tejido que absorben impactos. La médula espinal corre a través de un angosto canal central. No obstante, en la columna cervical este canal se vuelve mucho más pequeño conforme se acerca a la base del cráneo. En efecto, es más pequeño en comparación con el inferior, que tiene numerosas aperturas a través de las cuales el sistema nervioso central se ramifica profusamente en los recovecos del torso y las extremidades inferiores. Dado el espacio limitado, las vértebras cervicales no pueden flexionarse ni extenderse en el mismo grado que las lumbares y torácicas; no tienen ni la masa ni la musculatura necesarias para ello.

Como no posee mucha flexibilidad que le sirva de contrapeso, el cuello no tiene otra opción que obedecer a las caderas. La flexión del cuerpo, que se inicia principalmente en las caderas a causa de que nos sentamos mucho, invierte la curva cervical de convexa a cóncava. Este cambio hace que la cabeza pierda su alineación vertical, que la enlazaba dinámicamente con los hombros, las caderas, y era sostenida por éstos, por las rodillas y los tobillos. La columna pasa de ser un sólido pedestal a ser una flexible caña de pescar, cuya punta es jalada por un "pez pequeño" y movedizo de 4.5 kilos de peso. Las vértebras cervicales, montadas en sus discos amortiguadores de impactos, son llevadas al límite de su capacidad de flexión y permanecen ahí. Entre tanto, los discos están bajo gran tensión; los músculos del cuello y de la espalda alta se han inmovilizado por el esfuerzo de sostener el peso extra de la cabeza; los movimientos laterales y rotacionales no pueden realizarse con soltura, o en absoluto. Así, están dadas las condiciones para un cuello rígido, dolor de cuello y daño en los discos cervicales.

HIJOS DISFUNCIONALES: EL SHOCK DEL FUTURO

La sencillez, eficiencia y especialización del cuello indican que rápidamente puede tener problemas. Apenas tiene un margen extra para la improvisación y la compensación. Cuando el cuerpo es totalmente funcional, la flexión y extensión del cuello se alternan fácil y naturalmente conforme las articulaciones de carga y otras estructuras adoptan y abandonan posiciones neutrales. En una disfunción típica, el cuello debe hacer un gran esfuerzo para erguirse, llevando consigo a la cabeza, para alcanzar una posición neutral desde la cual ejecutar la extensión. Y como Sísifo, el mítico rey condenado a hacer rodar repetidamente una gran roca hasta una cumbre desde la que la ve volver a caer, la cabeza cae hacia delante cuando la flexión ocurre y todo ese proceso agotador vuelve a empezar. Condenado a vivir con hombros rotados hacia delante y caderas inclinadas hacia atrás, el cuello toma la salida fácil: mantenerse en flexión en su base.

Este proceso sucede cada vez más pronto en la vida. De niños creamos la curva cervical aprendiendo a levantar y mover la cabeza desde una posición en decúbito prono. Ése, y sólo ése, es el propósito de la curva cervical: sostener verticalmente la cabeza al tiempo que le permite moverse con libertad. De niños, mediante el hecho de rodar, balancearnos, estirarnos, gatear y pararnos, modelamos la curva lumbar. Cuya función es la locomoción bípeda. Estas dos curvas espinales están hechas para durar toda la vida: ochenta, noventa, cien años, la cantidad que quieras. Pero hoy comienzan a desaparecer (si es que se formaron completamente siquiera) en la adolescencia temprana. Y eso me asusta enormemente.

Hace unas décadas, un adolescente desgarbado con la cabeza adelantada y los hombros encorvados mostraba signos de un rápido arranque de crecimiento. En poco tiempo, los músculos de postura se ajustaban. Hoy los adolescentes siguen teniendo arranques de crecimiento, pero en el contexto de un entorno cada vez más inmóvil que no les brinda el estímulo que necesitan para activar y fortalecer las funciones músculo-esqueléticas de soporte. Los músculos de postura no se ajustan nunca al arranque de crecimiento. Así, la cabeza, que sigue el mismo trayecto —hay que recordar que no es la causa de nada—, se desplaza hacia delante, no a los sesenta años sino a los dieciséis.

Nos hemos acostumbrado tanto a ver cabezas mal alineadas que ahora nos parece perfectamente natural. Para percibir este problema con objetividad, visita una escuela preparatoria de tu localidad y observa a cientos de jóvenes reunidos en un mismo sitio. Serán de baja o alta estatura, obesos o delgados, pero casi todos mostrarán señales de disfunción músculo-esquelética mayor. La ropa holgada de moda puede ocultarlo (y pienso que los chicos se sienten tan incómodos con su cuerpo que instintivamente desean prendas que camuflen esta vulnerabilidad), pero más allá de usar una

---

CÓMO OBTENER IMPORTANTE INFORMACIÓN DE SALUD

Colócate junto con tu hijo contra la pared. Si sus omóplatos tocan la superficie, ¿su cabeza toca también la pared? Si tienen que flexionarla hacia atrás para que haga contacto con el muro, quiere decir que está adelante de la línea vertical que debería correr por los tobillos, las caderas y los hombros. Ahora tienen información importante que explicará muchas cosas: por qué no duermes bien o tienes dificultades para sacar el auto en reversa; por qué tu hijo es torpe o prefiere los videojuegos a saltar la cuerda; por qué bajar escaleras, golpear una pelota de golf y pasar largas horas leyendo y escribiendo en un escritorio ya no son tan fáciles de realizar como antes. Para su ejecución, muchas actividades físicas de rutina dependen de una posición funcional de la cabeza. Cuando tienes problemas para efectuarlas, la prueba de la pared ayudará a explicar qué sucede.

capucha, la cabeza no se puede cubrir. Si te sitúas en el abarrotado pasillo de esa escuela mientras tales cabezas pasan, verás en ellas dolor, depresión, enojo, enfermedad, aburrimiento, ansiedad y temor. Verás el futuro.

TRATAMIENTO PARA EL CUELLO RÍGIDO Y EL DOLOR DE CUELLO

En mi clínica, el tratamiento básico que usamos para el cuello rígido o el dolor de cuello libera a éste de la flexión mediante el hecho de volver a involucrar a las articulaciones de carga y los músculos de postura. Haz estos e-jercicios en el orden en que aparecen aquí.

> **Tiempo total: veinte minutos.**
> **Frecuencia: una vez al día en la mañana.**
> **Duración: haz estos ejercicios todos los días hasta que el dolor disminuya por cuarenta y ocho horas y pasa después al programa de acondicionamiento general del capítulo 13.**

• ESPALDA ESTÁTICA

Sigue las instrucciones de "Espalda estática" en el capítulo 5 (página 104). Permanece en esta posición durante cinco minutos. La "Espalda estática" usa el suelo plano como modelo para llevar los músculos y estructuras del cuerpo, incluidos el cuello y la cabeza, a una posición neutral.

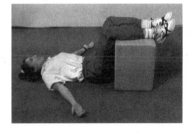

• CAÍDA POR GRAVEDAD

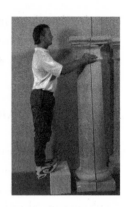

Sigue las instrucciones de "Caída por gravedad" en el capítulo 9 (página 196). Permanece en esta posición durante tres minutos. La "Caída por gravedad" pone las articulaciones de soporte de carga en alineación vertical mientras están estáticamente cargadas.

• PARED ESTÁTICA

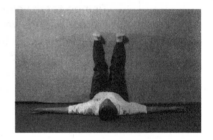

Sigue las instrucciones de "Pared estática" en el capítulo 5 (página 105). Permanece en esta posición de tres a cinco minutos. Este e-jercicio permite a los tobillos, rodillas y caderas funcionar sin estar sujetos a torsión desde arriba debido a hombros mal alineados.

• SENTARSE EN EL SUELO

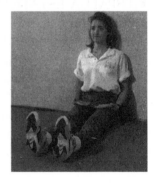

Sigue las instrucciones de "Sentarse en el suelo" en el capítulo 6 (página 129). Permanece en esta posición de tres a cinco minutos. "Sentarse en el suelo" carga las caderas y los hombros al tiempo que les recuerda a las rodillas y tobillos (sin carga o semicargados) cómo operar funcionalmente.

- RANA
  (Figura 11-2)

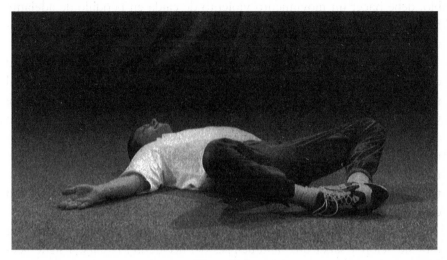

Figura 11-2.

Acuéstate bocarriba, jala tus pies hacia el torso y une las plantas para volver las rodillas hacia fuera. Confirma que tus pies estén centrados en medio del cuerpo. La espalda baja no debe extenderse sobre el suelo, y no deberías sentir dolor de espalda. No bajes las rodillas al piso; relájate. Debes sentir un estiramiento confortable en los muslos interiores y las ingles. Permanece en esta posición durante un minuto. La "Rana" adiestra los potentes músculos de los muslos y las ingles al tiempo que pone la pelvis en una posición neutral para permitir una flexión y extensión apropiadas.

LESIONES CERVICALES

Traumatismos cervicales y fracturas de cuello también ocurren ahora con más frecuencia a causa de que la cabeza se ha adelantado tanto que el cuello pierde flexibilidad y capacidad de absorción de impactos. Si recibe un golpe desde atrás, la cabeza cae al frente, justo la dirección a la que ya apunta.

237

Como ya está en o cerca del límite de la flexión, no posee elasticidad ni tiene la opción de retroceder con soltura en la dirección opuesta. En cambio, debe hacer un movimiento violento de caída en péndulo de adelante hacia atrás sin la acción de freno de los músculos. En consecuencia, los mecanismos del cuello resultan traumatizados por el impacto.

Los maniquíes que se emplean para probar el equipo de seguridad de los automóviles dan la falsa impresión de que un traumatismo cervical sucede cuando la cabeza alcanza el límite de su movimiento hacia delante y vuelve bruscamente atrás. Pero eso es lo que les pasa a los maniquíes, no a los seres humanos. La cabeza humana, en lo alto de un cuerpo disfuncional, ya está en el límite de su flexión y en esa situación no tiene a dónde ir más que hacia abajo. El yunque del hombro, las vértebras cervicales y la musculatura son impulsados en esa dirección y la cabeza no tiene otra opción que seguirlos. Cuando choca con la "pared", el golpe termina el trabajo.

Un eficaz tratamiento de un traumatismo cervical debe reconocer esta situación y saber que, aun *después* del accidente, la cabeza sigue adelantada y los mecanismos del cuello permanecen en una posición que continuará causando dolor. El objetivo del tratamiento es devolver el cuerpo, de la cabeza a los pies, a su alineación vertical, para sacarlo de la caja en la que tanto sufre y en la que tan dolorosamente ha caído.

LESIONES CERVICALES

Futbolistas y jugadores de deportes de contacto experimentan lesiones cervicales a causa de que muchos de ellos practican su disciplina con la cabeza adelantada y mal alineada. La popularidad del entrenamiento con pesas agrava la situación. Los pesistas llevan hombros y cabeza adelante y abajo para ejecutar su rutina. Lo hacen repetidamente, sin ofrecer un estímulo balanceado a otros grupos de músculos. Los músculos reforzados inmovilizan la cabeza en esa posición. Por lo que un golpe desde atrás será muy doloroso.

DOLOR DE CABEZA: ¿QUÉ NOS INDICA?

Supongamos que vas al volante de un automóvil y tienes que esquivar un obstáculo. Das una rápida vuelta a la izquierda y después le pides al auto trepar a un árbol, brincar un charco o dar un salto mortal. ¿Qué sucederá? A menos que te llames Evel Knievel, los resultados serán desagradables y costosos. Pero nosotros damos por hecho que nuestro cuerpo podrá hacer todas esas cosas si se lo solicitamos. La extraordinaria destreza del cuerpo nos lleva a suponer que no está sujeto a procedimientos de operación estándar más allá de cosas obvias como alimentarlo, darle de beber, procurarle descanso y no lanzarlo a un precipicio. En cierto sentido, tenemos razón: el cuerpo posee una tolerancia enorme, pero no infinita. Desafortunadamente, muchos necesitamos que el dolor nos diga que hemos cruzado los límites de su tolerancia. Sin embargo, el mensaje del dolor es fácil de tergiversar. ¿Qué significa realmente un dolor de cabeza, por ejemplo? ¿Exceso de trabajo? ¿Hambre? ¿Estrés? ¿Un tumor cerebral?

Yo abogo por comenzar con la posibilidad más obvia y avanzar de ahí hacia la menos obvia. No obstante, en la mayoría de los casos ésta no es la fórmula que emplea la medicina moderna. Su tecnología nos permite partir de la posibilidad menos obvia —en el nivel molecular, de ser preciso— y trabajar hacia atrás; sólo que nunca recorremos todo el camino hasta lo obvio, porque el hardware no es apto para desempeñarse en ese nivel. Muchas personas acuden a mi clínica con dolor de cabeza y vértigo postural tras haber pasado por muy extensas pruebas, como repetidos escáneres cerebrales, todo lo cual resulta en nada. Una mujer, Mary Beth, rara vez se libraba de un dolor de cabeza de bajo grado o una migraña severa. Como nada aparecía en sus pruebas, los médicos concluyeron que todo era cosa de su imaginación. Tenía un dolor de cabeza de bajo grado cuando llegó a mi clínica.

Una de las primeras cosas que noté en Mary Beth fueron sus ojos ligeramente inflamados. Esto no eran imaginaciones mías, ni suyas. La posición de su cabeza tampoco era fantasía: estaba adelantada nada menos que diez centímetros respecto a la línea vertical que debía subir por las articulaciones de carga. Esta posición nos proporcionó nuestro punto de partida "más obvio". Usamos entonces los e-jercicios que se incluyen en

239

este capítulo, diseñados para reubicar la cabeza y, en menos de noventa minutos, ella estaba libre del dolor por primera vez en tres años. Tenía malestar estomacal, pero no duró mucho. Habitualmente, una persona que ha tenido una afección dolorosa durante periodos prolongados se desorienta cuando aquélla disminuye; náusea, mareo y ansiedad aguda son comunes. Uno tarda en acostumbrarse a vivir sin dolor.

Los dolores de cabeza de Mary Beth también eran típicos en otro sentido, eran un síntoma de falta de oxígeno. La integridad del eje vertical a través del cuerpo es importante no sólo para las funciones biomecánicas, como caminar, doblarse, estirarse y mover los brazos, sino también para la respiración y la circulación. Cuando la espalda torácica se mueve en flexión, restringe el área que usa el diafragma bajo los pulmones para la expansión. Sin la ayuda del diafragma, los pulmones no pueden llenarse a toda su capacidad. Además, cuando los hombros —como los de Mary Beth— se encorvan, constriñen la cavidad del pecho que aloja a los pulmones. Ambas condiciones obstruyen seriamente la absorción de oxígeno.

Como la mayoría de la gente, Mary Beth no había considerado nunca que la postura tuviera un vínculo directo con la función cerebral. Un sistema músculo-esquelético inestable y semicolapsado no puede desempeñar eficientemente su papel como bomba de oxígeno. El impedimento va más allá de perturbar el diafragma y los pulmones. En una posición de cabeza adelantada, los músculos adyacentes a las arterias que viajan por el cuello a la cabeza no colaboran del todo en el transporte de sangre rica en oxígeno al cerebro. En general, la flexión y extensión de los músculos ayuda a propulsar la sangre por el aparato circulatorio. Pero los músculos fijos en flexión o flácidos por falta de uso no pueden hacer eso. Ésta es una pérdida importante de capacidad biomecánica. Jamás he conocido a alguien con migraña cuya cabeza, cuello y hombros no hayan estado mal alineados al modo propio de la flexión.

Los músculos también permiten que los ojos enfoquen y ajusten la cantidad de luz que llega a los fotorreceptores de las retinas. Estos músculos son pequeños y especializados pero, como cualquier otro, deben tener suficiente oxígeno para operar. Cuando el flujo de oxígeno disminuye —es decir, cuando la hemoglobina está cada vez menos oxigenada a causa de limitaciones biomecánicas—, los músculos del ojo pierden su capacidad de ajuste fino. Y la sutileza del ajuste del cristalino, la pupila y el iris hace que afinar la válvula de precisión de la que hablamos antes parezca una tarea difícil y burda. Carentes de oxígeno, los músculos pierden la capacidad de adaptarse rápida y sutilmente a cambios en los niveles de luz y en el plano focal. Como cualquier otro músculo incapaz de recuperarse y rejuvenecer, los músculos de los ojos, se extralimitan y en general fallan tratando de hacer el trabajo. Entre menos oxígeno reciben, más se agrava el problema. La persona que sufre la migraña corre a apagar las luces y a cubrirse los ojos con una toalla fría. ¡El dolor es atroz!

LA BOMBA DE OXÍGENO

El cerebro es muy sensible a fluctuaciones relativamente reducidas en el flujo de oxígeno. Soy de la opinión de que muchos de nuestros cambios anímicos y sensaciones generales de bienestar o ansiedad se relacionan con la cantidad de oxígeno que llega al cerebro en un momento dado. Aunque vivimos en el fondo de un "mar" de oxígeno, éste no simplemente se derrama ni acude a nuestros pulmones en forma automática. Debe ser atraído y distribuido por la acción biomecánica, otro proceso músculo-esquelético que se da por hecho.

Así, para tratar la migraña y otros dolores de cabeza, comencemos por los síntomas obvios y tratemos de restaurar el flujo de oxígeno. He aquí cuatro e-jercicios que sirven para hacer eso.

Tiempo total: diez minutos.
Frecuencia: una vez al día en la mañana.
Duración: haz estos ejercicios todos los días hasta que el dolor disminuya por cuarenta y ocho horas y pasa después al programa de acondicionamiento general del capítulo 13.

• EXTENSIÓN ESTÁTICA

Sigue las instrucciones de "Extensión estática" en el capítulo 4 (página 87). Permanece en esta posición durante un minuto y aumenta poco a poco a dos. Este e-jercicio libera tus omóplatos y la articulación de charnela del hombro, la cual está atascada en la posición adelantada, para permitir que el cuello se mueva hacia atrás en la extensión.

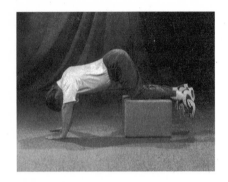

• ESPALDA ESTÁTICA

Sigue las instrucciones de "Espalda estática" en el capítulo 5 (página 104). Permanece en esta posición durante cinco minutos. No olvides respirar desde el diafragma. La flexión de la espalda torácica quita espacio de operación al diafragma. La "Espalda estática" funciona literalmente para darte espacio para respirar.

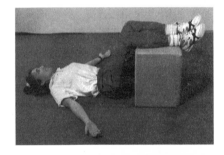

• BANCO DE AIRE

Sigue las instrucciones de "Banco de aire" en el capítulo 4 (página 88). Permanece en esta posición durante un minuto y aumenta poco a poco a dos. Mediante el poder de los tobillos y las rodillas, este e-jercicio convence a las caderas, hombros, cuello y cabeza de que son capaces de operar en alineación vertical.

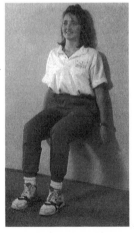

• EN CUCLILLAS

Sigue las instrucciones de "En cuclillas" en el capítulo 8 (página 175). Permanece en esta posición durante un minuto. "En cuclillas" pone la cabeza, el cuello, los hombros y las caderas en adecuada alineación al tiempo que los carga equitativamente y compromete a los músculos correctos; como los mantiene estáticos, no hay rotación que combatir.

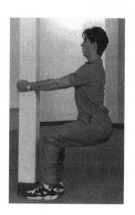

EQUILIBRIO: CUANDO LA TIERRA SE MUEVE

En muchos casos, la falta de equilibrio, el mareo y el vértigo postural también pueden tratarse con eficacia comenzando por la posibilidad más obvia, en lugar de buscar los síntomas de dolor crónico menos probables. Una vez más, la posición de la cabeza puede darnos información importante. Si la cabeza está inclinada adelante y abajo, o de izquierda a derecha, ¿cuál es el efecto más evidente? Un cambio en la posición de los ojos, las orejas y la nariz. Nuestro sentido del espacio —dónde estamos en relación con dónde está todo lo demás— funciona principalmente a través de los ojos y el oído interno. Los ojos buscan el horizonte (o un equivalente razonable) como punto de orientación. La ubicación del horizonte es más útil para este propósito que los contornos del suelo, los cuales están sujetos a cambios. Mientras que el suelo cambia, el horizonte permanece constante, lo que permite al cerebro enviar señales a los músculos adecuados para hacer los ajustes necesarios para mantener al cuerpo erguido y en movimiento.

La conciencia del horizonte nos permite saber entonces qué está arriba y abajo, a izquierda y derecha, adelante y atrás. Este punto de referencia es fijado por tres canales semicirculares en el oído interno, que operan en común usando diminutas células capilares insertas en una sustancia gelatinosa conocida como *membrana otolítica*. Cuando nos movemos y la cabeza cambia de posición en relación con el horizonte, la fuerza ejercida sobre esos vellos por la membrana circundante cambia; perciben más presión en un lado que en el otro. Los canales se proyectan en tres diferentes direcciones en ángulos rectos y, por tanto, pueden detectar movimiento en tres dimensiones.

Sin embargo, cuando el cuerpo es disfuncional y la cabeza ya no está al mismo nivel que el horizonte, los canales del oído interno no lo saben. Si la cabeza está adelantada, suponen que el cuerpo va cuesta abajo, porque eso es lo que reporta el cambio de presión en los canales del oído. De igual manera, si el cuerpo ha perdido la distribución bilateral de su peso, ellos interpretan que está constantemente inclinado a la derecha o a la izquierda. Entre tanto, los ojos saben que no es así; ven el horizonte e invalidan las señales de los oídos internos al cerebro. En este caso, los ojos son primordiales y se imponen. Haz la prueba: inclina la cabeza a la izquierda mientras caminas en línea recta en terreno llano. Te será difícil hacerlo, porque el oído interno le dice al cerebro que atraviesas una pendiente empinada hacia la izquierda. No obstante, puedes lograrlo porque en un conflicto el ojo predomina sobre el oído interno. Pero sin la ayuda del oído interno, el ojo no puede nivelar la cabeza o el resto del cuerpo. En estas circunstancias, el equilibrio es difícil de mantener.

REVISA LA POSICIÓN DE TU CABEZA

Párate erguido. Cierra los ojos y mantenlos así lo más que puedas hasta que empieces a tambalearte. ¿Cuánto tiempo pasó? Algunas personas tienen que abrir los ojos apenas diez o veinte segundos después; de lo contrario se caerían. Lo que sucede es que, cuando están abiertos, los ojos se imponen sobre el mecanismo de equilibrio del oído interno. Sin ellos, el oído prevalece y la posición disfuncional de la cabeza lo confunde de inmediato.

Episodios de mareo ocurren cuando el cuerpo empieza a fatigarse por tratar de procesar las contradictorias señales que recibe de los ojos y los oídos, y por la enorme carga extra de librar una batalla perdida contra la gravedad en un estado de mala alineación. Interpretar el terreno es cada vez más difícil y arriesgado. Las caídas son un importante riesgo de salud para los ancianos y también para los jóvenes. Las atribuimos al pavimento resbaloso o al hecho de tropezar con un obstáculo, pero a menudo lo que debería ser un bochornoso trompicón resulta una caída perniciosa porque nuestra capacidad para mantenernos erguidos se ha alterado. ¿Esto es de sorprender? Nuestros ojos nos dicen que estamos erguidos y estables, mientras que los oídos internos dicen: "¡No, cuidado, estás a punto de caer!".

La peor manifestación de esta situación es el vértigo postural. Los ojos son potentes, pero no todopoderosos. El oído interno no deja de registrar la posición de la cabeza aunque los ojos invaliden sus mensajes. Sabe lo importante que es su trabajo para la sobrevivencia del cuerpo. Cuando los ojos invalidan continuamente a los oídos internos, éstos se dan cuenta de que se aproxima una crisis y envían señales cada vez más intensas para llamar la atención del cerebro: "¡Ey, vamos de una posición vertical a otra horizontal! ¡Haz algo!". En algún momento, los oídos internos ya tuvieron suficiente o el cerebro decide por fin que ya no puede ignorar esos urgentes mensajes e inmoviliza al cuerpo antes de que resulte gravemente herido. Vamos a pararnos, pero en lugar de ello nos caemos. El mensaje del oído interno es: "¡No irás a ninguna parte!".

Este proceso no es una enfermedad. Los otolitos —son piezas de carbonato de calcio, pero concíbelas como los trozos de frutas que flotan en una gelatina— se apoyan en los vellos del canal auditivo. En una persona funcional, se agitan adelante y atrás, a derecha e izquierda y arriba y abajo, empujando los vellos para producir una lectura exacta del movimiento de la cabeza. Sin embargo, cuando ésta se desalinea y permanece así, los otolitos siguen presionando a los vellos hasta que envían al cerebro la alarma más fuerte posible.

Justo antes de que comenzara a escribir este capítulo, uno de los ejecutivos más ricos y distinguidos de la nación me contactó absolutamente convencido de que padecía un tumor cerebral. La razón: tenía episodios de vértigo postural severo. Había pasado por semanas de pruebas, incluidos exámenes psicológicos y un importante trabajo dental, pero nada dio resultados. Cuando me llamó para contarme lo que ocurría, lo exhorté a subir al instante a su jet privado y volar a mi clínica.

—¿Cuánto tiempo cree que tardaremos? —me preguntó. Con tumor cerebral o no, él no dejaba de ser un hombre muy ocupado.

245

—Alrededor de una hora —contesté.

—¡Una hora! He gastado cientos de horas de tratamiento por esto.

—Una hora.

Al final, me equivoqué. Tardamos media hora. Los síntomas de este individuo desaparecieron tan pronto como reubicamos su cabeza.

¿Esto significa que los tumores cerebrales, las infecciones del oído interno y cosas por el estilo no existen? No. Lo que quiero decir es que al dirigir el diagnóstico hacia las patologías mayores, a menudo pasamos por alto las afecciones más obvias y tratables.

He descubierto que los cuatro e-jercicios siguientes son eficaces para los síntomas del vértigo postural. Sin embargo, ten en mente que al igual que todos los demás menús de e-jercicios de este libro, éste no pasa de ser una medida de primeros auxilios. Nada sustituye a seguir un programa completo para restaurar la totalidad de las funciones músculo-esqueléticas, lo cual está en la parte final del capítulo 13.

> **Tiempo total: veinte minutos.**
> **Frecuencia: una vez al día en la mañana.**
> **Duración: haz estos ejercicios todos los días hasta que el dolor disminuya por cuarenta y ocho horas y pasa después al programa de acondicionamiento general del capítulo 13.**

• CAÍDA POR GRAVEDAD

Sigue las instrucciones de "Caída por gravedad" en el capítulo 9 (página 196). Permanece en esta posición durante tres minutos. Sentirás que tu cabeza es tirada hacia atrás en alineación con las articulaciones de carga verticales.

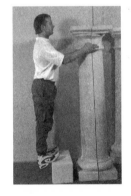

• PARED ESTÁTICA

Sigue las instrucciones de "Pared estática" en el capítulo 5 (página 105).
Permanece en esta posición de tres a
cinco minutos. Este e-jercicio neutrali-
za las caderas, lo que permite al cuerpo,
de la cintura para arriba y de la cintura
para abajo, recuperar el uso de funciones
olvidadas.

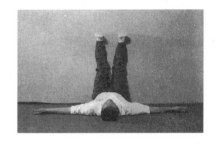

• SENTARSE EN EL SUELO

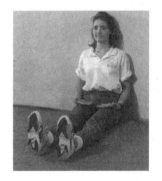

Sigue las instrucciones de "Sentarse en el suelo" en el capítulo 6 (página 129). Permanece en
esta posición de tres a cinco minutos. "Sentarse
en el suelo" reanuda la carga vertical en etapas,
para que las caderas y los hombros no estén en
conflicto.

• ESPALDA ESTÁTICA

Sigue las instrucciones de "Espalda estática" en el capítulo 5 (página 104).
Permanece en esta posición durante cinco minutos. La "Espalda estática"
aísla las caderas, mientras que la gravedad devuelve la cabeza, cuello y
hombros adonde deben estar.

Es común que a mi clínica llegue gente con un trastorno, pero que
en el proceso descubra otros que igno-
raba. Una persona que sufría de dolor
de cabeza, por ejemplo, creía que sus
resbalones y tropiezos no eran otra cosa

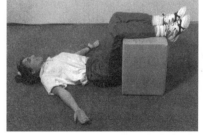

247

que torpeza. Pero cuando sus dolores desaparecieron, también lo hicieron sus episodios de "dedos de mantequilla".

Los tinnitus son una afección que suele acompañar al dolor de cabeza, la falta de equilibrio y el vértigo postural. Como las demás, su principal efecto, un zumbido en los oídos, puede atacarse reubicando la cabeza. El zumbido es literalmente una alarma que avisa que al oído interno no le agrada la posición de la cabeza. Si tienes ese síntoma, prueba el menú de e-jercicios para el vértigo postural.

ALERGIAS

Los senos nasales dependen de la gravedad para drenar. Sin alineación vertical, este proceso de drenaje se ve perturbado. La congestión se alivia cuando la cabeza es tirada hacia atrás a su posición. Usa los e-jercicios para el vértigo postural.

En las garras del dolor

La última afección de la que me ocuparé en este capítulo es la DTM, o disfunción de la articulación temporomandibular. Esta articulación se ubica en el punto donde la mandíbula —el maxilar inferior— se une al cráneo. Las personas con DTM severa no pueden abrir la boca para hablar o masticar sin sentir un dolor agudo. En casos extremos, no pueden abrirla en absoluto. A menudo, en las primeras etapas hay mucho chirrido y bamboleo en la articulación cuando se activa.

También en este caso la posición de la cabeza es el factor clave. Como la cabeza se flexiona, el torso alto y el cuello deben reclutar otros músculos para que contribuyan a sostenerla en su lugar, músculos que normalmente se usarían para abrir y cerrar el maxilar inferior. Una teoría asegura que la DTM aparece cuando la musculatura de los predadores carnívoros, toman el control de la quijada. Pero nuestros músculos de la mandíbula se ajustaron hace mucho tiempo para no tener que desgarrar y prensar. En cambio, la quijada, y en particular el mentón, es propia de una especie que usa su boca para hablar más que para masticar. No obstante, si esos músculos se usan también para impedir que la cabeza caiga, tienden a estar en flexión y mantenerse ahí. Esto los priva de su capacidad para mover la quijada con soltura, lo que vuelve cada vez más difícil abrir la boca. Los músculos de la quijada, que suelen ser tensos y demasiado fuertes, están débiles y disfuncionales, pues se ven obligados a elegir entre abrir el maxilar inferior y permitir que la cabeza caiga de frente. La cabeza tiene prioridad.

He aquí ocho e-jercicios para la DTM. Este menú es más largo que otros, pero en él están involucrados más grupos musculares. Haz los ejercicios en el orden en que aparecen aquí.

> **Tiempo total: quince minutos**
> **Frecuencia: una vez al día en la mañana.**
> **Duración: haz estos ejercicios todos los días hasta que el dolor disminuya por cuarenta y ocho horas y pasa después al programa de acondicionamiento general del capítulo 13.**

- ## PRESIÓN DE UN COJÍN CON LAS RODILLAS ESTANDO SENTADO

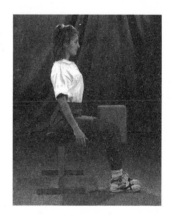

Sigue las instrucciones de este e-jercicio en el capítulo 6 (página 129). Haz tres series de veinte; realiza una pausa entre series. Este e-jercicio fortalece los músculos aductores/abductores de la cadera.

249

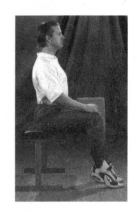

• ELEVACIÓN DE LOS TALONES SENTADO

Sigue las instrucciones de este e-jercicio en el capítulo 6 (página 125). Haz tres series de quince. La "Elevación de los talones sentado" compromete los músculos extensores de la pierna.

• CONTRACCIÓN DE LOS GLÚTEOS ESTANDO DE PIE

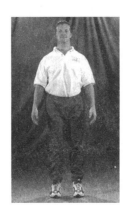
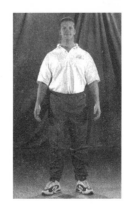

Sigue las instrucciones de este e-jercicio en el capítulo 6 (página 124). Haz tres series de quince. Este e-jercicio les recuerda a los glúteos que tienen una función que cumplir en la flexión de la pierna.

• EXTENSIÓN ESTÁTICA

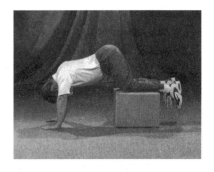

Sigue las instrucciones de este e-jercicio en el capítulo 4 (página 87). Permanece en esta posición durante un minuto y aumenta paulatinamente a dos. Este e-jercicio destraba los yunques de los hombros y el cuello.

• TOALLAS CONTRA LA PARED
(Figura 11-3)

Párate con la espalda contra la pared, los pies separados a todo lo ancho de los hombros y erguido. Pon una toalla de 7.5 centímetros de diámetro detrás de tu cuello y otra en la espalda baja. Permanece en esta posición durante tres minutos.

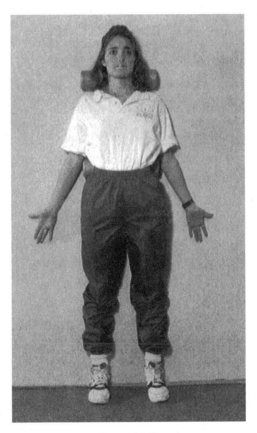

Figura 11-3

Las toallas te dan un soporte vertical que de otro modo estaría ausente, a causa de la mala posición de la cabeza.

• PRESIÓN DE UN COJÍN CON LAS RODILLAS ESTANDO SENTADO

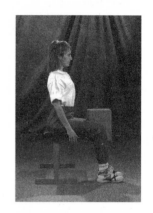

Al repetir este e-jercicio (el primero de este menú), reforzarás los aductores, que empiezan a regresar a su posición disfuncional en este momento de la secuencia. Repite diez veces.

• CONTRACCIÓN ESCAPULAR SENTADO

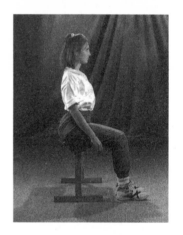

Sigue las instrucciones de este e-jercicio en el capítulo 9 (página 191). Repite diez veces. Este e-jercicio libera los omóplatos y reactiva sus funciones musculares.

• BANCO DE AIRE

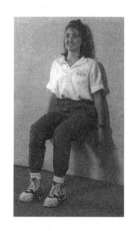

Sigue las instrucciones de este e-jercicio en el capítulo 4 (página 88). Permanece en esta posición durante dos minutos y aumenta gradualmente a tres. Este e-jercicio vuelve a reunir todas las piezas del rompecabezas.

Para llevar finalmente el elevador hasta el piso más alto, permíteme decir que tu ascenso de los pies a la cabeza te hará posible ver exactamente dónde estás parado... y cómo.

12

LESIONES DEPORTIVAS Y ALTO RENDIMIENTO: JUGAR O PAGAR

Pagamos el movimiento disfuncional con dolor, pero vale la pena. Aunque no abogo por practicar deportes a pesar del dolor, evitarlo suele ser mucho peor que realizar una actividad física o deporte favorito y trabajar para corregir las causas de fondo del dolor. Este capítulo trata del trabajo que debe hacerse para practicar cualquier deporte sin dolor.

Con demasiada frecuencia se dice a los atletas —sean profesionales, principiantes o guerreros de fin de semana cuya cancha es el pequeño jardín de su casa, o la calle a la que salen a caminar— que sus dolores y achaques significan que es momento de "tomarse las cosas con calma". Este consejo equivale a decirle a alguien perdido en el desierto y que se muere de sed que debe tomar menos agua. Morimos a causa de la falta de movimiento. La idea de que menos movimiento es la cura representa una aberración. La moderación conduce a un agudo decremento de actividad física. Una vez que un organismo llega a la crisis, pequeños cambios que habrían sido insignificantes durante un periodo de equilibrio tienen consecuencias enormes. Para los individuos que viven en un entorno que les proporciona treinta por ciento o menos del estímulo de movimiento necesario para mantener su salud músculo-esquelética, la moderación —un decremento de otro cinco a diez por ciento— raya en una sentencia de muerte. Calculo que hoy nos movemos sesenta y cinco a setenta por ciento menos que nuestros bisabuelos, en promedio. Es difícil cuantificarlo exactamente, pero con base en el tiempo que los hombres, mujeres y niños modernos pasan inactivos frente a la televisión y conduciendo autos, estas dos "comodidades" modernas crean por sí solas un gran vacío de movimiento.[1]

Si nuestro estilo de vida moderno no nos proporciona movimiento, tenemos que buscar otros medios de obtener ese elemento esencial que nos falta. Una manera —alguna vez lo pensamos— sería la recreación: deportes y actividades de esparcimiento que tomen el lugar de la pesada faena de antaño. Nos moveríamos por el gusto de hacerlo. Sin embargo, las cosas no funcionan así.

EL GOLF ESTÁ DE MODA... Y ES DESGASTANTE

El golf está de moda. Por dos razones: uno, la gente sabe instintivamente que está muy necesitada de actividad física; dos, el golf es poco demandante en términos físicos. Pero sólo la primera de estas razones es válida. El golf es un deporte demandante. Aunque es también un deporte con un problema de apariencia. Con su imagen de zapatos blancos y club campestre, parece el "deporte" perfecto para quienes son sedentarios y están fuera de forma o en recuperación de lesiones "causadas" por otras actividades. Pero, por el contrario, requiere que el atleta se acerque a la disciplina con equilibrio, fuerza y coordinación. Sin estas precondiciones, no podrá desempeñarse bien y es probable que salga perjudicado.

Una rápida revisión de revistas populares y libros de golf publicados hace treinta y cuarenta años arroja unas cuantas referencias ocasionales a lesiones y cómo evitarlas. Hoy, ése es un tema común. Una mayor conciencia de la salud y la democratización de un deporte de elite son explicaciones parciales de ello, pero es evidente que hoy más jugadores sufren algún dolor y culpan al golf de ello. La tesis de que el golf lesiona la espalda está tan extendida que incluso los golfistas más disciplinados, que nunca han experimentado una punzada de dolor, la creen cierta. Cuando Tiger Woods pasó al nivel profesional, recibí llamadas telefónicas de periodistas que querían saber en cuánto tiempo esa joven superestrella se lesionaría la espalda por balancear el palo de golf tan fuerte. Irónicamente, es probable que llegue un momento en que Woods tenga problemas de espalda o de hombros. Se culpará de ellos al golf, aunque éste será sólo la escena del accidente, no su causa.

Como todos los golfistas, Woods no se puso en forma practicando ese deporte, sino durante su vida. Su papá lo llevó a un campo mientras otros chicos se quedaban en casa frente al televisor. Pero Tiger no creció en otro planeta. Cumplió una cuota elevada de ver televisión, conducir automóviles y sentarse en pupitres de aulas escolares. Como la mayoría de sus iguales, carecía en su vida diaria de un movimiento completo y balanceado. Cuando llegó al campo de golf, las funciones físicas que ejercía una y otra vez para realizar las jugadas básicas no llenaron los vacíos de sus funciones músculo-esqueléticas.

El hombro derecho de Tiger se sitúa más adelante y más abajo que el izquierdo. Este estado asimétrico es evidencia de compensación e improvisación. Tiger ha utilizado músculos y articulaciones del lado derecho de su cuerpo —pero no del izquierdo— para golpear una pelota de golf. El resultado inmediato es un supremo éxito deportivo. Pero cuando él abandona el campo, esos muy entrenados y fortalecidos músculos compensatorios realizan el banal trabajo de ayudarlo a ponerse su chamarra verde de Masters, amarrarse los cordones de los zapatos y firmar autógrafos. Entre tanto, los músculos y articulaciones del lado izquierdo no participan en todo eso; no hay nada en el entorno, dentro o fuera del campo, que los estimule a actuar. Este desequilibrio constante —no el acto de golpear una pelota de golf— es lo que causará dolor si Tiger Woods no introduce deliberadamente movimientos complementarios adecuados para remplazar lo que no recibe en forma natural de su entorno.

LO QUE LE ESPERA A UNA SUPERESTRELLA

A este respecto, Tiger Woods no se diferencia de ningún otro atleta de fin de semana. Casi todos los golfistas llegan con disfunciones a ese deporte, en particular los refugiados de disciplinas más "peligrosas". Tienen los dolores y achaques que se les habrían presentado aun si nunca hubieran tomado un palo de golf. Constantemente se atribuyen lesiones a deportes específicos cuando en realidad es probable que contribuyan a que el atleta posponga el surgimiento del problema por semanas, meses o años.

En esta cultura sedentaria, cualquier movimiento es mejor que ninguno en absoluto. Los beneficios de la movilidad van de la continua estimulación músculo-esquelética (la ausencia de la cual provoca atrofia) al acondicionamiento metabólico y cardiovascular. Cuando evitamos o reducimos la actividad física, activamos una cadena de sucesos que nos conduce de manera progresiva a la discapacidad. Esto ocurre muy rápido. El beneficio de los deportes —aun de los llamados de alto riesgo— es que mantienen en movimiento los componentes biomecánicos clave, para proporcionar fuerza y apoyo. Estos beneficios se desvanecerían pronto si el atleta se retirara o adoptara un deporte menos demandante que no comprometiera plenamente tales elementos.

> **Menos no es más cuando se trata del movimiento: menos es menos. Entre menos te mueves, menos capaz eres de moverte. Es un círculo vicioso que se asemeja a un nudo corredizo.**

La importancia del impacto

Todas nuestras articulaciones están diseñadas para cargar y recibir impacto. Aun cuando dormimos, la gravedad ejerce presión sobre nuestras estructuras músculo-esqueléticas. Caminar, correr y saltar intensifica la carga, pero eso está bien. Una articulación funcional está equipada con mecanismos resistentes que le ayudan a sostener muchos múltiplos del peso total del cuerpo, cuando los pies entran en contacto con el suelo. Las ocho principales articulaciones de carga disponen de músculos primarios y de otros que actúan como estabilizadores durante el movimiento. Pero cuando las articulaciones se vuelven inestables debido a una mala alineación, esos mecanismos son alterados. Los estabilizadores no pueden cumplir del todo su trabajo. Cuando ocurre un impacto, la articulación se lesiona debido a una posición inestable. Aun así, los estabilizadores no renuncian del todo. Mientras haya carga e impacto, se desplegarán y harán su mejor esfuerzo.

Esta advertencia —"mientras haya carga e impacto"— es crucial. La búsqueda de deportes y equipo para ejercicios de bajo impacto socava la función músculo-esquelética y la salud en general. En fecha reciente vi un anuncio de una bicicleta estacionaria-caminadora-escaladora que suspende en el aire al usuario empleando un complejo armazón con manubrios y zancos para servir de apoyo. "Tus pies nunca tocan el suelo", proclamaba el anuncio. La idea es eliminar todo impacto. Sin embargo, lo que ese aparato ofrece es una gama de movimientos para una articulación inestable, pero con los músculos estabilizadores deliberadamente desactivados. A menor impacto, menor compromiso de los estabilizadores y más inestabilidad de las articulaciones. Aparatos como ése debilitan los músculos estabilizadores mientras fortalecen a los motores primarios para propulsar una articulación inestable a través de una mayor gama de movimientos. Bajo ese proceso de "acondicionamiento" el individuo vuelve a la realidad para caminar y correr —moverse— con articulaciones muy inestables, condicionadas por un entorno de bajo o nulo impacto, casi igual al que existe dentro de un ataúd.

No importa cuál sea el deporte o actividad en cuestión, la inestabilidad de las articulaciones impondrá un costo limitando el desempeño y causando dolor. Por ejemplo, cambiar tus tenis para correr por una bicicleta sólo servirá para cambiar el tipo de demanda que se impone a los mecanismos inestables. Podría ocultar síntomas o posponer la aparición del dolor, pero las disfunciones seguirán siendo demoledoras.

El golf y el tenis son buenos ejemplos. Hoy ambos deportes son practicados más por sus instrumentos que por sus jugadores. Avances tecnológicos tanto en los palos de golf como en las raquetas de tenis permiten a los atletas golpear la pelota con mayor fuerza y precisión de lo que era posible hace diez años. Ahora es más fácil que nunca recibir un servicio vertiginoso sobre la red o lanzar una pelota muy lejos. Esta mejora en velocidad, distancia y precisión tiene poco que ver con la capacidad atlética, y nada en absoluto con lesiones de tenis y golf. Al contrario, estos nuevos y fabulosos instrumentos permiten a los jugadores hacer cada vez más cosas utilizando cada vez menos funciones. Sin los nuevos palos y raquetas, los sín-

---

DOLOR CRÓNICO A LA CARTA

Antes la gente elegía un deporte o actividad según sus intereses o talentos. Ahora muchos de nosotros tomamos esa decisión con base en lo que opera de acuerdo con nuestras disfunciones. Esto refuerza los procesos que causan el dolor crónico que queríamos evitar con esa actividad.

---

tomas de dolor aparecerían mucho antes. Cualquier aumento en el número de lesiones en esos dos deportes es atribuible únicamente a la epidemia de disfunciones músculo-esqueléticas que arrasa con la población en general. Esos accidentes están a la espera de ocurrir, en campos de golf y canchas de tenis lo mismo que en cualquier otra parte.

EL JUEGO ES LO QUE IMPORTA

Lo que sigue es una visión panorámica de algunos deportes populares, sus zonas problemáticas y menús de e-jercicios para síntomas de dolor que se desarrollan durante o después de practicarlos. Si tú experimentas dolor, realiza los e-jercicios correspondientes antes y después de la actividad. Antes, para desplazar las articulaciones a una posición neutral; después, para reubicarlas nuevamente, una vez que han sido desalineadas por el esfuerzo.

Golf

Ir a un campo de golf es doloroso para mí. Duele ver a hombres y mujeres forzando sus paralizados hombros, cuellos y cabeza ejecutando toda la gama de movimientos necesaria para golpear una pelota sobre un soporte y lanzarla por los aires. No es un espectáculo agradable. La compensación músculo-esquelética ocurre de la cabeza a los pies. Muchos golfistas sufren dolor de rodillas, espalda baja, codos y hombros. He aquí cinco e-jercicios que contribuirán a aliviar esos síntomas.

- ROTACIÓN DEL BRAZO
  (Figuras 12-1 a y b)

Párate con la cabeza erguida, los pies rectos y los brazos a los costados; aprieta las manos a la manera de los golfistas, con los dedos enroscados, los nudillos flexionados y los pulgares extendidos. Alza los brazos a los lados sin doblar los codos con las palmas hacia abajo y los pulgares apuntando al frente (a). Los brazos deben estar al nivel de los hombros. Si uno de éstos quiere moverse adelante o arriba, baja los dos hasta que se estabilicen. Junta ahora ligeramente los omóplatos y rota los brazos hacia delante (en la dirección a la que apuntan los pulgares) en un círculo de quince centímetros de diámetro (b). Hazlo veinticinco veces. Invierte los círculos volteando las palmas hacia arriba y los pulgares hacia atrás. Repite para un total de cincuenta veces en cada dirección. Este e-jercicio fortalece los músculos de la espalda alta involucrados en la labor de esfera y cavidad.

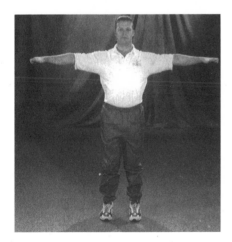

Figura 12-1 a.

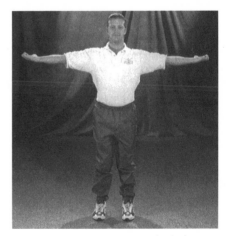

Figura 12-1 b.

• ONDULACIÓN DEL CODO
(Figuras 12-2 a y b)

Usando ambas manos y el puño del golfista (véase "Rotación del brazo" en la página 259), levántalas con las palmas hacia fuera hasta que el área plana entre la primera y segunda articulaciones de los nudillos de los dedos índice y medio descanse en las sienes; los pulgares deben extenderse hacia abajo, en paralelo con las mejillas. Haz los codos hacia atrás de manera uniforme y alineada con los hombros (a). Desde esta posición inicial, balancea lentamente los codos al frente hasta que se toquen (b). Mantén los nudillos en contacto con las sienes, los pulgares totalmente extendidos y la cabeza erguida. Si ésta se mueve atrás y adelante, párate contra una pared, reduce tu ritmo y respira hondo. Haz veinticinco ondulaciones de codo.

Este e-jercicio es un recordatorio para el hombro de que posee una función de bisagra.

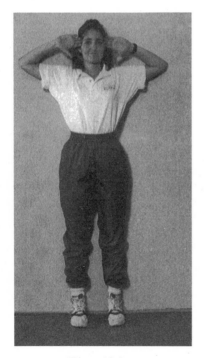

Figura 12-2 a.

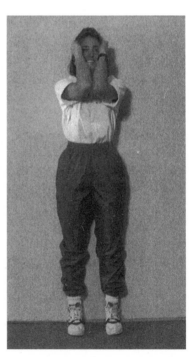

Figura 12-2 b.

- LEVANTAMIENTO DE BRAZOS DE PIE
  (Figura 12-3)

Párate con los pies rectos y separados a todo lo ancho de la cadera. Entrelaza los dedos, dirige las palmas al techo y extiende los brazos sin doblar los codos. Mira el dorso de tus manos. Esfuérzate en mantener los brazos en alineación vertical con los hombros y el resto del cuerpo. Permanece en esta posición durante un minuto.

Este e-jercicio apunta todas las articulaciones de carga en la dirección correcta y compromete al cuello.

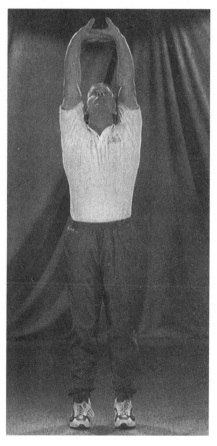

Figura 12-3.

• GIRO EN EL SUELO DE LA COLUMNA ALTA
(Figura 12-4)

Acuéstate de lado con las rodillas dobladas para formar un ángulo recto con el tronco. Extiende ambos brazos sobre el suelo con los hombros, sin doblar los codos y con las palmas juntas y en paralelo con las piernas flexionadas. Levanta lentamente el brazo superior y tiéndelo en el suelo detrás de ti con la palma hacia arriba mientras giras la cabeza para mirar el techo. Ajusta la posición de este brazo de ser necesario, buscando una ranura del hombro que sea cómoda mientras te relajas y respiras hondo. Permite que la gravedad asiente el brazo en el suelo, de los dedos al hombro. Entre tanto, confirma que tus rodillas no se separen. Puedes mantenerlas en su lugar con la otra mano (como lo hace el modelo). Cuando los hombros se hayan nivelado de derecha a izquierda (lo que podría tardar varios minutos y quizá varias sesiones), levanta el brazo extendido y devuélvelo a la posición inicial mientras exhalas. Repite del otro lado. Este e-jercicio coloca los hombros y los brazos en el mismo plano.

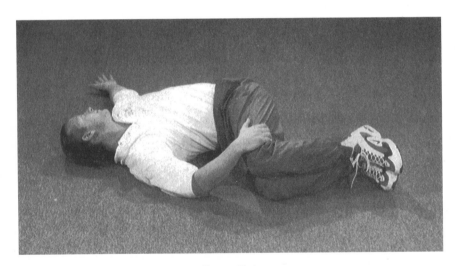

Figura 12-4.

• GATOS Y PERROS
(Figuras 12-5 a y b)

Ponte a gatas. Confirma que tus rodillas estén alineadas con las caderas y tus muñecas con los hombros. Las pantorrillas deben estar en paralelo entre sí y con las caderas. Confirma que tu peso se distribuya de manera uniforme. Encorva suavemente la espalda mientras bajas la cabeza para crear una curva de las nalgas al cuello; éste es el gato con la espalda arqueada (a). Baja suavemente la espalda mientras subes la cabeza; éste es el perro contento (b). Haz estos dos movimientos continuamente. Realiza una serie de diez. Este e-jercicio pone a trabajar las caderas, columna, hombros y cuello en flexión-extensión coordinadas.

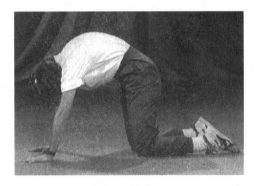

Figura 12-5 a.

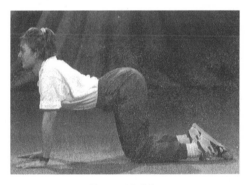

Figura 12-5 b.

263

Tenis/handball

El tenis, los demás deportes de raqueta y el handball se consideran difíciles para las muñecas, los codos y los hombros, pero no lo son. La demanda de estos deportes lleva a jugadores de por sí disfuncionales a un límite al que de todas maneras llegarían a la larga, en casa o en la oficina. He aquí cinco e-jercicios que atacan la fuente del dolor de muñeca, codo y hombro.

• RANA

Sigue las instrucciones de "Rana" en el capítulo 11 (página 237). Permanece en esta posición durante un minuto. Este e-jercicio pone la cadera en una posición neutral bilateral.

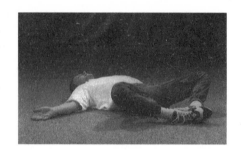

• ROTACIÓN DEL PIE Y FLEXIÓN DE LAS PUNTAS

Sigue las instrucciones de este e-jercicio en el capítulo 4 (página 84). Haz veinte rotaciones en cada lado y aumenta poco a poco a cuarenta. Después haz diez flexiones de las puntas y aumenta gradualmente a veinte. Este e-jercicio da a los

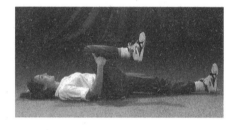

músculos de los pies, tobillos y pantorrillas una llamada de alerta para que operen en un modo de marcha de talón-metatarso-dedos.

- GIRO EN EL SUELO DE LA COLUMNA ALTA

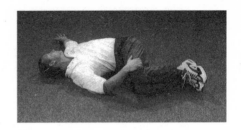

Sigue las instrucciones de este e-jercicio en la sección de golf de este capítulo (página 262).

- GATOS Y PERROS

Sigue las instrucciones de este e-jercicio en la sección de golf de este capítulo (página 263).

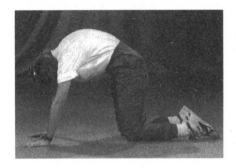
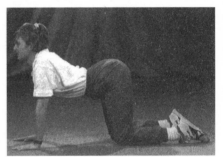

- PERRO HACIA ABAJO
  (Figuras 12-6 a y b)

Adopta la posición de "Gatos y perros" (a). Dobla los dedos de los pies e impúlsate con las piernas para elevar el torso de tal forma que tus rodillas no toquen el suelo y tu peso sea soportado por tus manos y tus pies. Sigue impulsándote hasta que tus caderas estén más arriba que tus hombros y formen un triángulo tenso y estable. Las rodillas deben estar rectas y las pantorrillas y muslos tensos (b). No permitas que los pies se desplacen a los lados; mantenlos apuntados al frente en línea con las manos, las cuales deberán permanecer en su lugar, ¡sin arrastrarse! La espalda debe estar pla-

265

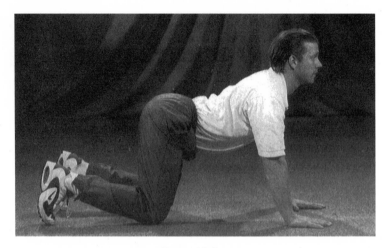

Figura 12-6 a.

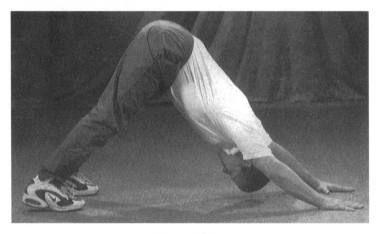

Figura 12-6 b.

na, no arqueada, mientras las caderas están elevadas y ejercen presión en los talones. Respira. Si no puedes poner los talones en el suelo, haz lo que puedas para reducir la distancia sin destensar las piernas. No las fuerces. Permanece en esta posición durante un minuto. Podrías tardar varios días o semanas en poder apoyar los talones en el piso.

Este e-jercicio restablece el enlace de las muñecas con los pies.

Remo/canotaje

Remar no es peligroso, pero pone en peligro. Los individuos con hombros encorvados —la mayoría de la población estadunidense— no suelen practicar remo o entrenarlo mucho tiempo. Un remero disciplinado puede desarrollar más funciones de los hombros, codos y muñecas que alguien que no rema, pero en ambos esas funciones suelen ser incompletas. En una palabra, dado que el remero utiliza un solo remo, la actividad es unilateral; las funciones no están balanceadas. La situación es diferente en una canoa, pero en ambos casos cada golpe refuerza una posición de cabeza adelantada y flexión espinal. Los practicantes del canotaje están en el mismo barco, por así decirlo. He aquí cuatro e-jercicios para aliviar los síntomas de dolor más comunes.

- EXTENSIÓN ESTÁTICA

Sigue las instrucciones de "Extensión estática" en el capítulo 4 (página 87).

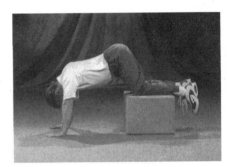

- ROTACIÓN DEL BRAZO

Sigue las instrucciones de "Rotación del brazo" en la sección de golf de este capítulo (página 259).

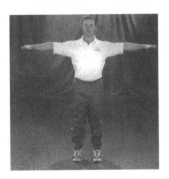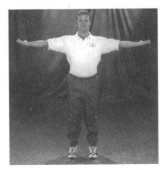

• ONDULACIÓN DEL CODO

Sigue las instrucciones de "Ondulación del codo" en la sección de golf de este capítulo (página 260).

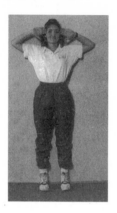 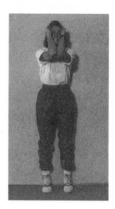

• ESTIRAMIENTO EN MOSTRADOR
(Figura 12-7)

Híncate con las caderas a la altura de tus rodillas mientras extiendes los brazos con las palmas hacia abajo sobre una silla o una mesa de baja altura.

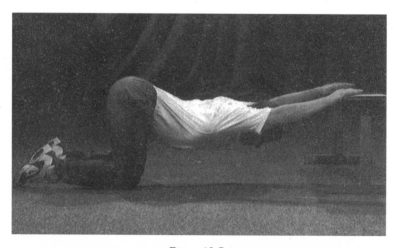

Figura 12-7.

Relaja el tronco para que parezca que la espalda quiere caer entre tus brazos. Respira hondo. Permanece en esta posición durante un minuto.

Este e-jercicio permite que la flexión espinal intervenga entre las
caderas y los hombros.

Patinaje sobre hielo

La televisión se ha enamorado del patinaje artístico, pero este deporte no
atrae muchos participantes. Hubo un tiempo en el que, en las partes más
frías de Estados Unidos, el patinaje sobre hielo fue una actividad popular,
quizá tanto como las motonieves en la actualidad. Pero los deportes que
requieren equilibrio —y el patinaje sobre hielo es uno de ellos— pierden
seguidores cuando la gente ya no es capaz de transferir con soltura su peso
de una cadera a otra. Las personas que patinan hacen uso de sus músculos
aductores y abductores, lo que los vigoriza y alienta a adoptar el modo normal
de marcha. En cuanto a las lesiones, esas personas suelen tener problemas de
tobillos, rodillas, espalda y hombros. Recomiendo este menú de e-jercicios.

- CONTRACCIÓN DE LOS GLÚTEOS ESTANDO DE PIE

Sigue las instrucciones de este e-jercicio en el capítulo 6 (página 124).

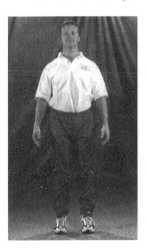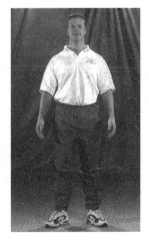

• ELEVACIÓN DE LOS TALONES EN TRES POSICIONES
(Figuras 12-8 a, b y c)

Uno: frente a una puerta cerrada o una pared, párate con los pies, separados a lo ancho de la cadera, distribuyendo de modo uniforme tu peso entre ellos. Vuelve hacia fuera los dedos cuarenta y cinco grados. Sube y baja lentamente apoyándote en ellos y manteniendo entre ambos la distribución uniforme de tu peso (a). Haz diez repeticiones. Usa la puerta o pared como guía visual de la alineación vertical para que no te inclines hacia delante al ejecutar la elevación.

Dos: conserva la misma posición, pero mantén los pies en paralelo y separados a todo lo ancho de las caderas. Sube y baja apoyándote en ellos y manteniendo entre ambos la distribución uniforme de tu peso (b). Haz diez repeticiones.

Tres: en la misma posición tuerce los pies hacia dentro alrededor de veinte grados. Sube y baja apoyándote en los dedos y manteniendo entre ambos pies la distribución uniforme de tu peso (c). Haz diez repeticiones.

En cada una de estas posiciones se usa un grupo de músculos diferente.

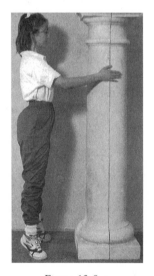
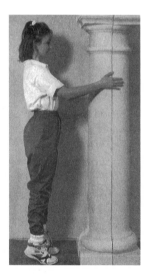
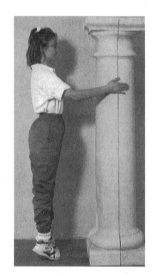

Figura 12-8 a. Figura 12-8 b. Figura 12-8 c.

• ESTIRAMIENTO DEL CUADRÍCEPS DE PIE
(Figura 12-9)

Párate sobre un pie y dobla la otra pierna hacia atrás, colocando la parte superior de tu pie sobre un cubo o el respaldo de una silla. La altura dictará el grado de estiramiento del cuadríceps. Mantén firmes las caderas y los hombros y alinea las rodillas; encoge las caderas para sentir el estiramiento. De ser necesario, sujétate de algo para que no pierdas el equilibrio. Permanece en esta posición durante un minuto y repite del otro lado.

    La rotación de la cadera inactiva al cuadríceps; este e-jercicio lo reactiva.

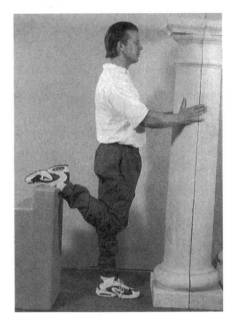

Figura 12-9.

• PERRO HACIA ABAJO

Sigue las instrucciones de este e-jercicio en la sección de tenis de este capítulo (página 265).

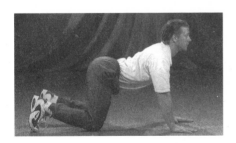
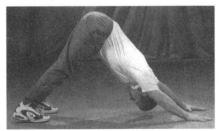

271

Esquí de descenso/esquí a campo traviesa/snowboard

La bota moderna para esquiar pone en extensión las caderas, piernas, rodillas y tobillos del esquiador, donde se supone que deben estar para controlar un par de esquís. El problema es que la mayoría de los esquiadores ya están en flexión, a causa de sus disfunciones. Esta situación produce enorme tensión en articulaciones de por sí inestables. Para aliviar el dolor crónico de las rodillas, ejecuta estos e-jercicios.

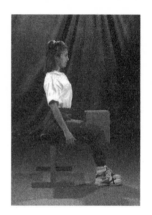

- PRESIÓN DE UN COJÍN CON LAS RODILLAS ESTANDO SENTADO

Sigue las instrucciones de este e-jercicio en el capítulo 6 (página 129).

- EXTENSIÓN ESTÁTICA (SIN APOYO)

Sigue las instrucciones de "Extensión estática" en el capítulo 4 (página 87), pero hazla en el suelo, no sobre un cubo.

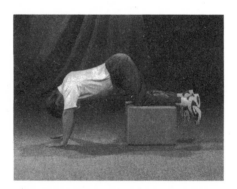

- GATOS Y PERROS

Sigue las instrucciones de "Gatos y perros" en la sección de golf de este capítulo (página 263).

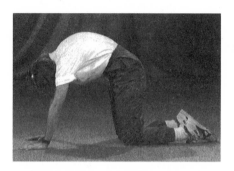 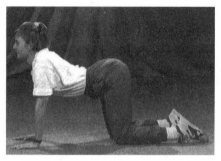

- ESTIRAMIENTO EN MOSTRADOR

Sigue las instrucciones de "Estiramiento en mostrador" en el capítulo 7 (Figura 7-4, página 149).

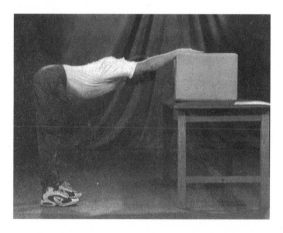

• CUBOS EN EL SUELO

Sigue las instrucciones de "Cubos en el suelo" en el capítulo 8 (página 172).

Quienes practican esquí a campo traviesa en muchos casos se propulsan con rodillas rotadas, caderas desplazadas y espaldas en flexión. Y aunque quienes practican snowboard permiten que la gravedad aporte propulsión, también padecen disfunciones similares. Ambos deben hacer los e-jercicios para patinaje sobre hielo.

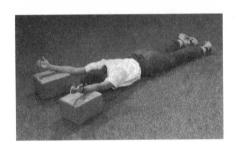
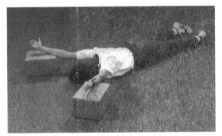
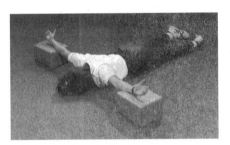

Correr

Correr es el deporte con más mala fama y muchos de sus más acérrimos críticos son excorredores. La principal objeción contra esta disciplina es su impacto en las articulaciones de carga. Cuando éstas son inestables y están mal alineadas, su capacidad para controlar el impacto de cada pisada se ve efectivamente afectada. Zapatos especiales y rodilleras no ayudarán, como tampoco los cambios de técnica. Estos e-jercicios mitigarán los síntomas de dolor, pero si tú eres un corredor y quieres seguir en este deporte, tendrás que empeñarte en restaurar funciones perdidas realizando los e-jercicios del capítulo siguiente.

- PERRO HACIA ABAJO

Consulta las instrucciones de "Perro hacia abajo" en la sección de tenis de este capítulo (página 265).

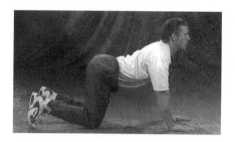 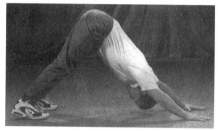

- ESTIRAMIENTO DEL CORREDOR
  (Figuras 12-10 a y b)

Apóyate en el suelo con una rodilla. Coloca el talón de la otra pierna frente a la rodilla que está en el piso. Ambos deben hacer contacto ligero. Para no

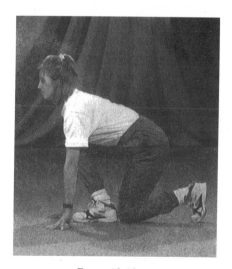

Figura 12-10 a.

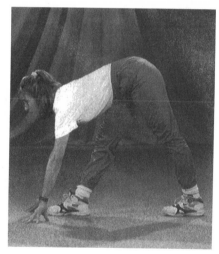

Figura 12-10 b.

perder el equilibrio, pon las manos en el suelo, en una silla o cubo frente al pie adelantado (a). Estira la pierna de atrás y párate sobre ambos pies (b). Tus caderas deben mantenerse firmes, los talones extendidos y ambas piernas rectas. Contrae el muslo de la pierna del frente mientras ajustas la parte superior del cuerpo para que se se mantenga por encima del pie y la pierna de adelante. Deberías sentir un estiramiento a lo largo de la parte posterior de esta última pierna. Mantén relajada la parte superior del cuerpo mientras permaneces en este estiramiento durante un minuto. Abandona el estiramiento volviendo a la posición inicial. Invierte las piernas y repite. Este e-jercicio les recuerda a tus músculos y articulaciones que cuando el lado izquierdo de la pelvis se flexiona, el derecho se extiende (y viceversa). Al principio, tal vez te resulte más fácil hacer esto de un lado que del otro.

- INCLINACIÓN HACIA DELANTE CON LOS PIES SEPARADOS
  (Figuras 12-11 a, b y c)

Párate con las piernas muy abiertas. Mantén los pies hacia el frente. Flexiona las caderas y toca el piso frente a ti. Si te es demasiado difícil, usa un cubo,

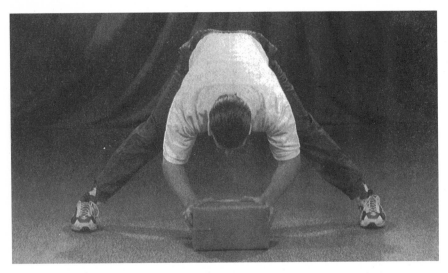

Figura 12-11 a.

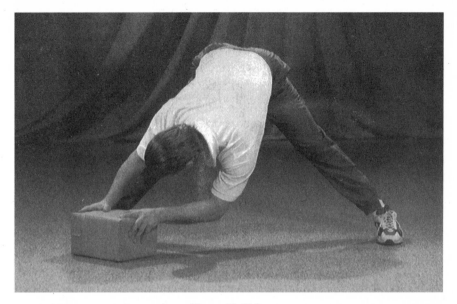

Figura 12-11 b.

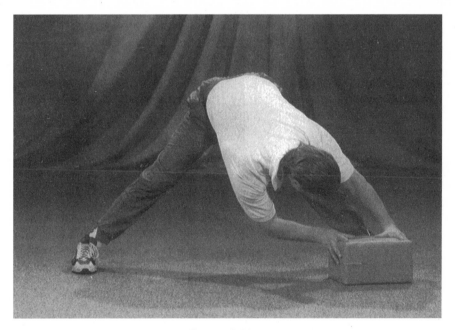

Figura 12-11 c.

277

libro u otro objeto que te sirva de apoyo. Tensa los muslos y relaja tu torso hacia el piso (a). Permanece en esta posición durante un minuto. Después, sin enderezarte, desliza las manos hasta tu pie derecho (mueve contigo el objeto si usaste uno), manteniendo ambos muslos tensos y el torso relajado (b). Permanece en esta posición durante un minuto. Luego deslízate brevemente al centro antes de mover las manos hasta el pie izquierdo (c). Mantén los muslos tensos y el torso suelto. Permanece en esta posición durante un minuto más. Por último, desplázate al centro, dobla las rodillas y eleva el torso. Este e-jercicio pone tus caderas en una posición neutral y permite que tus motores primarios hagan su trabajo sin que los secundarios se interpongan en su camino.

Ciclismo

El ciclismo es uno de los refugios preferidos de los excorredores. De hecho, algunos corredores "gurús" recomiendan alternarlo con el ciclismo para dar a las articulaciones la oportunidad de recuperarse de sus golpes. Pero para alguien con articulaciones mal alineadas, lo único que el ciclismo hace es posponer la aparición del dolor. Una articulación inestable, pero descansada no deja de ser inestable. Los ciclistas evitan el impacto, pero someten sus mal alineadas articulaciones a una repetida gama de movimientos un kilómetro tras otro. Esta actividad también refuerza la flexión y los problemas de cadera característicos de quienes pasan sentados la mayor parte del día. El atractivo de muchos deportes y actividades físicas suele deberse al grado de asociación directa entre el movimiento requerido y el movimiento disfuncional de la vida diaria del individuo. Los ciclistas se sienten cómodos en el sillín porque esto se asemeja a la posición sedente en la que están durante la mayor parte de su vida; incluso la posición adelantada de la cabeza y la caída de los hombros son similares. Si tienes dolor en las rodillas, caderas, espalda u hombros, prueba estos e-jercicios.

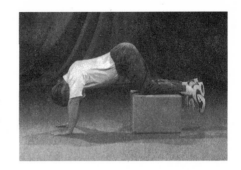

- EXTENSIÓN ESTÁTICA

Sigue las instrucciones de "Extensión estática" en el capítulo 4 (página 87).

- PERRO HACIA ABAJO

Sigue las instrucciones de "Perro hacia abajo" en la sección de tenis de este capítulo (página 265).

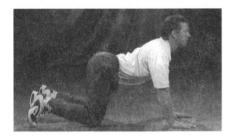 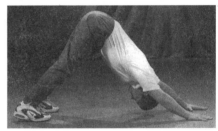

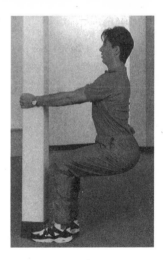

- EN CUCLILLAS

Sigue las instrucciones de "En cuclillas" en el capítulo 8 (página 175).

Caminar

Caminar (o nadar) suele ser el último recurso del corredor. Caminar se promueve mucho hoy en día como una forma de ejercicio eficaz y benigna. ¡Y vaya que es eficaz! Caminar es magnífico y no es una actividad que se considere únicamente adecuada para los ancianos o quienes se recuperan de una cirugía o incidentes cardiacos. Sin embargo, si caminas con un cuerpo disfuncional, caminar te hará pagar con dolor. El impacto es menor que el de correr, pero de todas formas las articulaciones reciben un choque. Una articulación inestable reaccionará a la larga, para gran sorpresa de quienes creen que caminar es un "ejercicio ligero". Si eres un caminador y te duelen las articulaciones, sigue el menú de e-jercicios que expuse para los corredores.

Patinaje sobre ruedas

Hoy en día los corredores, ciclistas y caminadores comparten el mismo espacio con los patinadores sobre ruedas. Existe una natural afinidad disfuncional entre estas actividades, y supongo que muchos patinadores sobre ruedas son excorredores y exciclistas. El patinaje sobre ruedas ejerce mucho menos impacto que correr y puedes recorrer más terreno con menos intervención de los tobillos, rodillas y caderas. Eso es importante para las personas cuya locomoción está a cargo principalmente de los músculos rotadores de la cadera, los músculos de la espalda baja y los hombros. Asimismo, el patinaje sobre ruedas contribuye a los pies evertidos; ésta es la posición que adopta el pie para lograr el impulso semilateral del patín. Esta postura adelanta la cabeza y los hombros para efectos de equilibrio. Las lesiones de impacto, que van en ascenso, suelen ocurrir en las muñecas y las rodillas, las cuales están expuestas y en espera de ser golpeadas. En general, los síntomas de dolor crónico para los patinadores sobre ruedas se concentran en los hombros, la espalda baja y las rodillas. Prueba los ejercicios para el patinaje sobre hielo.

Natación

La natación suele ser una de las últimas opciones para los corredores y caminadores (y quizá también lo es para los patinadores sobre ruedas), porque no hay impacto. Pero aun sin él, un nadador disfuncional puede experimentar dolor. El solo hecho de hacer pasar articulaciones inestables y mal alineadas por una amplia gama de movimientos es suficiente. La flexión de las caderas y del torso —la postura moderna— no desaparece porque el atleta esté en el agua. Los nadadores pueden experimentar dolor de cuello, hombros y espalda. Si tú tienes un problema así, estos e-jercicios te ayudarán.

• GATOS Y PERROS

Sigue las instrucciones de "Gatos y perros" en la sección de golf de este capítulo (página 263).

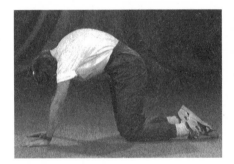 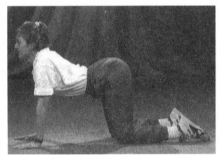

• PERRO HACIA ABAJO

Sigue las instrucciones de "Perro hacia abajo" en la sección de tenis de este capítulo (página 265).

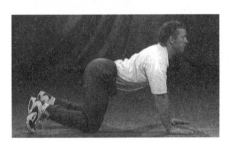 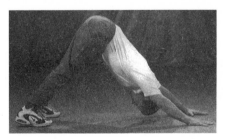

• INCLINACIÓN HACIA DELANTE CON LOS PIES SEPARADOS

Sigue las instrucciones de este e-jercicio en la sección de correr de este capítulo (página 276).

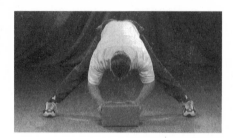 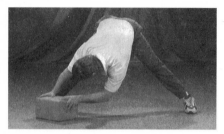

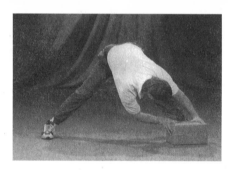

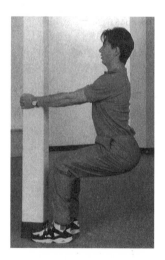

• EN CUCLILLAS

Sigue las instrucciones de "En cuclillas" en el capítulo 8 (página 279).

Gimnasia

La gimnasia impresiona a todos con su asombrosa flexibilidad, así que es fácil concluir equivocadamente que su flexibilidad equivale a salud. Pero muchos de esos atletas empiezan a trabajar a temprana edad en la extensión de la gama de movimientos de sus articulaciones sin desarrollar la fuerza y estabilidad subyacentes. El resultado es una articulación hipermóvil sujeta a daños porque opera en el extremo de su gama de movimientos, sin un adecuado fundamento muscular. Particularmente entre los hombres, los músculos periféricos del torso son impresionantes y bien definidos, pero los músculos profundos de postura no están apropiadamente desarrollados para evitar lesiones. Para dolor en las articulaciones de carga, prueba el siguiente menú de e-jercicios.

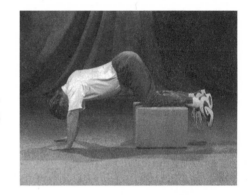

• EXTENSIÓN ESTÁTICA

Sigue las instrucciones de "Extensión estática" en el capítulo 4 (página 87).

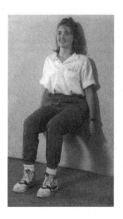

• BANCO DE AIRE

Sigue las instrucciones de "Banco de aire" en el capítulo 4 (página 88).

• RELOJ DE PARED

Sigue las instrucciones de "Reloj de pared" en el capítulo 10 (página 214).

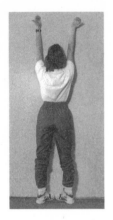 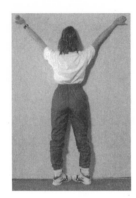 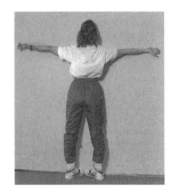

• PERRO HACIA ABAJO

Sigue las instrucciones de "Perro hacia abajo" en la sección de tenis de este capítulo (página 265).

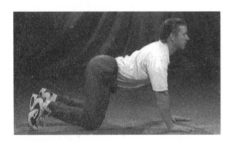 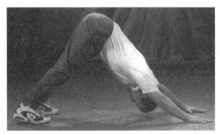

• EN CUCLILLAS

Sigue las instrucciones de "En cuclillas" en el capítulo 8 (página 175).

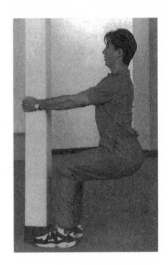

Entrenamiento con pesas

A mí me agrada el entrenamiento con pesas, pero he aprendido a mantener cerrada la boca en los gimnasios. Muchos pesistas son sus peores enemigos. Trabajan cientos de horas para reforzar sus disfunciones músculo-esqueléticas. La mayoría de los atletas disciplinados tienden a esmerarse en músculos y estructuras que son los más fuertes y también los más accesibles. Esto significa que los músculos superficiales y periféricos reciben el grueso de la atención y los músculos profundos son descuidados. Lamentablemente, la disfunción se asienta y va de adentro hacia fuera. Los músculos profundos, grandes y pequeños, son los primeros en verse afectados. La función se transfiere a la siguiente capa, hasta que finalmente la mayor parte del trabajo se hace en la superficie. Estos músculos son los sobrevivientes; permanecen porque pueden improvisar para trabajar con articulaciones inestables. El entrenamiento con pesas fortalece esa capacidad. El resultado es una articulación inestable impulsada por un músculo compensatorio cada vez más fuerte. Algo tiene que ceder. He aquí e-jercicios que los pesistas hallarán útiles.

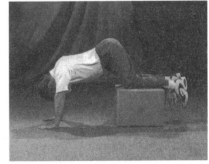

• EXTENSIÓN ESTÁTICA

Sigue las instrucciones de "Extensión estática" en el capítulo 4 (página 87); permanece en esta posición durante dos minutos.

• GATOS Y PERROS

Sigue las instrucciones de "Gatos y perros" en la sección de golf de este capítulo (página 263); haz quince repeticiones.

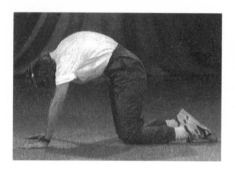
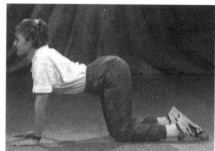

• PERRO HACIA ABAJO

Sigue las instrucciones de "Perro hacia abajo" en la sección de tenis de este capítulo (página 265); permanece en esta posición durante un minuto.

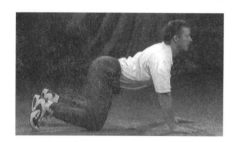
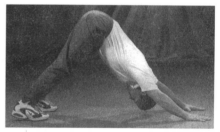

• BANCO DE AIRE

Sigue las instrucciones de "Banco de aire" en el capítulo 4 (página 88); permanece en esta posición durante dos minutos.

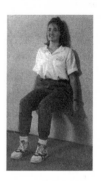

Futbol soccer

El público estadunidense ha descubierto, por fin, el futbol soccer. Éste es un deporte excelente. El creciente interés en él es alentado por la percepción de que los tradicionales deportes de equipo, como el futbol americano, el beisbol y el basquetbol, son demasiado peligrosos, demasiado demandantes en términos físicos, o demasiado específicos respecto al tipo de cuerpo (es decir, por volumen, fuerza o estatura). Como consiste principalmente en correr, el futbol soccer hace uso de las más firmes estructuras del cuerpo moderno —las caderas y las piernas— y asigna un papel mucho menor a la débil y disfuncional parte superior del cuerpo. Para deleite de los padres de chicos futbolistas, el potencial de lesiones no parece tan grande, aunque ésta es, en gran medida, una percepción equivocada. El soccer de clase mundial es un rudo deporte de contacto con su proporción de caos. A los chicos les encanta porque les da la oportunidad de correr, patear, agacharse, esquivar, girar y voltear, movimientos que instintivamente desean hacer, pero que no realizan en su vida diaria. Sin embargo, ahí es también donde surgen los problemas: el soccer de los sábados por la mañana no compensará una semana de falta de movimiento. En este caso ocurre dolor de rodilla y de espalda. He aquí una serie de e-jercicios para esos síntomas.

• ESPALDA ESTÁTICA

Sigue las instrucciones de "Espalda estática" en el capítulo 5 (página 104).

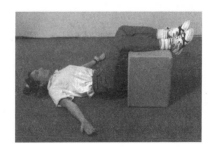

- CRUNCHIES
  (Figuras 12-12 a y b)

Acuéstate en el suelo y pon tus pies en la pared con las rodillas dobladas y separados a todo lo ancho de las caderas (a). Deben estar rectos y en paralelo. Junta las manos detrás de la cabeza con los codos sobre el suelo. No tires del cuello para levantar la cabeza; permite que los brazos, hombros, cuello y cabeza se eleven juntos (b). Mira el techo durante el levantamiento. Cuando la inclinación te impida ver el techo, es momento de bajar la espalda al piso. Haz tres series de quince. Relájate unos instantes después de cada serie.

Este e·jercicio obliga a tus músculos abdominales a trabajar sustituyendo a los flexores de la cadera o los músculos de la espalda torácica.

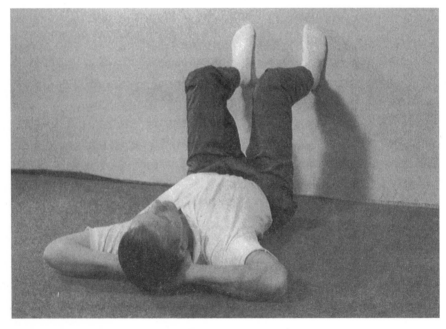

Figura 12-12 a.

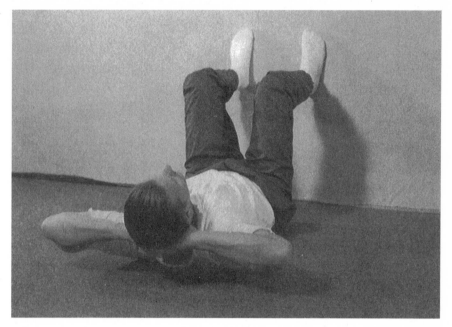

Figura 12-12 b.

• EXTENSIÓN ESTÁTICA (SIN APOYO)

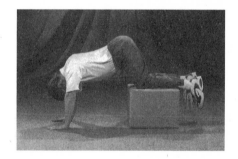

Consulta las instrucciones de este e-jercicio en la sección de esquí de este capítulo (página 272).

• REPOSO SOBRE TOALLAS

Usa dos toallas enrolladas de aproximadamente nueve centímetros de diámetro. Acuéstate bocarriba. Pon una toalla bajo tu espalda baja, justo arriba de la cintura, y la otra debajo de tu cuello (no de la cabeza). Respira hondo y permanece en esta posición durante tres minutos.

• BANCO DE AIRE

Sigue las instrucciones en el capítulo 4 (página 88).

Volibol

La popularidad del volibol es paralela al paradigma del
futbol soccer, y después lo invierte. Como el soccer,
el volibol atrae a quienes buscan un deporte de equipo

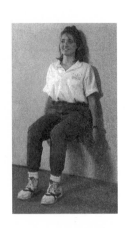

sin contacto que no esté dominado por los jugadores más vigorosos. Asimismo, tiene cierta cantidad de igualdad entre los sexos. Pero a diferencia
del soccer, hace un uso intenso de las funciones de la parte superior del
cuerpo, las que comienzan a mostrar pronto síntomas de dolor, sobre todo
en los hombros, codos y muñecas. La necesidad de transferir peso rápidamente también alcanza a la espalda, rodillas y tobillos. Si eres volibolista
y presentas esos síntomas, realiza estos e-jercicios.

• ROTACIÓN DEL BRAZO

Sigue las instrucciones de "Rotación del brazo" en la sección de golf de
este capítulo (página 259).

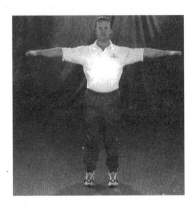 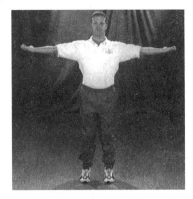

290

- GIRO SENTADO EN EL SUELO
  (Figura 12-13)

Siéntate en el suelo con las piernas extendidas al frente. Dobla la pierna izquierda y crúzala sobre la derecha. Mantén el pie izquierdo extendido en el piso y en paralelo con la pierna derecha. Coloca el codo derecho por fuera de la rodilla izquierda y gira el torso a la izquierda. Tu cabeza debe girar con tu espalda. Tensa los músculos de la pierna extendida y flexiona el tobillo apuntando los dedos de los pies hacia la rodilla. Este e-jercicio obliga a los rotadores de la cadera a comportarse bilateralmente y a operar en cooperación con los hombros. Respira. Permanece en esta posición durante un minuto y repite del otro lado.

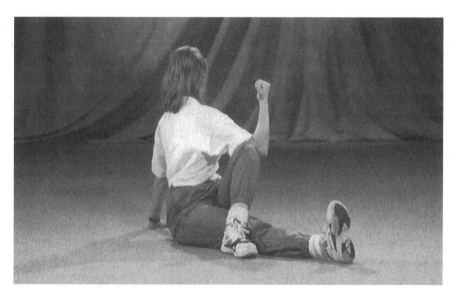

Figura 12-13.

• GATOS Y PERROS

Sigue las instrucciones de "Gatos y perros" en la sección de golf de este capítulo (página 263).

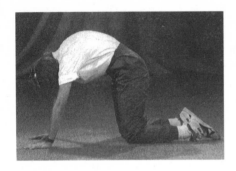 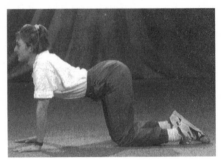

• ESTIRAMIENTO DEL CORREDOR

Sigue las instrucciones de "Estiramiento del corredor" en la sección de correr de este capítulo (página 275).

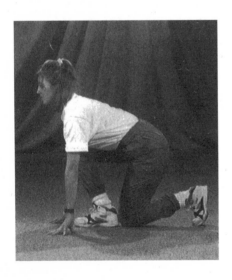 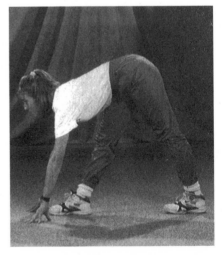

292

• BANCO DE AIRE

Sigue las instrucciones de "Banco de aire" en el capítulo 4 (página 88).

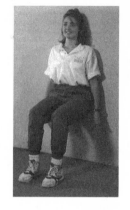

Beisbol

Hace poco oí a través de la radio un partido de las grandes ligas, justo cuando un choque en segunda base dejó sin respiración al corredor. Uno de los comentaristas observó secamente: "Bueno, si uno practica este deporte, es de esperar que haya lesiones". ¿Cómo? ¿Estamos hablando del beisbol, el deporte en el que un jugador lanza una pelota, otro la golpea con un bat y, si tiene éxito, un tercero intenta atraparla?

El beisbol no siempre fue percibido como un deporte violento, aunque en años recientes su índice de lesiones ha aumentado en forma asombrosa. La razón no es que los atletas de hoy practiquen este deporte con más rudeza que sus predecesores; más bien, lo practican con un cuerpo más disfuncional. Una estructura músculo-esquelética funcional puede soportar el impacto de derrapar en segunda base, pero una disfuncional no. Lo mismo sucede con los lanzadores, cuyas articulaciones de carga están mal alineadas cuando intentan lanzar pelotas a ciento cincuenta kilómetros por hora una y otra vez. La disfunción es la razón del aumento de lesiones de los hombros, brazos adoloridos y espaldas dañadas entre los lanzadores, aunque es raro que la mayoría de ellos jueguen las nueve entradas, porque son especialistas que relevan, batean, corren, lanzan o atrapan. Los beisbolistas de la generación de Dizzy Dean hacían todo eso, y en dos encuentros consecutivos entre los mismos equipos.

He aquí e-jercicios para aliviar los síntomas de dolor más habituales en el beisbol.

• ESPALDA ESTÁTICA

Sigue las instrucciones de "Espalda estática" en el capítulo 5 (página 104).

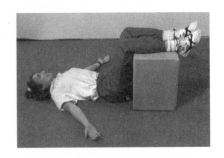

• CRUNCHIES

Sigue las instrucciones de "Crunchies" en la sección de futbol soccer de este capítulo (página 288).

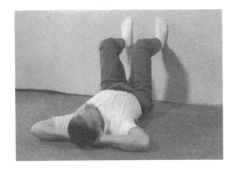 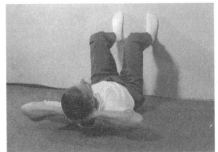

• GATOS Y PERROS

Sigue las instrucciones de "Gatos y perros" en la sección de golf de este capítulo (página 263).

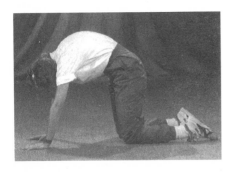 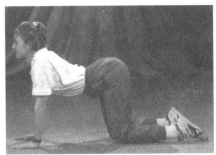

• PERRO HACIA ABAJO

Sigue las instrucciones de "Perro hacia abajo" en la sección de tenis de este capítulo (página 265).

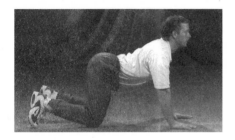 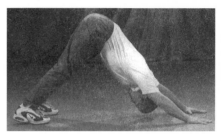

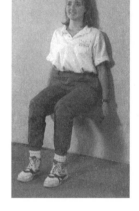

• BANCO DE AIRE

Sigue las instrucciones de "Banco de aire" en el capítulo 4 (página 88).

Futbol americano

Fui un jugador colegial con una beca deportiva completa, pero me temo que el futbol americano ya me aburre, y empeora en cada temporada. Entrenadores y jugadores tratan de hacer con volumen y fuerza lo que antes se efectuaba principalmente con habilidad deportiva, resistencia y elegancia. A los jugadores habituales de hoy se les dificulta cambiar de dirección, lo que ciertamente limita lo que pueden hacer en la cancha. Esa dificultad se debe a la mala alineación de la cadera con la que llegan a este deporte. Sin un vínculo cinético entre todas las articulaciones de carga, también son vulnerables a lesiones graves cuando cambian de dirección o reciben golpes. Los problemas de rodilla son ahora tan rutinarios que la prensa deportiva ha convencido al público de que las rodillas son el mecanismo anatómico más débil de la humanidad. Estos comentaristas dan a entender que las rodillas son inherentemente frágiles como para que esos magníficos especímenes deportivos se las lastimen tan a menudo. Al contrario, el problema es que los jugadores se han entrenado con pesas y tienen una condición física peor que cualquier persona sedentaria promedio de su misma edad.

Estos e-jercicios son útiles para combatir los síntomas de dolor en el futbol americano.

- ESTIRAMIENTO DE LA INGLE, DE RODILLAS
  (Figura 12-14)

Ponte de rodillas y coloca un pie frente al otro con la rodilla doblada. Irguiendo la cabeza y la espalda, entrelaza las manos con las palmas hacia abajo sobre la rodilla frontal e impúlsate hacia delante. Mantén firmes las caderas y evita girar el tronco. No permitas que la rodilla frontal se mueva más allá del tobillo. Permanece en esta posición durante un minuto y repite sobre el otro lado.

Deberías sentir este e-jercicio en la ingle. Esto les recuerda a los músculos de la ingle que su trabajo es contribuir a estabilizar la cadera.

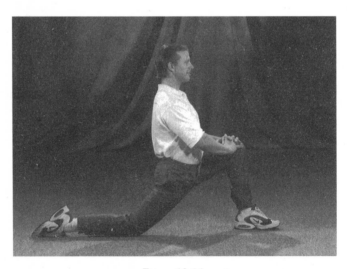

Figura 12-14.

- LEVANTAMIENTO AISLADO
  DE LOS FLEXORES DE LA
  CADERA SOBRE UNA
  TOALLA

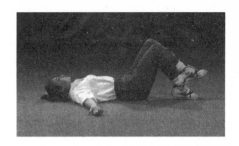

Sigue las instrucciones de este e-jercicio en el capítulo 6 (página 126).

- MANO/PIERNA CONTRARIAS CON CUBOS (Figura 12-15)

Acuéstate boca abajo con los brazos extendidos. Coloca un cubo de quince
centímetros bajo un brazo de tal forma que su borde inferior quede a cinco centímetros del codo (es decir, corrido hacia la muñeca). Coloca otro
cubo igual bajo la pierna contraria; su borde superior debe estar cinco centímetros arriba de la rodilla (para evitar molestia en la rótula). Apoya la
frente en el suelo. Permite que tu abdomen se asiente en el piso mientras
los hombros y las nalgas se relajan. Permanece en esta posición durante tres
minutos. Repite del otro lado.

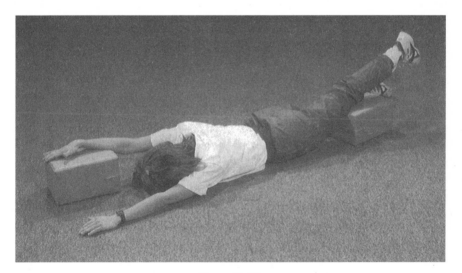

Figura 12-15.

Este e-jercicio contrarresta disfunciones que afectan la fluida interacción entre extremidades transversalmente opuestas.

- GATOS Y PERROS

Sigue las instrucciones de "Gatos y perros" en la sección de golf de este capítulo (página 263).

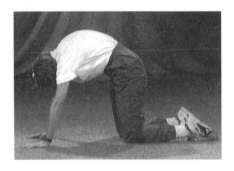
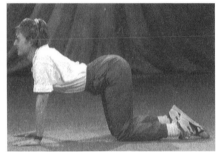

- CUBOS EN EL SUELO

Sigue las instrucciones de "Cubos en el suelo" en el capítulo 8 (página 172).

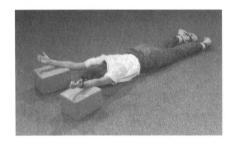
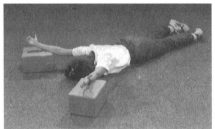

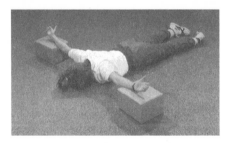

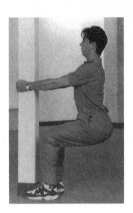

• EN CUCLILLAS

Sigue las instrucciones de "En cuclillas" en el capítulo 8 (página 175).

Basquetbol

También soy impaciente con el basquetbol. Este deporte es más burdo y violento cada temporada. Las anotaciones en la NBA son menores ahora, sobre todo porque las habilidades de lanzamiento se han deteriorado a medida que los jugadores pierden las funciones de sus hombros. Un hombro encorvado no puede poner el brazo en completa posición vertical. Así, los jugadores disparan desde posiciones compensatorias inestables. Ellos lo saben, de modo que en vez de lanzar desde lejos, quieren llevar la pelota hasta la canasta para poder encestar. Por eso hay tanto contacto y tantas faltas. La capacidad de los jugadores para anotar tiros libres se ha vuelto atroz, junto con el juego ofensivo que requiere una sensación espacial de lo que sucede y la aptitud de reaccionar en coordinación con los compañeros de equipo. Las lesiones de rodilla, espalda y hombro son comunes. Esta serie de e-jercicios ayudará a aliviar los síntomas de dolor, aunque no mejora el mal desempeño.

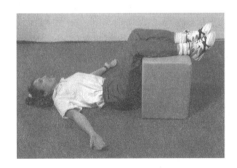

• ESPALDA ESTÁTICA

Sigue las instrucciones de "Espalda estática" en el capítulo 5 (página 104).

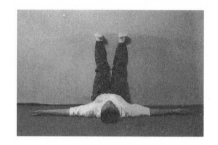

• PARED ESTÁTICA

Sigue las instrucciones de "Pared estática" en el capítulo 5 (página 105).

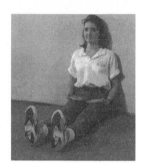

• SENTARSE EN EL SUELO

Sigue las instrucciones de "Sentarse en el suelo" en el capítulo 6 (página 129).

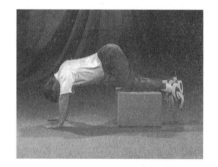

• EXTENSIÓN ESTÁTICA

Sigue las instrucciones de "Extensión estática" en el capítulo 4 (página 87).

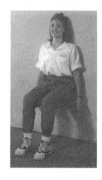

• BANCO DE AIRE

Sigue las instrucciones de "Banco de aire" en el capítulo 4 (página 88).

Gimnasios

Dejé este tema para el final porque los gimnasios y centros de acondicionamiento físico son excelentes ideas y sus socios no merecen que les ocurran cosas malas. Me concentraré brevemente en el motivo de que esos establecimientos no cumplan lo que prometen.

El problema empieza con el movimiento limitado y continúa con él. Los aparatos de los centros de acondicionamiento físico y las rutinas que fomentan aíslan unos cuantos músculos y estructuras. No intentan equilibrar el estímulo. El individuo llega al gimnasio fuera de balance y, por lo general, procede a trabajar en las estructuras que están más fuertes y, por lo tanto, las más gratificantes. Es lógico que quiera ver progresos. Los músculos compensatorios, más que los adormecidos motores primarios, responden rápidamente a esos ejercicios, porque están comprometidos y son activos.

Las escaladoras son un buen ejemplo. La gente pasa horas en aparatos que fortalecen los músculos periféricos que hacen rotar las caderas. En tanto que los flexores-extensores —las corvas, glúteos y cuadríceps— son descuidados. Pero éstos son precisamente los músculos que se ponen flácidos y necesitan más atención.

¿Has oído hablar del "trasero de StairMaster"?[2] Éste es un término que tomé de un artículo del *Washington Post* en el que se hacía notar el fenómeno, especialmente entre las mujeres, de traseros abultados pese a intensos ejercicios en el StairMaster y aparatos similares. Lo que ocurre es esto: el trabajo consiste en fortalecer los músculos periféricos, los que se expanden y vuelven protuberantes en los atrofiados glúteos. Esto produce un efecto de abultamiento más que de esbeltez.

Aun si logras aislar y ejercitar músculos específicos con aparatos de gimnasio, tan pronto como terminas, éstos dejan de involucrarse y vuelven a su estado adormecido. Durante el resto del día, esos músculos están ausentes. El otro problema de aislar músculos es que éstos no desempeñan funciones músculo-esqueléticas en aislamiento. Cuando se decide reforzar algunos músculos e ignorar otros, el desequilibrio estructural está garantizado. Éste es definitivamente el caso de todos los populares aparatos de abdominales que se venden en la actualidad. Su mayor falta, por lo que a mí respecta, es que toman una espalda ya en flexión y acondicionan los músculos para que permanezcan así.

Por último, la obsesión con el bajo/nulo impacto se ha extendido a los gimnasios y centros de acondicionamiento físico. El baile y otras rutinas aeróbicas de alto impacto ya son casi inexistentes, y esto es una vergüenza. Simple y sencillamente no hay articulación estable que no esté bajo carga y sujeta a impacto. Los aeróbics de alto impacto sirven para ese propósito.

Si eres socio de un gimnasio y tienes síntomas de dolor, consulta el capítulo de este libro sobre la parte específica del cuerpo que esté involucrada.

Para terminar este capítulo, quiero insistir en que ninguno de estos deportes, actividades o instrumentos causan dolor. El movimiento que aportan es mejor que nada. El único deporte que debemos dejar de practicar es el juego de las culpas. Es nuestra responsabilidad recuperar una vida de movimiento.

13

SIN DOLOR:
EL DERECHO A MOVERSE

Ahora que ya has aliviado tu dolor usando los e-jercicios de los capítulos 4 al 12, quizá te preguntes cómo seguir viviendo sin dolor. Este capítulo te lleva más allá de los primeros auxilios, a lo que llamo "la ultrayuda"; un programa de por vida para vencer el dolor crónico.

Un poco de movimiento recorre un largo camino

Los primeros auxilios no tienen nada de malo; de hecho, son esenciales para la sobrevivencia. La medicina occidental moderna es muy buena para los primeros auxilios, para enfrentar sucesos traumáticos que ponen en riesgo la vida. Pero esta capacidad ha producido una crisis en la atención de la salud, cuyos tratamientos son técnicas en gran medida complejas y a menudo drásticas. Éstas son apropiadas a veces, pero no siempre. Para comenzar, el sistema músculo-esquelético humano tiene su propio sistema integrado de primeros auxilios para hacer frente a la mayoría de los problemas. Todo lo que necesitamos es una comprensión de sus principios básicos de operación y la disposición a hacer nuestra parte para mantenerlos. No te preocupes, no estoy proponiendo un método de "cuerpo de acero" del acondicionamiento físico y la salud. Lo que propongo busca obtener más movimiento en nuestra vida. Te sugiero llevar un diario de movimientos. Podría ser algo como esto:

Mañana

Hora 1   Desperté, me bañé, me vestí, hice el desayuno, llevé a los niños a la escuela.

Hora 2   Conduje al trabajo, respondí mensajes telefónicos.

Hora 3   Asistí a una reunión, revisé el borrador del informe anual.

Hora 4   Entrevisté a solicitantes de empleo, hice llamadas, comí en mi escritorio.

Tarde

Hora 5   Reunión ¡aburrida!

Hora 6   Tomé un taxi a la oficina de un paciente, comentamos problemas y perspectivas.

Hora 7   Volví en taxi a mi oficina, respondí mensajes telefónicos, hice un borrador de un memo.

Hora 8   Conversé con Ronnie y Alice, fui al correo.

Hora 9   Manejé a la tienda, hice compras, conduje a casa.

Noche

Hora 10   Preparé la cena, comí, hice aseo.

Hora 11   Conduje al coro, ensayé.

Hora 12   Más ensayo del coro.

Hora 13   Conduje a casa, ayudé a los niños en sus tareas.

Hora 14   Hice papeleo de la oficina, revisé mi correo electrónico en la computadora.

Hora 15   Vi televisión, me preparé para acostarme, me acosté.

Este diario podría no parecerse a tu vida normal. Es sólo un modelo que puedes ajustar para seguir la pista de tus movimientos durante un par de semanas hasta que empieces a ver patrones. Ésta es la palabra clave, *patrones*. La vida moderna impone un patrón de por qué y cómo nos movemos. Estos patrones se vuelven tan rutinarios que ya no estamos conscientes de ellos. La técnica del diario volverá visible tu patrón de movimientos para que puedas ver éstos por hora, día y semana. Lo que puedes ver, lo puedes cambiar.

Luego de varias semanas de llevar un diario de movimientos, haz un análisis de ellos. Realiza una estimación aproximada de cuánto tiempo dedicas a conducir, estar sentado frente a un escritorio y ver televisión. Cuando te mueves, ¿qué haces y qué partes del cuerpo participan en ello? ¿Caminas principalmente distancias cortas? ¿Usas las manos al nivel de la cintura? ¿Extiendes un brazo una y otra vez? Esta información es valiosa porque nos muestra no sólo lo que hacemos, sino también lo que no hacemos. Estos datos son los que nos permitirán cambiar nuestro patrón.

La mayoría diría que se mueve sin cesar y tal vez sea cierto. Pero mueve sin cesar sólo algunas partes del cuerpo. El cuerpo humano tiene ciento ochenta y siete articulaciones y más de seiscientos músculos, y todos deben moverse o pronto perderán su función. Esta regla se aplica incluso a las articulaciones que no ejercen una función de palanca, como las que unen los huesos de la caja torácica y las vértebras de la columna. Pero si yo me sentara y soñara con un programa para mover conscientemente cada una de esas articulaciones y músculos al menos una vez al día, terminaría con una rutina que llevaría horas y horas. Ni siquiera el más apasionado fan del acondicionamiento físico podría hacerlo. Por fortuna, no hay necesidad de ello. Ya existe una rutina de acondicionamiento que puede encargarse de esa labor: la vida. Muchos músculos son involuntarios, como el corazón. No hay necesidad de enviarles conscientemente una señal para producir la respuesta deseada. Los demás son voluntarios. Pero también éstos realizan rápido su trabajo sin mayor cuestionamiento. Estos motores primarios y secundarios son los susceptibles de modelar su movimiento por la simple razón de que antes de la era moderna el patrón imperante era una amplia variación de movimientos. Ahora no lo es.

Si tu diario de movimientos te dice que tu patrón de movilidad dicta movimientos que involucran principalmente a las manos y los codos, sabrás que tus hombros, entre otras estructuras, necesitan algo que hacer. Ese diario también te mostrará qué partes de tu cuerpo acumulan horas de actividad y aquéllas que acumulan sólo minutos. Entre más se usa una estructura músculo-esquelética, más fuerte se vuelve. Esto explica por qué nuestro cuerpo pierde equilibrio y su función bilateral. Una caminata de cinco minutos al baño y de regreso cada par de horas no contrarrestará por completo el reforzamiento que exigimos a ciertos músculos y articulaciones para que nos mantengan sentados durante cinco o seis horas. Pero si estamos conscientes de este tiempo y disparidad de movimientos, podemos hacer algo al respecto.

¿Hacer qué? Añadir cada hora un movimiento fuera del patrón. Si estás sentado, párate; si tu trabajo ocurre frente a ti, mueve la parte trasera de tu cuerpo; si tus manos están ocupadas, da a tus pies algo que hacer efectuando una caminata rápida.

Hay docenas de posibilidades. Poner en práctica una de ellas cada hora no es mucho pedir en términos de tiempo y esfuerzo, pero brindará beneficios sustanciales. Al realizar deliberadamente funciones que han sido descuidadas, las fortalecemos y estimulamos todos los sistemas del cuerpo.

Muchos programas de ejercicios cometen el error de pedir a la gente llegar muy lejos demasiado pronto. El dolor y tensión que el principiante experimenta sofoca los beneficios. Si varías tu arraigado patrón de movi-

---

PATRÓN DE VARIACIONES DE MOVIMIENTOS

- **Levanta hasta arriba ambas manos.**
- **Gira lateralmente rotando la cintura.**
- **Voltea la cabeza a izquierda y derecha.**
- **Mira al techo.**
- **Siéntate en el suelo.**
- **Arrodíllate.**
- **Agita los brazos como si fueran alas.**
- **Súbete a una silla.**
- **Balancéate en una sola pierna.**

mientos al menos una vez cada hora, tendrás la capacidad y, sobre todo, la inclinación a variar más a menudo. Esto se volverá divertido y se reforzará por sí solo.

Cuando visito grandes ciudades, me llama la atención que los fumadores se aglomeren en las aceras a la entrada de los edificios de oficinas dando caladas a sus cigarros. Han sido expulsados de las oficinas por las reglas contra el tabaquismo. Irónicamente, su adicción a la nicotina los obliga a perturbar sus patrones de movimientos y a levantarse de su escritorio, bajar las escaleras y dar una vuelta de cinco a diez minutos. Éste es sin duda el único beneficio de ese hábito. Pero si los no fumadores no tienen los mismos privilegios, es casi como si se les castigara. Lo que me gustaría ver, en beneficio de la seguridad en el trabajo, es una política que aliente patrones de movimiento para todos. Si los fumadores pueden hacerlo, ¡el resto de nosotros también deberíamos poder!

Una vida maravillosa

A menudo me piden recomendar el trabajo o estilo de vida ideal, para evitar el dolor y la disfunción músculo-esqueléticos. La respuesta es fácil: todos.

El diseño de tu cuerpo puede permitirte ser un jornalero que abre zanjas o un gerente de banco con igual facilidad. Si la única actividad física de ese peón es usar una pala, será tan disfuncional como el empleado de oficina. Dejando aparte las fábricas explotadoras del Tercer Mundo cercadas con alambre de púas y guardias armados, no se me ocurre ninguna ocupación que requiera de los trabajadores permanecer exactamente en el mismo lugar y repetir los mismos movimientos cada segundo, a cada hora. No somos máquinas y tenemos margen para cambiar nuestro patrón a fin de dar al cuerpo la variedad que necesita para mantener su salud músculo-esquelética.

> **No se trata de tu trabajo, sino de lo que haces *mientras* trabajas.**

Las personas con ocupaciones y estilos de vida ideales crean por sí mismas esas circunstancias. Recientemente me detuve a observar a una cuadrilla de trabajadores de techos residenciales en acción. Cuatro hombres pasaron la mañana subiendo y bajando escaleras, encorvándose bajo un techo y clavando tejas. A la hora de la comida, bajaron y se tendieron en el césped a comer sándwiches. Cambiaron su patrón. Después lo cambiaron de nuevo: pasaron la siguiente media hora jugando futbol americano. Corrieron, esquivaron, lanzaron pases y saltaron para atajar el balón. Trabajaron arduamente en el techo, jugaron intensamente en tierra y pasaron un gran día. Otro ejemplo de variación de movimientos es un amigo mío que nunca estaciona su automóvil en el mismo lugar cuando va a trabajar. Un día busca un lugar al pie de una colina empinada, la cual tendrá que subir y bajar; otro, se detiene a un kilómetro y medio de distancia para hacer una animada caminata, y un tercero deja el auto junto a un parque y atraviesa corriendo el resto del trayecto. A veces el auto se queda en la cochera mientras él toma el tren. Cada situación implica el uso de funciones ligeramente distintas (incluidas las implicadas en levantar su pesado portafolio hasta el maletero del tren).

Hace poco llegó a mi clínica una mujer de poco más de setenta años. En su juventud había sido bailarina y se encontraba todavía en excelente condición. Todos notaron de inmediato la belleza de sus piernas. Elaine explicó su "secreto": aunque ya no bailaba, en el trabajo usaba sólo el baño de damas del piso de abajo de su oficina. Varias veces al día, bajaba y subía las escaleras. Eso era lo único que necesitaba para variar su patrón. Todos podemos hacer lo mismo. En vez de permitir que se nos impongan

---

MÁS VARIACIONES DE PATRONES

- Carga tu maleta en lugar de hacerla rodar.
- Baja del auto y abre la cochera en vez de usar el control remoto. (Ni siquiera me molestaría en sugerir que pierdas el control remoto de la tele.)
- Pon el teléfono en un sitio donde tengas que pararte y caminar para contestar.

patrones de inmovilidad, podemos idear nuestros propios patrones ricos en movimientos.

Para hacer un cambio, los niños pueden ser un modelo a seguir por los adultos, ya que rompen patrones de manera instintiva. Pide a un niño recoger un libro en el suelo del comedor; podría escurrirse bajo la mesa para hacerlo en vez de dar la vuelta a la mesa. Los niños pueden hacer las cosas más simples de las maneras más complicadas porque están conscientes de su naturaleza física. No intentan vivir separados de ella como hacemos los adultos. Esto no es cuestión de madurez. Opino que se reduce a no crecer en absoluto. Si haces un uso apropiado y regular de tus funciones físicas, éstas seguirán aumentando en capacidad. Nuestros patrones adultos de movimientos se vuelven fijos y limitados probablemente porque nos volvemos especialistas —mamás, papás, directores, lo que sea—, y ciertos roles parecen suponer determinados patrones de movimientos. Un asistente de Robert Kennedy contó una vez que éste estaba tan acostumbrado a viajar con su séquito de aduladores que había olvidado cómo girar una perilla. Era una exageración, pero el solo hecho de abrir una puerta es un movimiento útil. Tan pronto como la capacidad física se limita, el crecimiento se detiene. A su debido tiempo, aparecerá el dolor.

Cómo la falta de sueño se relaciona con el dolor

El movimiento tonifica todos nuestros sistemas, mientras que la falta de movimiento los merma. En lugar de movimiento, usamos estimulantes artificiales —nicotina, cafeína, azúcar, alcohol— para controlar nuestras acciones y su resultado: levantarnos, tranquilizarnos, encontrar motivación, dormir. La persona con la ocupación o estilo de vida ideal es la que usa el movimiento como estimulante, relajante y píldora para dormir. Los pacientes que acuden a mi clínica con los peores síntomas de dolor crónico suelen mostrar también síntomas de privación aguda de sueño. Son irritables, ansiosos, distraídos y descoordinados. El dolor no es, estoy convencido, lo que no los deja dormir. Esto antecede al dolor. Es resultado de un patrón de movimiento que no compromete a los músculos lo bastante para producir fatiga. Cuando los músculos pierden funciones, su umbral de fatiga aumenta.

Tienen menos necesidad de sueño para revigorizar los tejidos que no gastan mucha energía. Este patrón se convierte rápidamente en un círculo vicioso de privación de movimiento, el cual produce un decremento de sueño, lo cual al día siguiente causa menos movimiento y así sucesivamente. Todos los sistemas del cuerpo sufren las consecuencias.

Los patrones engendran sus propios subpatrones. Al desplazar el umbral de fatiga, un patrón de movimiento restringido causa que se esté despierto hasta tarde —nos decimos que somos aves nocturnas—, se consuma una copa antes de dormir que ayude a relajarse, se coma algo a medianoche porque estamos aburridos, solos o deprimidos, o se tomen pastillas para dormir. Otro subpatrón es la mala alimentación e hidratación. Utilizamos los alimentos y bebidas para remplazar el estímulo perdido de movimientos. Si John se siente mal a las diez de la noche y come una pizza extragrande, ¿su obesidad y desmesurada azúcar en la sangre son resultado de poca fuerza de voluntad, un empleo desagradable, malos genes o falta de movimiento? Voto por la falta de movimiento. Comienza con la posibilidad simple, antes de complicarte. Esto también aplica para la hidratación. Empieza con agua. El tejido muscular es más de noventa por ciento líquido. Los líquidos se usan para sustituir el estímulo perdido, pero tomamos café, té, refrescos de cola, bebidas endulzadas y alcohol. Los músculos se ven así en doble peligro:

BEBE Y RECARGA

- Sirve siempre agua en las comidas.
- Toma un vaso de agua como primer acto del día.
- Declara zonas de sólo agua, como la recámara y el auto.
- Ten siempre una botella o jarra de agua en tu escritorio.
- Sustituye con jugo de frutas mezclado con agua mineral los refrescos y bebidas energizantes.
- Remplaza el café, té o refrescos por agua un día a la semana.
- Cuando te sientas agotado, prueba agua primero; podrías no necesitar nada más.

---

ya pierden funciones a causa de la privación de movimientos y no reciben líquidos suficientes porque la estimulación ocurre antes que la rehidratación apropiada. La Coca-Cola humedece nuestra garganta, pero no reabastece nuestros depósitos de fluidos.

Esos patrones también deben ser destruidos. Al seguir la pista de tus movimientos, registra igualmente lo que comes y bebes. Añade esto a tu diario. Notarás que en días en que tu actividad física es más alta, tu consumo de alimentos y bebidas cambia en calidad y cantidad. La estimulación artificial no será necesaria. Pero en un día frío y deprimente que te mantenga en casa e inactivo, correrás por los dulces, la sal y el café. A las personas con el trabajo y estilo de vida ideales, el alimento les sirve para recargar el cuerpo, no para estimularlo. Y toman mucha agua. En las rocas, mineral o natural, la etiqueta es H_2O. ¿Cuánta agua? Tu cuerpo te lo dirá según cuánto movimiento ocurra. Rompe el patrón de la inmovilidad e inmediatamente verás aumentar tu demanda de agua. Nunca es demasiada.

CUÍDATE DE LA REPETICIÓN

Lo creas o no, el ejercicio también puede caer en patrones de limitación del movimiento. Los hábitos y las rutinas —sinónimos de patrones— son técnicas para administrar el movimiento. Administramos nuestro dinero; administramos nuestro tiempo; administramos nuestra energía. Cuando nuestra vida se ve desprovista de movimiento, nuestra capacidad para responder físicamente al entorno desaparece con él. Así, desarrollamos el hábito de relajarnos frente a la televisión, de ver deportes en lugar de practicarlos y de conducir en vez de caminar unas calles. El problema no es la pereza, sino nuestras menguadas funciones. El ejercicio limita nuestro movimiento principalmente cuando se vuelve repetitivo: cuando seguimos la misma rutina de correr un día tras otro; cuando empleamos los mismos aparatos en el gimnasio; cuando andamos en bici y nada más. El movimiento repetitivo puede significar ejercitar tus disfunciones, las cuales sofocan tus funciones, pero te dan justo el brío suficiente para sudar. Permanecer en tu zona de confort te encierra en la zona de la disfunción.

TRANSFORMA EL EJERCICIO EN MOVIMIENTO

- Corre y camina a diferentes velocidades por rutas variadas.
- Varía la hora del día en que haces ejercicio.
- Trabaja en las cuatro mitades del cuerpo: derecha, izquierda, superior e inferior.
- Dedica algo de tiempo a todos los aparatos del gimnasio.
- Identifica el aparato o rutina que detestas y úsalo una vez a la semana.
- Varía el impacto, demanda y estímulo de los aparatos.
- Disfruta los ejercicios rápidos y date tiempo para los lentos.
- Haz ejercicio con compañeros diferentes.
- Cambia el ambiente, el terreno, la temperatura.
- Levántate del suelo; échate al suelo.
- Quítate los zapatos.
- Desactiva fuentes sonoras artificiales, como televisiones y radios. El cuerpo tiene sus propios ritmos, que pueden ser suplantados por el ruido.
- Pon los aeróbics en perspectiva: si no haces otra cosa más que fortalecer el corazón, no acondicionarás el resto de tu cuerpo.

El sudor es el agua bendita del ejercicio, pero en ocasiones es buena idea transpirar con moderación. En mi clínica organizamos campamentos de acondicionamiento para atletas profesionales y amateurs en los que hay "caminatas funcionales". Estas caminatas requieren menos sudor y más funciones primarias. Los corredores suelen ir a paso rápido y recorrer muchos kilómetros usando músculos compensatorios y articulaciones inestables. En el recuadro adjunto encontrarás ocho fáciles pasos para evitar ese peligro.

Las caminatas funcionales pueden variar una rutina de *jogging* interrumpiendo el patrón, y están a disposición de cualquiera que busque restaurar el movimiento en su vida. Su duración puede ir de veinte minutos a dos horas o más. El valor de una caminata funcional es que trabaja de igual forma tus fuertes músculos compensatorios y tus débiles motores primarios. Cuando somos disfuncionales, el ejercicio intenso demanda automáticamente acceso a nuestros músculos fuertes. Las caminatas funcionales impiden que eso ocurra y dotan a esos motores primarios de ejercicios que les permitirán adquirir fuerza.

Rompamos un patrón más y pasemos a las consideraciones finales. La mayoría de nosotros tenemos el hábito de cuidar nuestra respiración: administrar el oxígeno. Lo hacemos por la misma razón por la que administramos otras funciones: el oxígeno es escaso. Al igual que el consumo de líquidos, el de aire es limitado por la disfunción músculo-esquelética. Y nuevamente emerge un círculo vicioso: a menor función, menos oxígeno; a menos oxígeno,

---

CAMINATA FUNCIONAL

1. **Mantén un ritmo un poco por encima de la velocidad con la que sueles caminar.**
2. **Relaja tu torso, hombros, brazos y cuello.**
3. **Respira desde el diafragma.**
4. **Hazte para atrás desde la cintura hasta que te sientas perfectamente erguido.**
5. **Haz rebotar tus pies, tobillos y rodillas.**
6. **Permite que tus brazos se muevan al correr —izquierdo, derecho, izquierdo—, pero no les permitas elevarse por encima de tu cintura, u oscilar al frente.**
7. **Concéntrate en la pisada talón-metatarso-dedos, con los pies apuntando al frente.**
8. **Enderézate. Mira a tu alrededor. ¡Disfruta!**

---

menor función. Sin embargo, podemos convertir ese círculo vicioso en un círculo virtuoso. Dejemos de administrar nuestra respiración.

MOLÉCULAS, MÚSCULOS Y MOVIMIENTO = METABOLISMO

Cuando rompemos nuestros patrones de movimiento, también alteramos un patrón metabólico que se ha sincronizado con nuestros demás patrones disfuncionales. Difícilmente podemos esperar bajar de peso, rendir al máximo mental y físicamente y experimentar una sensación de bienestar si nuestro ritmo metabólico no es bueno.

Comprender el metabolismo no es fácil y sólo tocaré la superficie lo abordaré superficialmente para explicar cómo se relaciona con el movimiento. El metabolismo es un proceso por el cual el cuerpo descompone las moléculas en energía. El consumo de oxígeno es una medida universal de ritmo metabólico (RM), la oxigenación debe estar presente para que las moléculas se dividan o se quemen. El único medio para transportar oxígeno por todo el cuerpo son los músculos. Si éstos no hacen operar los pulmones, quedamos fuera de combate. Pero esto implica más que mero "aire". Un sinnúmero de reacciones químicas están implicadas en cada proceso físico. Los músculos, además de transportar oxígeno, son vitales para utilizar la energía creada. Ésta es convertida en calor o trabajo. El trabajo tiene la ventaja adicional de proporcionar más oxígeno. Sesenta por ciento de nuestro peso está representado por los músculos y los huesos. La razón de ello es que estamos diseñados para movernos, para trabajar… ¡mucho! El metabolismo depende de este movimiento. Los músculos y los huesos, las poleas y las palancas, ponen toda la máquina en marcha y la mantienen en funcionamiento. Cuando detenemos esa máquina en un entorno de casi completa inmovilidad, el metabolismo sigue adelante, si hay suficiente oxígeno. Pero la falta de trabajo músculo-esquelético perturba profundamente los procesos químicos del cuerpo. Nos debilitamos, enfermamos y morimos.

HAZ PAUSAS PARA RESPIRAR

- Párate y mueve los hombros y el cuello para relajarlos.
- Relaja los músculos de tu abdomen (¡una idea escandalosa y poco chic!).
- Cierra la boca e inhala profundamente por la nariz. Llena tus pulmones, elevando el diafragma.
- No contengas la respiración. Exhala por la boca.
- Inhala y exhala lentamente de esa manera diez veces.
- Inhala una vez más. Mantén el aire en tus pulmones, cuenta lentamente hasta diez y exhala.

Haz esta rutina al levantarte, antes de hacer ejercicio y antes de acostarte (y cuando quieras).

Una última serie de e-jercicios

Esta última serie de e-jercicios te ayudará a evitarla disfunción y el dolor y a poner cimientos sobre los cuales reconstruir tus funciones. Si acabas de pasar por un episodio de dolor crónico, que has suprimido con los e-jercicios adecuados, adopta paulatinamente este menú haciéndolo tres veces a la semana durante un mes. Después podrás hacerlo todos los días. Si el dolor crónico regresa, vuelve al menú original hasta que aquél desaparezca.

• ROTACIÓN DEL BRAZO

Sigue las instrucciones de "Rotación del brazo" en el capítulo 12 (página 259). Este e-jercicio es engañosamente simple y endiabladamente difícil para algunas personas.

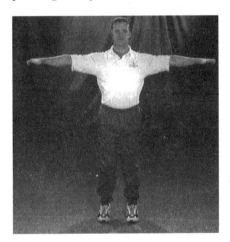 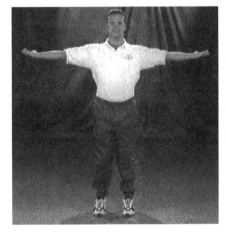

Hazlo frente a un espejo para ver si ambos brazos están en el mismo nivel. Si no es así, ajústalos hasta que lo estén. Haz cincuenta repeticiones. Los músculos de la espalda alta reciben una gran estimulación junto con los hombros.

- ONDULACIÓN DEL CODO

Sigue las instrucciones de "Ondulación del codo" en el capítulo 12 (página 260). Haz quince ondulaciones. Toda buena bisagra debe moverse adelante y atrás.

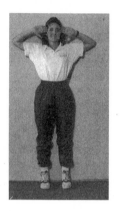 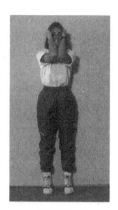

- ROTACIÓN DEL PIE Y FLEXIÓN DE LAS PUNTAS

Sigue las instrucciones de este e-jercicio en el capítulo 4 (página 84). Haz veinte de cada lado. Este e-jercicio simple también es difícil para personas que suelen caminar como patos, con los pies evertidos.

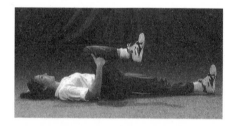

- GIRO SENTADO
  EN EL SUELO

Sigue las instrucciones de este e-jercicio en el capítulo 12 (página 291). Este e-jercicio es difícil en proporción directa a la pérdida de función

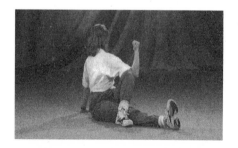

bilateral en las caderas y los hombros. Sabrás que da resultado cuando ambos lados empiecen a sentirse iguales. Permanece en esta posición durante un minuto de cada lado.

- GATOS Y PERROS

Sigue las instrucciones de "Gatos y perros" en el capítulo 12 (página 263). Haz una serie de quince. Este e-jercicio es una serie de flexión-extensión para las caderas, la columna y los hombros.

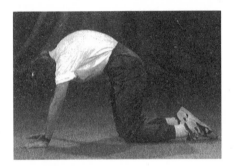 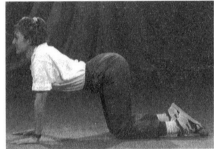

- ESTIRAMIENTO DE LA INGLE, DE RODILLAS

Sigue las instrucciones de este e-jercicio en el capítulo 12 (página 296). Permanece en esta posición durante un minuto y repite del otro lado. Este e-jercicio les recuerda a los músculos de las ingles que no son músculos flexores-extensores primarios de la cadera.

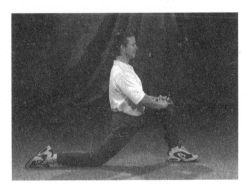

317

• PERRO HACIA ABAJO

Sigue las instrucciones de "Perro hacia abajo" en el capítulo 12 (página 265). Permanece en esta posición durante un minuto. Este e-jercicio trabaja todos los músculos posteriores en lugar de sólo unos cuantos de los más potentes.

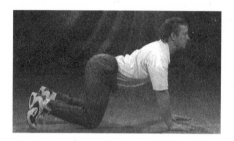 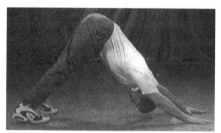

• BANCO DE AIRE

Sigue las instrucciones en el capítulo 4 (página 88). Permanece en esta posición durante dos minutos y aumenta gradualmente a tres. A los músculos de los muslos les gusta tanto estar sentados que olvidan que se supone que deberían ayudar a sostener el tronco; este e-jercicio es un pequeño recordatorio de ello.

Te recomiendo seguir esta rutina todos los días, en el orden en que aparece aquí. Una vez más, si sientes dolor es un mensaje de que tus disfunciones aún tienen el control. Vuelve al capítulo del dolor específico y haz los e-jercicios indicados hasta que éste desaparezca.

De los primeros auxilios a la ultrayuda

Titulé mi primer libro *El método Egoscue de la salud a través del movimiento*. Era un tema muy ambicioso. Este otro, *Sin dolor*, es más modesto. Cada uno de ellos sigue una ruta distinta para llegar al mismo lugar: la comprensión de que, gracias a nuestra maravillosa herencia músculo-esquelética, todos podemos controlar nuestra salud y vivir sin dolor. Pero no basta con *poder*, debemos *hacerlo*. En esencia, para preservar y proteger lo que nos hace singularmente humanos, es necesario pelear por el derecho a movernos.

NOTAS

CapÍtulo uno

1. Para los datos y definiciones generales tanto miológicos como fisiológicos humanos usados en este capítulo y a lo largo del libro, véase John Cody, *Visualizing Muscles*, University of Kansas Press, Lawrence, 1990; William R. Hensyl, ed., *Stedman's Medical Dictionary*, 25a. ed., Williams & Wilkins, Baltimore, 1990; Fritz Kahn, "Man", en George Rosen, ed., *Structure and Function*, vol. 1, Alfred A. Knopf, Nueva York, 1947, y Eldera Pearl Solomon, Richard R. Shmidt y Pete James Adragna, *Human Anatomy and Physiology*, 2a. ed., Saunders College Publishers, Nueva York, 1990.
2. El ancestro más antiguo de que se tenga noticia que compartió nuestro sistema músculo-esquelético moderno básico, y en particular las estructuras que permiten la postura erecta y la locomoción bípeda, es Lucy, un fósil australopitecino descubierto en 1974 en el este de África. En este capítulo y otras partes, uso su antigüedad, de aproximadamente 3.2 millones de años, para establecer la longevidad del legado músculo-esquelético humano. La importancia de Lucy se explica en Luigi Luca Cavalli-Sforza y Francesco Cavalli-Sforza, *The Great Human Diasporas*, trad. de Sarah Thorne, Addison Wesley, Nueva York, 1995.
3. Las estadísticas sobre el total de personas que padecen dolores crónicos en Estados Unidos proceden de Shannon Brownlee y Joannie M. Schrof, "The Quality of Mercy", en *U.S. News & World Report*, 17 de marzo de 1997.
4. Las "enfermedades de la civilización", la cita concurrente y materiales adicionales proceden de René Dubos, *So Human an Animal*, Charles Scribner's Sons, Nueva York, 1968.

NOTAS

CAPÍTULO TRES

1. Véase Yahoo News, "Bulging Disk Not Always Serious", Reuters Ltd., 1997.
2. Un útil e importante análisis del peligro de confundir la ausencia de dolor con buena salud se encuentra en Norman Cousins, *Head First: The Biology of Hope and the Healing Power of the Human Spirit*, Penguin Books, Nueva York, 1989.

CAPÍTULO CINCO

1. Los datos sobre la superficie de articulación del tobillo y la tensión de impacto de carga proceden de Jürgen Weineck, *Functional Anatomy in Sports*, 2a ed., trad. de Thomas J. DeKornfeld, Mosby–Year Book, St. Louis, 1990.

CAPÍTULO SIETE

1. El concepto del hombre como una criatura "semejante al centauro" es ofrecido por Colin Tudge, *The Time Before History*, Touchstone, Nueva York, 1996.
2. Datos sobre la afección conocida como *coxa valga* y sobre la tensión de impacto de carga de la cadera proceden de Jürgen Weineck, *Functional Anatomy in Sports*, 2a ed., trad. de Thomas J. DeKornfeld, Mosby–Year Book, St. Louis, 1990.
3. Información sobre estudios clínicos relativos a los beneficios del ejercicio moderado en la reducción del dolor de la artritis procede de "Exercise -A Safe and Effective New Treatment for Knee Osteoarthritis", comunicado de prensa de los National Institutes of Health, 31 de diciembre de 1996.

CAPÍTULO OCHO

1. La metáfora de una dona con jalea que derrama su relleno para describir un disco herniado es de amplio uso entre especialistas músculo-esqueléticos. Fue publicada en Joseph Kandel y David B. Sudderth, *Back Pain: What Works*, Prima Publishing, Rocklin, 1996.
2. Un estudio del tratamiento de dolor agudo en la espalda baja por parte de varios especialistas de salud, "The Outcomes and Costs of Care for Acute Low Back Pain Among Patients Seen by Primary Care Practitioners, Chiropractors, and Orthopedic Surgeons", fue publicado como resumen en internet de un artículo especial del *New England Journal of Medicine*, vol. 33, núm. 14, 5 de octubre de 1995.

Capítulo nueve

1. Debo mi uso de triángulos para describir la interacción estructural del torso al quiropráctico de Wallace E. King, quien los emplea en *The Spinal Tetrahedron*, Morgan Publishing Co., Grand Forks, 1991.

Capítulo diez

1. Para la operación del radio, el cúbito y los músculos de la mano y la muñeca fue útil consultar Stephen Goldberg, *Clinical Anatomy Made Ridiculously Simple*, Medmaster, Miami, 1990.

Capítulo doce

1. Las cifras relativas a la falta predominante de actividad física regular entre los estadunidenses y el índice de lesiones entre corredores proceden de "Exercise for Women," editorial, *New England Journal of Medicine*, vol. 334, núm. 20, 16 de marzo de 1996.
2. El frívolo pero apropiado término "trasero de StairMaster" procede de Jake Tapper, "Bummed Out on the StairMaster", *Washington Post*, 19 de marzo de 1997.

ÍNDICE ANALÍTICO

Esta obra se imprimió y encuadernó
en el mes de febrero de 2017,
en los talleres de Impregráfica Digital, S.A. de C.V.,
Calle España 385, Col. San Nicolás Tolentino,
C.P. 09850, Iztapalapa, Ciudad de México.